SUS:
UMA REFORMA REVOLUCIONÁRIA

Para defender a vida

PAULO CAPEL NARVAI

SUS:
UMA REFORMA
REVOLUCIONÁRIA

Para defender a vida

COLEÇÃO ENSAIOS

autêntica

Copyright © 2022 Paulo Capel Narvai

Todos os direitos reservados pela Autêntica Editora Ltda. Nenhuma parte desta publicação poderá ser reproduzida, seja por meios mecânicos, eletrônicos, seja via cópia xerográfica, sem a autorização prévia da Editora.

COORDENADOR DA COLEÇÃO ENSAIOS
Ricardo Musse

CAPA
Diogo Droschi

EDITORAS RESPONSÁVEIS
Rejane Dias
Cecília Martins

DIAGRAMAÇÃO
Christiane Morais de Oliveira

REVISÃO
Bruna Emanuele Fernandes

Dados Internacionais de Catalogação na Publicação (CIP)
Câmara Brasileira do Livro, SP, Brasil

Narvai, Paulo Capel
   SUS : uma reforma revolucionária : para defender a vida / Paulo Capel Narvai. -- Belo Horizonte : Autêntica, 2022. -- (Ensaios / Coordenação Ricardo Musse)

   Bibliografia
   ISBN 978-65-5928-145-9

   1. Ciência política 2. Democracia 3. Política de saúde - Brasil 4. Saúde coletiva - Brasil 5. Saúde pública - Brasil 6. Sistema Único de Saúde (Brasil) 7. Reforma do sistema de saúde I. Título II. Série.

22-100395   CDD-362.10981

Índices para catálogo sistemático:

1. Sistema Único de Saúde : Saúde pública : Reforma : Problemas sociais 362.10981

Maria Alice Ferreira - Bibliotecária - CRB-8/7964

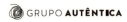

Belo Horizonte
Rua Carlos Turner, 420
Silveira . 31140-520
Belo Horizonte . MG
Tel.: (55 31) 3465 4500

São Paulo
Av. Paulista, 2.073 . Conjunto Nacional
Horsa I . Sala 309 . Cerqueira César
01311-940 . São Paulo . SP
Tel.: (55 11) 3034 4468

www.grupoautentica.com.br
SAC: atendimentoleitor@grupoautentica.com.br

Para Flávia e Antonio.

Sumário

Apresentação 11

1. República inacabada 15
1897 15
2020 16
A República em disputa 18

2. Yamandú e a pajelança 23
Invasão 23
Encontro fatal 26
Terra das palmeiras 28
Pajelança 31

3. Hipócrates e a naturalidade das doenças 35
Saúde como equilíbrio homem-natureza 35
Deus no comando 38
Misticismo e charlatanismo contra a covid-19 40

4. Epidemias e pandemias 43
Espada, pólvora, varíola, sarampo e sífilis 43
Epidemias e pandemias 48
A ciência no comando 52
A emergência da saúde pública 53

5. Revolta da Vacina, Estado e Direitos ... 59
   Junta Vacínica da Corte ... 59
   Revolta da Vacina ... 63
   Saúde, indivíduo, Estado ... 64

6. Saúde pública e medicina previdenciária ... 71
   Brás Cubas e a Santa Casa de Santos ... 71
   Saúde no Império ... 73
   Oswaldo Cruz, campanhismo e higienismo ... 74
   Medicina previdenciária ... 76
   Saúde pública no Brasil ... 81
   Entre Lênin e Bismarck ... 86

7. Reformas de base e direito à saúde ... 89
   1964 ... 89
   Saúde: direito negado ... 97
   O Massacre de Manguinhos ... 99
   Democracia é saúde. Saúde é democracia ... 101

8. Saúde coletiva e reforma sanitária ... 105
   Saúde ... 105
   Saúde pública em crise ... 110
   Saúde coletiva ... 113
   Reforma Sanitária ... 117

9. Problemas, necessidades e prioridades em saúde ... 123
   Problema de saúde, problema de saúde pública ... 123
   Prioridades em saúde pública ... 125
   Necessidades em saúde ... 127
   Saúde: assistência ou atenção? ... 131

10. Atenção primária e atenção básica em saúde ... 135
    Dawson vai além de Bismarck ... 135
    Mao e Che confrontam Dawson e Beveridge no Cazaquistão soviético ... 138
    Alma-Ata e a Atenção Primária à Saúde que, no Brasil, virou Atenção Básica ... 141

11. Saúde e democracia ... 145
Diretas Já! ... 145
Arroz, feijão, saúde e educação ... 152
Luz de lamparina na noite dos desgraçados ... 153

12. Constituinte e SUS ... 157
Oitava ... 157
Nascido para morrer ... 159
SUSistas e SUScidas: uma guerra sem fim ... 162

13. Paradoxos da saúde: profilaxia, prevenção e cuidado inverso ... 167
Paradoxo da profilaxia ... 167
Paradoxo da prevenção ... 172
Paradoxo do cuidado inverso ou Lei de Hart ... 174
Universalização é direito e necessidade social, não privilégio ... 177

14. Participação e controle social no SUS ... 183
Do Pacaembu à Esplanada dos Ministérios ... 183
Controle social, isolamento e quarentena ... 189
Governar a saúde para cidadãos, com a participação cidadã ... 191

15. Governança e gestão do SUS ... 195
Jabuticaba ... 195
Governança do SUS ... 198
Gestão da saúde pública ... 201

16. Sistema e cobertura universal de saúde ... 213
Alma-Ata, Almaty e Astana, ou melhor, Nur-Sultã ... 213
Fidel Castro, a revolução e o sistema universal de saúde cubano ... 214
Barack Obama, o capitalismo e a universalização do seguro saúde ... 217
A OMS entre Fidel e Obama ... 220

17. Símbolo e ocultamento do SUS ... 223
A fila ... 223

SUS e imaginário social 224

O símbolo do SUS 226

18. Capitalismo e saúde 231

A função simbólica de serviços de saúde e medicamentos
como mercadorias 231

A saúde suplementar faz milionários, mas ainda assim
seduz o proletariado 236

Planos de saúde não são planos, muito menos de saúde 238

O capital em movimento 240

19. SUS é democracia 243

Medicina e saúde 243

SUS é democracia 246

Democracia é SUS 248

20. República em construção 253

1956 253

1960 255

Construção física, construção social 256

Referências 261

Apresentação

Este livro foi escrito para quem quer saber um pouco mais sobre o Sistema Único de Saúde (SUS) e entender por que necessitamos de um sistema universal de saúde no Brasil. É dirigido a qualquer pessoa que se interesse pelo assunto, desde profissionais de saúde de qualquer nível de formação, conselheiros de saúde, estudantes de graduação e pós-graduação, gestores de políticas públicas, secretários de saúde, autoridades públicas e dirigentes políticos até especialistas familiarizados com as dezenas de temas relacionados com saúde, saúde pública e os problemas cotidianos derivados da ousadia de criar e manter, num país como o Brasil, um sistema público de saúde com a missão de assegurar o direito à saúde para mais de 212 milhões de pessoas.

Esta é uma obra cientificamente rigorosa quanto à fidelidade aos fatos, dados e fontes, mas não é um livro estritamente acadêmico, cujo texto só é compreensível a iniciados. Ao contrário, foi escrito com a intenção de ser acessível a leitores com diferentes formações. Almejo que cada leitor possa extrair, de cada um de seus vinte capítulos, significados e conclusões de acordo com seus próprios conhecimentos sobre os temas tratados.

Os conteúdos podem ser consultados separadamente, por capítulo, como se faz com um manual. Mas eu recomendo que a primeira leitura seja sequencial, pois há um fio condutor no livro que leva o leitor ao longo do texto e que marca a originalidade da obra. Este não é, portanto, apenas mais um livro sobre o SUS, mas contém a minha visão sobre ele.

Em vários momentos, desde que o SUS foi criado naquela terça-feira, 17 de maio de 1988, interlocutores me perguntaram sobre diferentes aspectos do SUS ou relacionados com ele. Algo como "Por que saúde tem de ser um direito assegurado pelo Estado? Não é melhor que cada um tenha um plano de saúde e deixar o Estado fora disso?" ou "De onde veio essa ideia de criar um sistema público de saúde no Brasil?" ou, ainda, "O que você pensa do SUS? Não academicamente, mas na prática? Você acredita mesmo, pra valer, que o SUS é viável?".

Eu nunca deixei de responder a cada uma dessas pessoas, mas o que me deixava perplexo – e segue deixando – é que, por vezes, essas perguntas vinham e vêm de pessoas bem-informadas, as quais, eu supunha, compreenderiam o que o SUS significa e até poderiam dar boas respostas para as perguntas que me faziam. Porém, a cada experiência desse tipo, aumentava em mim a vontade de escrever um livro sobre o SUS. Mas escrevê-lo em linguagem coloquial, como quem conversa informalmente sobre os diferentes assuntos relacionados ao SUS. Nunca pensei, nunca quis escrever um tratado acadêmico, cheio de citações e com um linguajar hermético. É possível, eu creio, tratar de temas aparentemente áridos e próprios de especialistas de modo acessível, mas rigoroso, para que qualquer pessoa os compreenda. Por isso, deliberadamente evitei a inserção no texto de tabelas, gráficos, quadros, fotografias e ilustrações. Ficaram apenas as palavras, suficientes, a meu ver, para que se compreenda o valor do nosso sistema universal de saúde, suas conquistas, fragilidades, fortalezas e os desafios com os quais se depara todos os dias.

Foi sob esta perspectiva que escrevi este livro, atendendo ao convite da editora Autêntica, que partiu do professor Ricardo Musse, meu colega na Universidade de São Paulo (USP) que orientou, generosamente, o desenvolvimento deste trabalho. Aproveito para tornar público o meu profundo agradecimento a ele.

Mas eu quis atender, também, o leitor mais exigente, que encontrará aqui muitos fundamentos teóricos e aspectos conceituais que estão no jargão de profissionais da saúde pública e do SUS e que, embora muito utilizados, nem sempre são bem compreendidos por todos – inclusive por muitos que os utilizam. Apresento, também, alguns choques entre ciência e senso comum decorrentes de explicações baseadas no bom senso sobre saúde e saúde pública, mostrando ao leitor os fundamentos científicos subjacentes a muitas decisões nessa área, mas que nem sempre são aceitos pelas pessoas, pois contrariam esse senso comum.

É provável que, para muitas pessoas, não seja coerente a abordagem populacional ao invés do enfoque de alto risco para decidir onde e como investir recursos públicos. Frequentemente, o conflito entre universalizar ou focalizar intervenções de saúde pública é resolvido optando-se por focalizar as ações em indivíduos e grupos de alto risco. Mas isto pode agravar, ao invés de resolver, a situação que se pretende solucionar. Muitas pessoas, inclusive profissionais de saúde, têm dificuldades para compreender como e por que isso acontece, pois desconhecem os fundamentos de alguns paradoxos da saúde, como os da profilaxia, da prevenção e do cuidado inverso. Outros me perguntam, também com grande frequência, sobre qual a diferença entre atenção básica e atenção primária em saúde, ou entre saúde pública e saúde coletiva, assistência e atenção à saúde, necessidades *de* saúde e necessidades *em* saúde, isolamento e quarentena, gestão, gerência e governança da saúde, municipalização e "prefeiturização" da saúde. O que é um problema de saúde pública e como eleger prioridades em saúde pública? O que significam as siglas INAMPS, CONASP, AIS, SUDS? Há também quem considere o SUS uma experiência revolucionária e se desaponte quando ouve ou lê a expressão "reforma sanitária". O que você diria sobre a expressão "controle social"? Pois saiba que há, no contexto brasileiro, diferentes conotações para ela.

O que Hipócrates diria sobre uma pajelança? O que foram a Revolta da Vacina e o Massacre de Manguinhos? Como Cortés e Pizarro se valeram não apenas de pólvora e espada, mas do que hoje denominamos de guerra biológica para enfrentar e vencer astecas e incas? Entre Iaras e Sacis, Anhanguera fazia rios arderem em chamas em busca de esmeraldas, mas o que ele e Borba Gato deixaram nos sertões para os nativos além de vilas e sífilis? O que a revolução chinesa tem a ver com o programa brasileiro de agentes comunitários de saúde? O que são higienismo e campanhismo? Por que, quarenta anos depois, a Declaração de Astana-2018, da Organização Mundial da Saúde (OMS), é um retrocesso quando comparada à Declaração de Alma-Ata-1978? Por que Fidel Castro e Barack Obama não se entenderiam se fossem convidados a opinar sobre o SUS? O que o capitalismo e a democracia têm a ver com a saúde e o SUS? Por que o símbolo do SUS é ocultado nas unidades de saúde, nos hospitais e nas ambulâncias do SUS? O que você sabe sobre o símbolo do SUS? Por que os chamados "planos de saúde" não dizem respeito nem a planos nem, muito menos, à saúde?

O leitor encontrará neste livro não a "explicação correta" sobre esses, dentre outros, temas, mas a minha visão sobre eles. É por esse motivo que este não é apenas mais um livro sobre o SUS, quando há tantos e de boa qualidade em nosso meio. Convido o leitor e me acompanhar pelas páginas a seguir para conhecer essa visão – que é a minha, mas, como não estou só, é também a visão de muitos sobre o nosso SUS, essa reforma revolucionária que estamos empreendendo nesta parte do mundo em defesa da vida.

Paulo Capel Narvai
verão de 2022

1
República inacabada

1897

O fogo se alastra por toda a cidadela de Canudos e as chamas devoram o que ainda resta do arraial no sertão do norte baiano. Antônio Conselheiro e seus liderados estão, finalmente, batidos. A República consolida seu poder após matar mais de vinte mil seguidores do beato que a desafiava e perde cerca de cinco mil soldados em quatro expedições militares realizadas entre 1896 e 1897.

O conflito armado resultara da pressão política feita sobre o Estado brasileiro por latifundiários da região apoiados pela Igreja Católica, e implicaria o Exército nos fatos que Euclides da Cunha qualificaria, em 1902, "na significação integral da palavra", como "um crime".[1] O massacre foi justificado por rumores, jamais comprovados, de que a comunidade se armara para disputar militarmente o poder na região e, em seguida, no que restasse do estado baiano, buscando restaurar a monarquia derrotada em 1889. A República estaria, portanto, sob grave ameaça.

Foi um genocídio, classificam historiadores.

O episódio logo inspirou narrativas variadas, além do clássico *Os sertões*, de Euclides da Cunha. Composições musicais, poesias de cordel, pinturas, desenhos, charges, romances como *A guerra do fim do mundo*,

---

[1] CUNHA, E. da. *Os sertões*. Brasília: Biblioteca Nacional, 2020.

do peruano Mario Vargas Llosa, peças de teatro, dentre outras, ocuparam-se artisticamente daqueles fatos. Um século depois, em 1997, Sérgio Rezende lançou *Guerra de Canudos*, um filme baseado nos relatos sobre o genocídio praticado no arraial por tropas federais comandadas pelo general Artur Oscar de Andrade Guimarães. Numa das sequências finais, a cena noturna mostra o interior do arraial sendo completamente devorado pelo fogo, intensa luta corpo a corpo, balas penetrando corpos e punhais degolando às centenas. Chega o dia e a cena matutina indica que a guerra acabara. A morte dos últimos resistentes consuma a derrota de Conselheiro, cuja cabeça seria posta para exibição pública por ordem do general vitorioso. Com as ruínas de Canudos ao fundo, a personagem Luíza, protagonista de trajetória errática entre soldados e seguidores do beato, diz à irmã, em meio aos destroços, mas com os olhos postos nos espectadores: *"Luís disse que a República ia fazer tanta coisa de boa. Mas no fim 'tava é com dinamite na mão pra jogar ni cima de mim. O bom da República é isso? O bom, que ele disse que ia me dar, era isso?"*.

2020

Sob o azul claro do céu de Brasília, na Praça dos Três Poderes, coração da República brasileira, aproximadamente sessenta profissionais de saúde realizam, em silêncio, uma manifestação denunciando as mortes por covid-19 decorrentes do descontrole, pelo governo federal, da pandemia provocada pelo coronavírus SARS-CoV-2 em todo o país. Nela, defende-se medidas de contenção da doença por meio da manutenção do distanciamento físico, da lavagem das mãos e do uso de máscaras de proteção facial. Pedem que quem puder permaneça em casa. Protestam também contra as péssimas condições de trabalho a que são submetidos trabalhadores do Sistema Único de Saúde (SUS), seja em serviços da administração direta, seja em empresas conveniadas ou contratadas por entes federativos nos âmbitos da União, do Distrito Federal, de estados e municípios.[2]

---

[2] BORGES, A.; LINDNER, J. Bolsonaristas que agrediram enfermeiros em Brasília são identificados e serão processados. *O Estado de S. Paulo*, 2 maio 2020. Disponível em: <https://bit.ly/3HUz3HJ>. Acesso em: 1 jan. 2022.

É 1º de maio, dia dedicado internacionalmente a comemorar o trabalho e os trabalhadores. O ato transcorre pacificamente na manhã de uma sexta-feira ensolarada, no amplo espaço concebido por Lucio Costa e delimitado pelo Palácio do Planalto, o Congresso Nacional e o Supremo Tribunal Federal (STF). Os profissionais vestem jalecos, usam máscaras de proteção e, posicionados em fileiras, mantêm o distanciamento preconizado de pelo menos um metro entre cada um. Em respeito à memória dos mortos pela pandemia descontrolada, seguram cruzes.

Subitamente, a tranquilidade é rompida por gritos ("sem vergonha", "covardes", "analfabetos funcionais"), xingamentos e empurrões que partem de um homem e uma mulher trajando roupas em verde e amarelo e empunhando uma bandeira do Brasil. Às agressões verbais e ameaças, sucedem-se as físicas, perpetrando-se empurrões violentos e mais ameaças. Policiais militares intervêm, e os trabalhadores da saúde têm de deixar o local.

Os agressores são apoiadores de Jair Messias Bolsonaro, capitão do Exército brasileiro posto na reserva em 1988 e reformado em 2015. Em 2018, ele foi eleito o 38º presidente do Brasil.

Embora a covid-19 tenha provocado milhões de mortes em todo o mundo, a evolução da pandemia assumiu um padrão heterodoxo, muito destoante no Brasil, sem que se tenha identificado algum motivo específico para isso. Essa característica epidemiológica da doença no país motivou a instalação de uma Comissão Parlamentar de Inquérito (CPI) no Senado Federal e levou pesquisadores da Universidade de São Paulo (USP), entre outros analistas, a cogitarem a hipótese de que a atuação do governo federal teria sido motivada por um deliberado e, portanto, criminoso descaso com as medidas protetivas e com o incentivo à propagação do vírus causador da enfermidade.[3]

Foi um genocídio, dizem sanitaristas, epidemiologistas, infectologistas, entre outros especialistas.

---

[3] BRUM. E. Pesquisa revela que Bolsonaro executou uma "estratégia institucional de propagação do coronavírus". *El País*, jan. 2021. Disponível em: <https://bit.ly/3sGRg5o>. Acesso em: 1 jan. 2022.

A República em disputa

Mais de um século após sua proclamação em 15 de novembro de 1989, a República segue com sua construção inacabada no Brasil. Parece frágil para abrigar uma democracia robusta, estável e acolhedora de todos os brasileiros e se mostra impotente para realizar os melhores sonhos dos que a idealizaram no século XIX e que a vêm defendendo até as primeiras décadas do século XXI. Mas seus rumos estão, permanentemente desde a Proclamação, em disputa política. Há, também, tentativas frágeis e atrabiliárias, por descontentes com a República e a democracia, de restauração monárquica. Ainda em pleno século XXI, monarquistas tentam, por diferentes meios, solapar a República. Em 6 de setembro de 2021, às vésperas de uma grande manifestação conservadora em muitas cidades brasileiras, mas com centro em Brasília, sede da República, a bandeira do Brasil império foi hasteada na sede do Tribunal de Justiça do Mato Grosso do Sul a mando do presidente do órgão. O ato desatinado teria tido como motivação uma "homenagem aos 200 anos da Independência do Brasil, a serem comemorados em 2022". A reação foi, porém, imediata. No mesmo dia, o presidente do Conselho Nacional de Justiça e do STF determinou a retirada da bandeira.[4]

Em meados do século XX, um golpe de Estado derrubou, em 1964, um governo democrático, eleito por sufrágio universal. Sob a liderança de militares e apoiado por civis, o governo cassou mandatos, interveio no Congresso Nacional e no Poder Judiciário, cancelou eleições e acabou com a eleição de prefeitos das capitais estaduais, de governadores e até mesmo de presidente da República. Para isso, censurou a imprensa, inviabilizou empresas, fechou instituições e reprimiu, perseguiu, prendeu, torturou e matou opositores, entre outras arbitrariedades. Tudo feito, sempre, em nome da liberdade, da democracia e da República.

---

[4] VIVAS, F. Fux manda retirar bandeira do Brasil Império hasteada na sede do TJ de Mato Grosso do Sul. *G1*, 6 set. 2021. Disponível em: <https://glo.bo/3sF0nTX>. Acesso em: 1 jan. 2022.

São muitas, porém, as noções de liberdade, democracia e República.

Não demorou para que o regime autoritário advindo do golpe de 1964 sentisse a força política de visões sobre liberdade, democracia e República que lhe eram opostas e que se expressavam, politicamente, sob diferentes formas de oposição ao regime que iam da luta armada contra a ditadura às atividades parlamentares, passando por associações de moradores, comunidades religiosas e movimentos sociais variados, organizados com base em problemas sociais crônicos ou emergentes, incluindo problemas definidos genericamente como "de saúde".

Esse conjunto politicamente organizado de organizações e ações de oposição à ditadura civil-militar confluiu, no início dos anos 1980, para um vigoroso movimento de massas que sacudiu o país com o objetivo de derrotar o regime antidemocrático e antipopular que se instalara ao abrigo do golpe de 1964. O movimento conhecido como Diretas Já! pedia o fim das eleições indiretas para a presidência da República e reivindicava uma anistia política e uma Constituinte para reordenar politicamente a nação. Era preciso, dizia-se, dar outro rumo ao Brasil.

Desse processo nasceu, com a Constituição da República promulgada em 1988, o Estado Democrático de Direito.

Em meio a esse processo, gestou-se um movimento setorial identificado como Reforma Sanitária, portador de mudanças que pretendiam reinventar não apenas a institucionalidade setorial, mas a própria ideia de saúde, concebendo-a como um fenômeno que, nas dimensões individual e coletiva, deve implicar todas as dimensões da vida social e, portanto, não se restringir nem ser limitado a um evento apenas biológico, restrito ao plano individual. É individual, certamente, mas não é um assunto apenas individual, na medida em que saúde e doença formam um processo complexo. À saúde-doença deve-se, ainda, agregar o vocábulo "cuidado". O complexo processo saúde-doença-cuidado é muito mais do que algo que diga respeito a apenas uma pessoa.

Sérgio Arouca, um dos mais destacados defensores da Reforma Sanitária, compreendia-a, tendo em vista essa complexidade inerente ao processo saúde-doença-cuidado, como "um projeto civilizatório",[5] tamanha a amplitude e o alcance do ideário da reforma sanitária.

Uma das propostas nucleares da Reforma Sanitária brasileira é o SUS. Para o padrão autoritário que marca as relações sociais e políticas no Brasil,[6] a consolidação da democracia, revertendo esse padrão, é, por si mesma, a rigor, uma revolução. Não uma revolução que decorre de levantes populares, insurreições e batalhas militares e que atinge, a um só tempo, toda a institucionalidade e transforma o Estado de alto a baixo, mudando o modo de produção e criando processos socioeconômicos radicalmente novos, com profundo impacto sobre os padrões societários. Trata-se de outro padrão de revolução, que se poderia qualificar como "revolução passiva"[7] ou de "baixa intensidade", em analogia à ideia de "guerra de baixa intensidade"[8] derivada, neste caso, de um conjunto de reformas orientadas pelo interesse público em oposição aos interesses do capital que, ainda sem alterar radicalmente a ordem socioeconômica e as instituições políticas, põe em marcha mudanças que alteram em graus variados a elaboração e a implementação de políticas públicas segundo o marco democrático, vale dizer, com participação social e, portanto, gestão participativa.

Nessa perspectiva, certamente plena de contradições, pode-se afirmar que o SUS é uma reforma revolucionária. É revolucionária não por derivar de um processo de ruptura que coloca abaixo a ordem capitalista, mas porque, pondo em questão as instituições, busca aprofundar o modo de funcionamento do Estado republicano brasileiro e tenta colocá-lo, ainda que sendo um Estado sob hegemonia burguesa, sob o

---

[5] BRASIL. Ministério da Saúde. *8ª Conferência Nacional de Saúde – Relatório Final*. Ministério da Saúde. Brasília, DF, 1986.

[6] LEAL, V. N. *Coronelismo, enxada e voto: o município e o regime representativo no Brasil*. 4. ed. São Paulo: Companhia das Letras, 2012.

[7] PAIM, J. S. Sujeitos da antítese e os desafios da práxis da Reforma Sanitária Brasileira. *Saúde em Debate*, v. 41, p. 255-264, 2017.

[8] BLANK S.; GRINTER, L. E.; MAGYAR, K. P.; WARE, L. B.; WEATHERS, B. E. *Responding to Low-Intensity Conflict Challenges*. Washington: United States Government Printing, 1991.

referencial do interesse público. Decerto que esse processo é marcado por muitas contradições e insucessos, dado o tipo de Estado no qual se desenvolve essa tentativa de radicalização democrática.

Em *Democratizar a democracia: os caminhos da democracia participativa*, Boaventura de Sousa Santos dedica um capítulo, intitulado "Brasil: para a socialização da política e do poder", à experiência de orçamento participativo desenvolvida em vários municípios brasileiros, notadamente em Porto Alegre, e considerada pelo autor como o "núcleo de uma reforma radical do Estado", uma vez que,

> [...] na contramão das tendências dominantes, as políticas de orçamento participativo permitem fortalecer os direitos de cidadania e resgatar a importância do espaço político e o significado dos interesses públicos, e dão início a um processo de reforma radical do Estado centrada numa esfera pública renovada – nem estatal, nem privada: pública. Aponta-se para um processo paralelo de socialização do poder e da política e de estreitamento da dicotomia governantes/governados.[9]

Trata-se, portanto, em última instância, da disputa dos rumos da República pela radicalização da democracia. E que não se alimente qualquer ilusão sobre a chaga do autoritarismo no Brasil,[10] pois sua superação entre nós não se dará apenas por meio de rupturas revolucionárias, mas implicará produzir mudanças profundas em todo um padrão societário marcado por racismo, mandonismo, patriarcalismo, coronelismo, patrimonialismo, militarismo, opressão, desigualdade, clientelismo, silenciamento de minorias, dentre outras manifestações de sociopatias, entre elas a persistência de formas contemporâneas de escravidão. Mudanças dessa ordem requerem produzir transformações em vários âmbitos da vida social, para além da economia, abrangendo também o âmbito cultural. Sem radicalizar a democracia, não se produz

---

[9] SANTOS, B. de S. *Democratizar a democracia: os caminhos da democracia participativa*. Rio de Janeiro: Civilização Brasileira, 2002. p. 670.

[10] SCHWARCZ, L. M. *Sobre o autoritarismo brasileiro*. São Paulo: Companhia das Letras, 2019.

essas transformações, e para obtê-las podem até ser necessárias, mas não suficientes, insurreições ou mesmo guerras.

A construção social do SUS é uma reforma revolucionária no âmbito da República brasileira, pois abandono, sofrimento, morte, e genocídios que se sucedem não pode ser tudo o que ela tem a nos dar.

2
Yamandú e a pajelança

Invasão

O território onde hoje está o Brasil era habitado por muitos povos indígenas que viveram aqui por pelo menos 10 mil anos antes de Pedro Álvares Cabral desembarcar aqui em 1500. Yamandú, na cosmogonia tupi-guarani, criara tudo o que havia, e incumbira Yara, Tupã e Caaporã de cuidar das águas, do céu e da terra e de todos os seres vivos.[11] Mas a chegada dos portugueses impôs mudanças importantes. Logo foram trazidos à força, escravizados, vários povos africanos.

O líder indígena e antropólogo Ailton Krenak fala, no início do século XXI, em invasão do território e disseminação da violência como formas de ocupação e controle. Tal invasão prossegue atualmente, e violência se perpetua sobretudo contra os mais de mil povos originários que somavam algo em torno de oito milhões de pessoas. Krenak afirma que

> [...] quando os brancos chegaram neste pedaço do mundo que chamam América, algumas tribos moravam na praia e os brancos chegaram de navio e foram passar ao fio da espada nossos parentes, e foram destruindo a nossa forma de organização e de vida. Aquele navio que chegou na praia, ele trazia alguns homens que

---

[11] JECUPÉ, K. W. *A terra dos mil povos: história indígena do Brasil contada por um índio*. São Paulo: Peirópolis, 1998.

portavam espadas e alguns homens que portavam uma espada que em vez de ser empunhada pelo cabo, era empunhada pela lâmina, que eles chamavam de cruz. Muito significativamente, a espada dos soldados e a cruz dos santos que vieram nos navios com eles, elas têm o mesmo desenho. O cabo da espada é atravessado por um pequeno barrete, que significa o símbolo que os cristãos consagram que é a cruz. E para o meu povo, para os povos indígenas e para os meus parentes, de forma geral, sempre foi muito difícil estabelecer uma diferença entre o que porta a cruz e o que porta a espada. Esses 500 anos da chegada dos barcos na praia significam uma terrível guerra de extermínio contra o nosso povo. Não significam, de jeito nenhum, uma boa nova. Significam o começo do nosso desaparecimento, [pois fomos] passados ao fio da espada, da doença, da violência, da brutalidade, da desagregação social e cultural. Nós fomos reduzidos a um grãozinho de areia, e nós éramos milhares aqui neste lugar. Nesta terra, nossos povos viviam, educavam os filhos, caçavam, pensavam, praticavam suas religiões, suas tradições, seus cultos, suas vidas. [...] Nesses 500 anos que os brancos chegaram aqui, eles conseguiram apodrecer o vento, mataram muitos dos rios que hoje são esgotos vivos, são imensas feridas na terra, fedendo, podres.[12]

Nas décadas iniciais do século XXI, os indígenas somam pouco mais de 1,2 milhão no Brasil, distribuídos por cerca de 300 etnias. Aproximadamente a metade dessa população vive em 724 áreas de usufruto coletivo exclusivo, as denominadas terras indígenas, enquanto um quarto vive em cidades e outro quarto em áreas não demarcadas.

Consumada a invasão, nos cinco séculos desde a chegada de Cabral, a violência vai assumindo novos contornos e prossegue, brutal, com assédios permanentes às aldeias para apropriação das suas riquezas naturais. As violências atingem níveis inauditos contra a natureza, tão exuberante quanto violentada, mas também, sobretudo, contra quem quer que ouse desafiar a ordem social e econômica imposta pelos descendentes dos donatários das capitanias e dos herdeiros das sesmarias. O significado mais profundo das entradas e bandeiras, inalterado, segue, portanto, em curso: oprimir e saquear.

---

[12] KRENAK, A. *Encontros*. Rio de Janeiro: Azougue, 2015. p. 155-156.

Com os portugueses no século XVI, chegaram as instituições e a cultura europeias, notadamente a Igreja Católica, seu principal instrumento de colonização e disputa ideológica. Conforme assinalou Ailton Krenak, à cruz, braço ideológico da Conquista, aliou-se o braço que empunhava a espada e utilizava a pólvora para assegurar a posse para Portugal, eliminar resistentes que não se deixavam dobrar pela cosmovisão cristã e para impor, impiedosa, a colonização cruenta.

Foi um genocídio, que perdura na contemporaneidade.

Com os negros escravizados, aliciados para incrementar a produção açucareira, vieram as culturas de diferentes povos africanos. Segundo Darcy Ribeiro,

> O negro teve uma importância crucial, tanto por sua presença como a massa trabalhadora que produziu quase tudo que aqui se fez como por sua introdução sorrateira, mas tenaz e continuada, que remarcou o amálgama racial e cultural brasileiro com suas cores mais fortes. Tal como ocorreu aos brancos, vindos mais tarde a integrar-se na etnia brasileira, os negros, encontrando já constituída aquela protocélula luso-tupi, tiveram de nela aprender a viver, plantando e cozinhando os alimentos da terra, chamando as coisas e os espíritos pelos nomes tupis incorporados ao português, fumando longos cigarros de tabaco e bebendo cauim. Os negros do Brasil, trazidos principalmente da costa ocidental da África, foram capturados meio ao acaso nas centenas de povos tribais que falavam dialetos e línguas não inteligíveis uns aos outros. A África era, então, como ainda hoje o é, em larga medida, uma imensa Babel de línguas. Embora mais homogêneos no plano da cultura, os africanos variavam também largamente nessa esfera.[13]

Desse encontro de indígenas, brancos e negros resultou o que somos hoje.

Foi, e é, um encontro, mas também um confronto. De crenças, valores e explicações. Para todas as coisas do mundo e, como não poderia deixar de ser, para as doenças e os modos de lidar com elas e cuidar dos doentes.

---

[13] RIBEIRO, D. *O povo brasileiro: a formação e o sentido do Brasil*. São Paulo: Companhia das Letras, 1995. p. 114.

Encontro fatal

Darcy Ribeiro, para quem uma das coisas mais belas do mundo foi a aventura do Brasil fazendo-se a si mesmo, sustentava que o povo brasileiro constitui um "novo gênero humano",[14] produto da fusão da herança genética e cultural índia, negra e europeia originou uma coisa nova, um ser humano que nunca houve; isso é a aventura brasileira. Em *O povo brasileiro: a formação e o sentido do Brasil*, ele se refere a ela como uma "desventurada aventura". No livro, Ribeiro relata o estranhamento do primeiro

> [...] encontro fatal que aqui se dera. Ao longo das praias brasileiras de 1500, se defrontaram, pasmos de se verem uns aos outros tal qual eram, a selvageria e a civilização. Suas concepções, não só diferentes, mas opostas, do mundo, da vida, da morte, do amor se chocaram cruamente. Os navegantes, barbudos, hirsutos, fedendo de meses de navegação oceânica, escalavrados de feridas do escorbuto, olhavam, em espanto, o que parecia ser a inocência e a beleza encarnadas. Os índios, vestidos da nudez emplumada, esplêndidos de vigor e de beleza, tapando as ventas contra a pestilência, viam, ainda mais pasmos, aqueles seres que saíam do mar [...]. Para os índios que ali estavam, nus na praia, o mundo era um luxo de se viver, tão rico de aves, de peixes, de raízes, de frutos, de flores, de sementes, que podia dar as alegrias de caçar, de pescar, de plantar e colher a quanta gente aqui viesse ter. Na sua concepção sábia e singela, a vida era dádiva de deuses bons, que lhes doaram esplêndidos corpos, bons de andar, de correr, de nadar, de dançar, de lutar. Olhos bons de ver todas as cores, suas luzes e suas sombras. Ouvidos capazes da alegria de ouvir vozes estridentes ou melódicas, cantos graves e agudos e toda a sorte de sons que há. Narizes competentíssimos para fungar e cheirar catingas e odores. Bocas magníficas de degustar comidas doces e amargas, salgadas e azedas, tirando de cada qual o gozo que podia dar. E, sobretudo, sexos opostos e complementares, feitos para as alegrias do amor. Os recém-chegados eram gente prática, experimentada, sofrida, ciente de suas culpas oriundas

---

[14] RIBEIRO, 1995, p. 19.

do pecado de Adão, predispostos à virtude, com clara noção dos horrores do pecado e da perdição eterna.[15]

O brasileiro contemporâneo, diz Ribeiro,

> [...] se vê a si mesmo e é visto como uma gente nova, um novo gênero humano diferente de quantos existam: porque surge como uma etnia nacional, diferenciada culturalmente de suas matrizes formadoras, fortemente mestiçada, dinamizada por uma cultura sincrética e singularizada pela redefinição de traços culturais delas oriundos [...] porque é um novo modelo de estruturação societária, que inaugura uma forma singular de organização socioeconômica, fundada num tipo renovado de escravismo e numa servidão continuada ao mercado mundial.[16]

Darcy Ribeiro também chama a atenção para a "inverossímil alegria e espantosa vontade de felicidade, num povo tão sacrificado, que alenta e comove a todos os brasileiros". Foi desse "encontro fatal", que Darcy Ribeiro se refere como "uma escalada do calvário das dores inenarráveis do extermínio genocida e etnocida", que surgiu e se consolidou, ao longo dos últimos cinco séculos, esse "povo novo". Emergiu à custa de muita violência que se deu e segue se dando, pois "o Brasil sempre foi um moinho de gastar gente: moeu seis milhões de índios e liquidou com doze milhões de negros africanos para adoçar com açúcar a boca de europeus e para enriquecer com o ouro de Minas Gerais".[17]

O encontro foi fatal por ter sido, também, um "enfrentamento biótico mortal da higidez e da morbidade", pois "a indiada não conhecia doenças, além de coceiras e desvanecimentos por perda momentânea da alma". Mas

> [...] a branquitude trazia da cárie dental à bexiga [varíola], à coqueluche, à tuberculose e o sarampo. Desencadeia-se, ali, desde a primeira hora, uma guerra biológica implacável. De um lado,

---

[15] *Idem*, p. 44-45.

[16] *Idem*, p. 19.

[17] Darci Ribeiro em entrevista ao programa *Roda Viva,* TV Cultura, São Paulo, em 17/04/1995.

povos peneirados, nos séculos e milênios, por pestes a que sobreviveram e para as quais desenvolveram resistência. Do outro lado,
povos indenes, indefesos, que começavam a morrer aos magotes.
Assim é que a civilização se impõe, primeiro, como uma epidemia
de pestes mortais. Depois, pela dizimação através de guerras de
extermínio e da escravização [...]. Mais ainda que as espadas e os
arcabuzes, as grandes armas da conquista, responsáveis principais
pela depopulação [de indígenas] do Brasil, foram as enfermidades
desconhecidas dos índios com que os invasores os contaminaram. A
magnitude desse fator letal pode ser avaliada pelo registro dos efeitos
da primeira epidemia que atingiu a Bahia. Cerca de 40 mil índios
reunidos insensatamente pelos jesuítas nas aldeias do Recôncavo,
em meados do século XVI, atacados de varíola, morreram quase
todos, deixando os 3 mil sobreviventes tão enfraquecidos que foi
impossível reconstituir a missão. Os próprios sacerdotes operavam
muitas vezes como contaminadores involuntários, como testemu-
nham suas próprias cartas. Em algumas delas comentam o alívio
que lhes trazia ao "mal do peito" os bons ares da terra nova; em
outras, relatam como os índios morriam feito moscas, escarrando
sangue, podendo ser salvas apenas suas almas.[18]

Terra das palmeiras

Os nativos denominavam Pindorama, ou Pindoretama, o território
onde se deu o "encontro fatal" referido por Darcy Ribeiro. Na língua
tupi, esses vocábulos significam "terra das palmeiras". "O nome Brazil,
geralmente identificado com o pau-de-tinta, é na verdade muito mais
antigo. Velhas cartas e lendas do mar oceano traziam registros de uma
ilha Brasil [...] e os filhos da terra foram, também, desde logo chamados
'brasileiros'",[19] embora ao comunicar formalmente aos reis católicos
de Castela a descoberta do Brasil, em 1501, o rei Dom Manuel tenha
se referido ao território como "Terra de Santa Cruz", com base na
carta de Pero Vaz de Caminha que se referira ao território como Ilha
de Vera Cruz. A expedição "carregava lascas do que se supunha ser a

---

[18] RIBEIRO, 1995, p. 47-52.

[19] *Idem*, p. 126.

verdadeira (vera) cruz em que Cristo fora crucificado. Mas, já em 1511, os portugueses se referiam ao local como a Terra dos 'Brasilis' e, mais tarde, Terra dos Brasis, devido à presença do pau-brasil na região".[20]

Em Pindorama, e por muitos anos na terra Brasilis, as doenças eram explicadas como expressão de alguma ira ou desagrado sobrenatural. Nisso, a cosmovisão indígena não diferia significativamente do entendimento dos europeus e africanos, guardadas suas peculiaridades culturais. "A sobrevivência dos povos indígenas se explica, em grande parte", afirma Darcy Ribeiro,

> [...] por uma adaptação biótica às pestes do homem branco – a varíola, o sarampo, as doenças pulmonares, as doenças venéreas e outras. Cada uma delas liquidava metade das populações logo ao primeiro contato com as fronteiras da civilização. A varíola desapareceu, mas várias outras enfermidades continuam fazendo danos. [21]

Assim, os indígenas

> [...] foram experimentando, sucessivamente, os impactos das principais compulsões e pestes da civilização, e sofreram perdas em seu montante demográfico de que jamais se recuperaram. O efeito dizimador das enfermidades desconhecidas, somado ao engajamento compulsório da força de trabalho e ao da deculturação, conduziram a maior parte dos grupos indígenas à completa extinção. [22]

Plantas com poderes de cura e rituais como a pajelança não foram potentes o bastante para evitar mortes por micro-organismos. Auxiliado pelo emprego da espada e da pólvora, o genocídio teve, e tem, curso. O cauim e a ayahuasca não bastaram para conter a invasão e as mortes que se lhe seguiram. Mas, assim como em Pindorama, seguem consolando e desatando a fantasia alucinada que ajuda a amenizar dores, sofrimentos e mortes no Brasil contemporâneo.

---

[20] VALLE, M. do. Primeiro nome do Brasil derivou da fé. *Folha de S.Paulo*, p. 5-6, 14 abr. 1997.

[21] RIBEIRO, 1995, p. 331.

[22] *Idem*, p. 144.

O cauim (*kaûî*, em tupi) é uma bebida alcoólica resultante da fermentação de tubérculos, raízes, folhas, sementes e frutos produzida tradicionalmente pelos povos indígenas em praticamente todo o território sul-americano. Mandioca, batata-doce ou inhame (*cachiri*), milho (*abatiui*), caju, amendoim, banana, ananás ou abacaxi (do tupi *i'bá*, fruto, e *ká'ti*, cheiroso), mel de abelhas, dentre outros, são amplamente utilizados com essa finalidade por vários povos. Após um cozimento prévio, os vegetais são esfriados e pequenos pedaços são levados à boca, onde são mastigados – de modo geral, pelas mulheres, de todas as idades, reunidas em volta da panela. O produto da mastigação, bem misturado com a saliva, é recolhido, colocado na panela e cozido novamente, com o auxílio de uma colher de pau até o fim do cozimento. A seguir, a pasta é colocada em grandes potes de barro e deixada para fermentação. O amido e outros carboidratos provenientes desses vegetais, uma vez fermentados, dão origem a uma bebida de cor clara ou escura, opaca, densa e que apresenta sedimentos como o vinho, com sabor azedo e cujo consumo, preferencialmente morno, pode ser feito puro ou com a adição de frutas, de modo solitário ou em grupos, em situações cotidianas, mas, sobretudo, em rituais e comemorações variadas. Uma revisão científica abrangente sobre o cauim, incluindo textos dos primeiros cronistas e estudos antropológicos contemporâneos, indicou que a bebida é, fundamentalmente, um alimento líquido, rico em elementos minerais, em pré-bióticos e pró-bióticos, protege contra infecções intestinais e que o componente etílico, originário de uma fermentação lática e não sacaromicética, não obstante suas implicações sociais, inexiste ou ocorre em baixos teores.[23]

A ayahuasca é uma bebida alucinógena resultante da infusão de vários vegetais que ocorrem na região amazônica, incluindo-se o cipó-mariri (*Banisteriopsis caapi*), a chacrona (*Psychotria viridis*) e a chaliponga (*Diplopterys cabrerana*), mas suas preparações podem conter uma variedade de duas a três centenas de plantas, entre as quais as folhas de tabaco e coca, ou cactos e guaraná. Antropólogos preferem qualificar a

---

[23] BARGHINI, A. Cauim: entre comida e ebriedade. *Boletim do Museu Paraense Emílio Goeldi Ciências Humanas*, v. 13, n. 3, 2018.

bebida como um "enteógeno", afirmando que o seu uso se dá predominantemente em contexto religioso. No âmbito da medicina tradicional indígena, é utilizada como um purgante, acreditando-se em seu poder desintoxicante, que seria útil para restaurar funções orgânicas comprometidas por alguma razão, desde que não tenha origem em "sentença divina". Hipnagógica, a bebida provoca alucinações, desencadeadas a partir do nervo óptico e processadas no córtex cerebral, que remetem a mandalas e flores, enquanto o corpo pode oscilar entre a vigília e o sono. Os efeitos são dose-dependentes e as alucinações se transformam umas em outras até se esvaírem. O consumo da bebida produz aumento da empatia, diminuição da fome, dilatação das pupilas e, entre outras alterações fisiológicas, como o aumento da frequência respiratória e da pressão arterial, tanto diastólica quanto sistólica, leva à ocorrência de náuseas, vômitos e diarreias. Também altera as sensações oníricas e espaço-temporais, fazendo os sonhos serem percebidos com maior realismo e distorções de tempo-espaço. O consumo está muito fortemente associado a rituais religiosos, mas a bebida faz parte da medicina tradicional dos povos do continente americano, notadamente da Amazônia e de áreas andinas a ela conectadas. Os incas a conheciam e a utilizavam.[24]

As plantas e as pajelanças permanecem com notável influência sobre os brasileiros contemporâneos, em todas as regiões do país. Basta percorrer praças centrais nas principais cidades brasileiras para se encontrar todo tipo de raiz, caule, folha, flor e fruto para preparar chás e infusões. E pajelanças podem ser facilmente contratadas, até mesmo nas redes sociais digitais, tão difundidas nas décadas iniciais do século XXI.

Pajelança

Uma pajelança é um ritual de cura nas práticas tradicionais indígenas, praticado sobretudo na região amazônica, em que se admite que entidades ("encantados") atuem por meio de um pajé. Este, em transe, identifica o mal que faz padecer a pessoa, prepara e lhe ministra

---

[24] SHANON, B. Os conteúdos das visões da ayahuasca. *Mana*, v. 9, n. 2, p. 109-152, 2003.

remédios naturais, os quais devem agir no enfermo e lhe trazer a cura. O conhecimento sobre o uso de cada planta, com fins medicinais, é transmitido de uma geração para outra.

Na mitologia tupi-guarani, Nhanderuvuçu, também denominado Nhamandú, Yamandú ou Nhandejara, é o criador de tudo o que existe e que se expressa como o que não se vê, ou "alma" (*anhang*), e como o que se vê (*anhandeci*), como rios, lagos, ventos, nuvens, matas. A divindade, que não tem forma antropomórfica, tem o sol como morada e criou Yara para proteger as águas, Tupã para cuidar das nuvens e se manifestar como ventos, trovões, raios e relâmpagos e Caaporã para proteger as matas e todos os seres vivos.[25]

A explicação guarani para as doenças é metafísica, com as alterações decorrendo de desequilíbrio no espírito humano pela não observância do código de comportamento (*tekó*), tendo como causa tanto fatores materiais quanto espirituais. Mas as doenças consideradas graves teriam sempre origem em que estão implicados, simultaneamente, o espírito e a matéria.[26]

O capixaba Augusto Ruschi, descendente de italianos, foi um homem culto, que viveu no Brasil no século XX. Era biólogo, engenheiro agrônomo, ecologista, naturalista e indigenista. Sua formação e as lutas ambientais de que participou não autorizavam, em princípio, supor que se deixaria levar por superstições, crendices e curandeirismo sem base na razão ou no conhecimento científico. Desde a infância, Ruschi se dedicou ao estudo de plantas e animais. Adquiriu respeito e reconhecimento acadêmico ao se especializar em beija-flores e orquídeas do Brasil e por seus conhecimentos biológicos. Publicou mais de quatrocentos artigos e vinte livros científicos, foi professor titular de Biologia da Universidade Federal do Rio de Janeiro (UFRJ) e pesquisador do Museu Nacional. Suas pesquisas contribuíram no combate a pragas na agricultura e para a implantação de reservas ecológicas,

---

[25] JECUPÉ, K. W. *Tupã Tenondé: a criação do universo, da terra e do homem segundo a tradição oral Guarani*. São Paulo: Peirópolis, 2001.

[26] LITAIFF, A. O sistema médico Guarani. *Revista de Ciências Humanas*, v. 14, n. 19, p. 107-115, 1996.

entre elas o Parque Nacional do Caparaó. Augusto Ruschi foi um ambientalista ativo, reconhecido no país e internacionalmente, tendo sido a ele concedido, em 1994, por lei federal, o título de Patrono da Ecologia no Brasil em reconhecimento ao seu pioneirismo na defesa da Amazônia e nas lutas contra seu desmatamento, o uso de agrotóxicos e a monocultura de eucalipto. Ele não tinha, portanto, motivos racionais para temer fantasmas ou seres inofensivos, crer em presságios e coisas que a um acadêmico típico parecem absurdas.

Mas, no final da sua vida, Ruschi sofreu as consequências das sucessivas exposições ambientais durante as pesquisas de campo que lhe causaram várias malárias, esquistossomoses e lesões. Uma dessas lesões, decorrente de envenenamento por um sapo da espécie dendrobata, no Amapá, lhe foi especialmente danosa. Seu estado de saúde foi se agravando gradativamente, e, com insuficiência hepática grave, provocada por uma cirrose pós-hepatite viral do tipo B, ele decidiu tentar a cura com uma pajelança em janeiro de 1986. O ritual indígena foi conduzido pelo cacique e pajé Raoni, do povo Txucarramãe, e pelo pajé Sapaim, dos Camaiurá. Após a pajelança, Ruschi afirmou se sentir curado dos males provocados pelo veneno do sapo, ressalvando que, "para as outras doenças, do fígado e do estômago, vou continuar tratando com a medicina alopata".[27]

Em 3 de junho de 1986, o naturalista Augusto Ruschi faleceu, aos 72 anos, por complicações gastroenterológicas agravadas por insuficiência hepática. Seu corpo está enterrado na Estação Biológica de Santa Lúcia, por ele criada em Santa Tereza, no Espírito Santo, a 85 quilômetros de Vitória.

A pajelança dos tempos atuais reproduz, essencialmente, o ritual praticado na Pindorama pré-Cabral. Tais práticas de cura, ainda que com variados matizes e referências metafísicas, estão amplamente disseminadas em todo o território brasileiro e convivem com procedimentos cirúrgicos e prescrições de medicamentos. Podem, é certo, não atender aos requisitos de avaliação da sua eficácia em bases científicas e podem

---

[27] MORRE O NATURALISTA Augusto Ruschi. *Folha de S.Paulo*, p. 26, 4 jun. 1986.

mesmo não servir para solucionar os problemas de saúde que levam as pessoas a buscá-las, mas é igualmente certo que confortam, aliviam dores e sofrimentos e consolam em todas as classes sociais e níveis de renda e escolaridade. Servem, de certo modo, como anteparo cultural à indiferença, à frieza e, muitas vezes, à desumanização das práticas médicas de base científica, hoje hegemônicas, e provavelmente o principal legado europeu, em termos sanitários, à formação do Brasil contemporâneo e ao "povo novo" a que se referiu Darcy Ribeiro.

A esse respeito, Ailton Krenak convida a viver e desfrutar do Brasil, seu território e sua cultura multiétnica e diversificada. Para ele,

> [...] nós sentimos que temos uma responsabilidade muito grande com relação aos novos moradores daqui da América. Eles vieram para cá – em alguns casos – fugidos, escorraçados das suas regiões de origem, desprezando essa terra, e agiram aqui – na maioria das vezes – como estrangeiros. Nós queremos conversar com os novos brasileiros para ver se eles conseguem entender os sinais dessa terra, amar esse lugar, protegê-lo, viver aqui não como quem vive num acampamento.[28]

Viver aqui, entranhar-se. Fundir, finalmente, Pindorama e Brasil.

---

[28] KRENAK, 2015, p. 82.

3
Hipócrates e a naturalidade das doenças

Saúde como equilíbrio homem-natureza

O ritual da pajelança, cuja origem se dilui na linha do tempo das tradições indígenas e que, sob os cuidados do cacique Raoni, tocou de algum modo a sensibilidade do pesquisador científico Augusto Ruschi, no final do século XX, não teria a aprovação de Hipócrates, que viveu durante 90 anos na Grécia, entre os anos 460 e 370 antes de Cristo. O grego não acreditava em seres encantados, nem que algum deus se daria ao trabalho de lançar doenças sobre as pessoas. Para Hipócrates, não era o caso de, para curar seres humanos, acalmar seres divinos, contê-los em suas iras. Rezas, orações, pajelanças e práticas similares não o sensibilizavam. Hipócrates acreditava que toda doença é um fenômeno natural, resultante do desequilíbrio do corpo do enfermo e suas relações com o mundo natural, ou seja, com os modos de levar a vida em diferentes ambientes, incluindo a alimentação e a atividade física. A frase que abre o clássico "Juramento de Hipócrates" não deve iludir ninguém. Aquilo de "Eu juro, por Apolo, médico, por Esculápio, por Higeia, por Panaceia e por todos os deuses e deusas, a quem conclamo como minhas testemunhas"[29] dizia mais respeito

---

[29] RIBEIRO-JR., W. A. Juramento. In: RIBEIRO-JR, W. A. *Textos hipocráticos: o doente, o médico e a doença*. Rio de Janeiro: Editora Fiocruz, 2005. p. 151-167.

ao contexto do mundo grego em que ele vivia do que, propriamente, das convicções de Hipócrates. Aliás, considerar Apolo um "médico" deve ser creditado aos tradutores e até mesmo às corporações médicas ocidentais. O texto original, escrito em grego jônico há mais ou menos 2.400 anos, referia-se a Apolo como um deus "curador" que, assim como os demais deuses, Esculápio, Higeia e Panaceia, fazia a partir do Olimpo o que lhe tocava fazer. Mas, ainda nessa primeira frase do Juramento, Hipócrates relativiza o poder de cura dos deuses do Olimpo e diz que tudo fará "segundo meu poder e minha razão", ou "de acordo com minha capacidade e julgamento", livrando-se de algum compromisso mais radical com práticas que não estivessem apoiadas na razão e na capacidade de discernimento humano. Em sua prática médica, Hipócrates lidou com problemas variados de saúde, como malária, tuberculose, caxumba e pneumonia. Muito famoso, a ele são atribuídas muitas obras cujos verdadeiros autores são desconhecidos. Formam um conjunto identificado como *Corpus hippocraticum* e incluem clássicos como "Ares, águas e lugares" e "Sobre a doença sagrada". Muitos chegam até mesmo a questionar se Hipócrates existiu. Mas historiadores asseguram que sim,[30] viveu e, como se diz, fez história.

Sócrates, contemporâneo de Hipócrates, pagou com a vida pela ousadia de questionar o que era tido, então, como verdade. Sócrates acreditava no exercício da argumentação para chegar ao conhecimento. Seu método, segundo o qual só é possível alcançar a verdade pelo uso da razão, rejeitando, categoricamente, qualquer explicação irracional, sobrenatural para a ocorrência dos fatos, o transformaria no filósofo mais relevante do ocidente.

Da fonte dessa água da racionalidade, também se valia Hipócrates – e aqueles que escreveram as obras incluídas no *Corpus hippocraticum*.

Em "Sobre a doença sagrada", analisa-se a origem da epilepsia, à época atribuída a possessões divinas, com os doentes sendo encaminhados

---

[30] RIBEIRO-JR., W. A. Hipócrates de Cós. In: CAIRUS, H.F.; RIBEIRO-JR., W. A (Orgs.). *Textos hipocráticos: o doente, o médico e a doença*. Rio de Janeiro: Ed. Fiocruz, 2005. p. 11-24.

para templos, pois se cria que, tendo sido tocados por deuses, seriam bons sacerdotes. Mas nessa obra se afirma, pela primeira vez na história, que são naturais as causas dessa e de todas as enfermidades, refutando as causas divinas. Era absolutamente revolucionário afirmar isto em plena Grécia sob o domínio do Olimpo e seus deuses que, acreditava-se, ocupavam-se de cada detalhe da vida das pessoas e de todos os seres, interferindo e dominando as forças da natureza.

Hipócrates sustentava que as doenças são causadas pelo desequilíbrio dos quatro humores existentes no corpo humano, identificados como: 1) sangue; 2) fleuma; 3) bile amarela; e 4) bile escura. Cada humor se vincula, na concepção hipocrática, com um elemento da natureza ou um órgão específico. Os humores diferem entre si conforme essa vinculação e, também, pela proporção em que ocorrem em cada situação. O sangue, que é quente e úmido, relaciona-se com o ar e o coração, sendo responsável pelo sentimento de alegria da pessoa. Se, por exemplo, o excesso de sangue era identificado como causa, então o tratamento preconizado era a sangria, um procedimento cuja finalidade é retirar sangue do corpo. E havia procedimentos específicos para lidar com cada humor que produz desequilíbrio, incluindo os relacionados aos hábitos alimentares e ao meio ambiente, como vento, solos, climas, sazonalidades e águas. A finalidade era sempre buscar reestabelecer o equilíbrio rompido. Na teoria hipocrática dos humores, a saúde é concebida como resultado do equilíbrio entre os humores; doenças, ao contrário, expressam desequilíbrio. Nela, tudo é natural; não há, portanto, espaço para a ação de divindades no modelo hipocrático. A ênfase na relevância da laicidade e do empirismo, fundamentos da medicina hipocrática, predominou na Grécia Antiga, mas foi relegada ao esquecimento no período medieval. Preservada pela cultura islâmica, e tendo exercido importante influência em Avicena (Abu 'Alli alHusayn ibn Abdallah ibn Sina), teve seus fundamentos retomados no Renascimento e, desde então, segue influenciando, ainda hoje, as abordagens de problemas de saúde, conforme veremos em outros capítulos, notadamente o modo categórico como refuta explicações mitológicas, metafísicas para esses eventos.

Deus no comando

Durante os "mil anos" da Idade Média, a medicina hipocrática "dormiu" ocultada em conventos controlados pela Igreja Católica, mais especificamente pelo Santo Ofício, a temida Inquisição. A doutrina oficial da Igreja, predominante naquele período, afirmava que as doenças são expressão da "vontade divina" e são consequências de uma vida pecaminosa. A hanseníase e a epilepsia eram, naquele contexto, exemplos da ira de Deus dirigida a seres infiéis ou pecadores. Os tratamentos preconizados incluíam, coerentemente, a conversão de infiéis e a confissão e a penitência para crentes desviantes. Divergir da orientação da Igreja correspondia à heresia e à feitiçaria, crimes considerados graves contra a fé católica. As consequências são sobejamente conhecidas.

Após a Idade Média e o avanço dos conhecimentos intensificados, sobretudo, a partir do século XVIII, novas disciplinas foram surgindo e se consolidando como áreas de conhecimento. Já no século XVII, Robert Hooke, observando cortes de cortiça, visualizou e descreveu a célula em 1665, embora apenas em 1839, com o trabalho de Matthias Schleiden e Theodor Schwann, a célula tenha sido reconhecida como unidade fundamental da vida. Em 1673, Anton van Leeuwenhoek aprimorou o microscópio ótico e foi o primeiro ser humano a visualizar e documentar a presença de seres microscópios e a constatar a existência dos glóbulos vermelhos e dos espermatozoides. No final do século XIX, Robert Koch descobriu o bacilo da tuberculose (1882) e Dimitri Iwanowski relatou, em 1892, o organismo que seria identificado como vírus por Wendell Stanley em 1935.

O micróbio como protagonista era uma hipótese sobre a qual, desde os anos 1860, também cogitavam, no Brasil, os médicos que integravam a denominada Escola Tropicalista Baiana, "composta inicialmente de três médicos estrangeiros e quatro brasileiros". Os tropicalistas não eram indiferentes à realidade social na qual estavam imersos. Queriam estudar e pesquisar as doenças dos trópicos, dedicando-se especialmente às principais enfermidades que acometiam as populações mais pobres. Indagavam-se sobre possíveis influências climáticas sobre as raças e a aclimatação dos europeus a esses ambientes e se ocupavam, também, da fauna e da flora brasileiras.[31]

Ao desenvolvimento da biologia e da microbiologia e à consolidação das vacinas por Louis Pasteur no século XIX juntou-se a invenção dos antibióticos (a penicilina, por Alexander Fleming, em 1928) e outros medicamentos eficazes no combate às enfermidades na primeira metade do século XX para a fixação de bases sólidas para as práticas médicas e de saúde pública, com vistas ao controle de doenças e epidemias.

As possibilidades abertas no mundo da microbiologia tocaram corações e mentes em todo o mundo e, como não poderia deixar de ser, no Brasil. Rumou para a França, partindo do Rio de Janeiro, Oswaldo Cruz, e para Baltimore, partindo de São Paulo, rumou Geraldo de Paula Souza. Ambos tiveram a missão de trazer ao Brasil esses novos conhecimentos e, por aqui, ajudar no combate às epidemias e na formação de novos profissionais. Foi o que fizeram, criando o Instituto de Manguinhos no Rio de Janeiro, e, em São Paulo, o Instituto de Higiene – embriões do que são hoje, respectivamente, a Fundação Oswaldo Cruz e a Faculdade de Saúde Pública da Universidade de São Paulo (USP).[32]

A consolidação dessas novas áreas científicas ao longo do século XX correspondeu a uma mudança paradigmática relevante no enfrentamento de doenças e epidemias também no Brasil. As bases biológicas e o avanço dos conhecimentos microbiológicos foi gradativamente impondo-se, como modelo explicativo de doenças e epidemias, ao modelo miasmático, que atribuía suas causas aos "miasmas", conforme veremos no próximo capítulo. Os miasmas eram compatíveis com as explicações sobrenaturais para doenças e epidemias; o modelo microbiológico, não.

Raoni e Hipócrates, pajelança e desequilíbrio, ira divina e antibióticos opõem-se na Terra das Palmeiras. Pindorama e Brasil não se entendem.

---

[31] BARROS, P. M. de. Alvorecer de uma nova ciência: a medicina tropicalista baiana. *História, Ciências, Saúde – Manguinhos*, v. 4, n. 3, p. 411-459, 1997.

[32] NARVAI, P. C.; WALDMAN, E. A. FSP: vocação centenária em saúde pública. In: CUENCA, A. M. B. *et al.* (Orgs.). *Cem anos em Saúde Pública: a trajetória acadêmico-institucional da FSP/USP – 1918-2018*. 1. ed. São Paulo: Faculdade de Saúde Pública da USP, 2019. p. 11-30.

Misticismo e charlatanismo contra a covid-19

No último ano da segunda década do século XXI, a pandemia de covid-19 (do inglês *Coronavirus Disease 2019*), causada pelo vírus SARS-Cov-2 (Coronavírus da Síndrome Respiratória Aguda Grave 2), chegou ao Brasil. Em meados de janeiro de 2020, após o óbito de dezessete pessoas em Wuhan, capital de Hubei, o governo chinês isolou a cidade, localizada na China Central na confluência dos rios Han e Yangtzé. Com cerca de dezenove milhões de habitantes em sua área metropolitana, Wuhan seria, nas semanas que se seguiram, o epicentro da pandemia. O governo chinês confirmou o primeiro óbito por covid-19 em Wuhan no dia 11 de janeiro. A Organização Mundial da Saúde (OMS) declarou a epidemia de covid-19 uma "emergência internacional" em 30 de janeiro e a reconheceu como pandemia em 11 de março.[33]

No Brasil, o primeiro caso de covid-19 importado (da Itália) foi registrado em São Paulo e confirmado pelo Ministério da Saúde em 26 de fevereiro, em pleno carnaval.[34] A transmissão sustentada (comunitária) teve início após pouco menos de um mês, em 20 de março.[35]

Não obstante o farto material jornalístico e as informações científicas disponíveis sobre a covid-19, o presidente da República, Jair Bolsonaro, relutou em reconhecer a importância do problema e sua gravidade potencial, postura em que foi seguido, imediatamente e nos vários meses que se seguiram, por um vasto contingente de brasileiros. Ignoraram a ciência, desdenharam do vírus, menosprezaram a doença que em cujo transcorrer ceifou a vida de mais de 600 mil pessoas,

---

[33] WHO. WHO Director-General's Opening Remarks at the Media Briefing on covid-19. 11 mar. 2020 (on-line). 2020. Disponível em: <https://bit.ly/3eSVKRa>. Acesso em: 1 jan. 2022.

[34] RIOS, F. Brasil confirma primeiro caso da doença. *Site Oficial*. Brasília, 2020.

[35] BRASIL. Ministério da Saúde declara transmissão comunitária nacional. Brasília, 2020. Disponível em: <https://bit.ly/3LzAWfb>. Acesso em: 1 jan. 2022.

rejeitaram evidências científicas, não testaram suspeitos nem isolaram doentes e preferiram o negacionismo, postura que caracterizei como "terraplanismo epidemiológico".[36]

Desde a entrada do SARS-CoV-2 no Brasil, o país constatou, atônito, uma sucessão angustiante de episódios em que se mesclaram misticismo, irresponsabilidade, incompetência e partidarização no enfrentamento da pandemia, a partir do alto comando do Executivo, o qual também se autoatribuiu uma inacreditável função de prescrever medicamentos para os quais havia uma comprovada ineficácia terapêutica.[37] Mas o Brasil registrou, também, muitas iniciativas populares que evidenciaram a capacidade de auto-organização[38] e de executar ações que partem da base da sociedade.[39]

No início de abril de 2020, o presidente da República convocou fiéis ao Palácio da Alvorada, sua residência oficial, para orar e fazer jejum contra o coronavírus. A irresponsabilidade do chefe de governo chegou ao ponto de se deixar fotografar e filmar em ruas e praças da capital da República sem máscara facial e abraçando correligionários, contrariando recomendações técnicas de proteção e distanciamento físico tanto do Ministério da Saúde quanto da OMS. Era uma sinalização clara de que ele não se importaria com as consequências sanitárias dos seus atos e que seria indiferente, como efetivamente foi, aos milhares de mortes causadas pela pandemia.[40]

---

[36] NARVAI, P. C. Terraplanismo epidemiológico. *A Terra é redonda*, 16 mar. 2020b. Disponível em: <https://aterraeredonda.com.br/terraplanismo-epidemiologico/>. Acesso em: 1 jan. 2022.

[37] ESTUDO liderado pela OMS em mais de 30 países afirma ineficácia de 4 medicamentos contra a covid-19. *G1*, 15 out. 2020. Disponível em: <https://glo.bo/3oQlBNN>. Acesso em: 1 jan. 2022.

[38] BASSO, G. Em Paraisópolis, moradores ignoram pandemia. *Deutsche Welle Brasil*, 7 abr. 2020.

[39] TARLAU, R. Activist Farmers in Brazil Feed the Hungry and Aid the Sick as President Downplays Coronavirus Crisis. *The Conversation*, 5 maio 2020.

[40] NARVAI, P. C. covid-19 no Brasil: incúria, medo, ceticismo e resistência popular. *Margem Esquerda*, v. 35, n. 2, p. 125-130, 2020a.

O apelo à fé como recurso de cura iguala o protagonista e os participantes do ato no Palácio da Alvorada aos que, durante a Idade Média, rejeitaram e ocultaram Hipócrates e suas explicações empiristas e laicas para a prevenção e tratamento de doenças e epidemias. A mesma fé que acolhe, ampara e conforta pode iludir e ajudar a matar quando é posta fora de lugar e tem sua finalidade deformada, seja para manipular politicamente, seja para abrir espaços para a corrupção e os negócios escusos, conforme ficou demonstrado posteriormente.[41]

---

[41] POMPEU, L.; SHALDERS, A. Ministério da Saúde demite diretor em meio a denúncias de corrupção em compra de vacinas. *O Estado de S. Paulo*, 1 jul. 2021.

4
Epidemias e pandemias

Espada, pólvora, varíola, sarampo e sífilis

Com os portugueses, chegaram em Pindorama, além da espada e da pólvora, a hanseníase, a sífilis, a gonorreia e outras doenças venéreas, as gripes, o sarampo, a peste e, claro, a varíola. Ainda que muitos historiadores afirmem que o decisivo para a conquista do que viria a ser as Américas tenha sido a violência militar, as doenças teriam matado mais que as armas, embora elas mesmas tenham sido utilizadas como armas biológicas, ainda que não em todas as situações. É inegável, contudo, que tenha havido, de algum modo, um genocídio de abrangência continental, comprovado pelo "colapso demográfico de populações de ameríndios que viviam sobretudo, mas não exclusivamente, no atual México e na América Andina durante o século XVI".[42] Por todo o continente americano "as doenças introduzidas pelos europeus se alastraram de uma tribo para outra bem antes do avanço dos próprios europeus, matando [...] cerca de 95% da população nativa".[43]

---

[42] WAIZBORT, R. O debate inesgotável: causas sociais e biológicas do colapso demográfico de populações ameríndias no século XVI. *Boletim do Museu Paraense Emílio Goeldi Ciências Humanas*, v. 14, n. 3, 2019. p. 921.

[43] DIAMOND, Jared. *Armas, germes e aço: os destinos das sociedades humanas*. 15. ed. Rio de Janeiro: Record, 2013. p. 71.

Como Hernán Cortés, no México, e Francisco Pizarro, no Peru, os portugueses não hesitaram em utilizar o que se denominaria atualmente de guerra biológica contra os povos originários.

Hernán Cortés, comandando 508 soldados e dispondo de alguns cavalos, canhões e armas, destruiu em pouco mais de dois anos (1519-1521) o Império Asteca, liderado por Montezuma, com uma população estimada em cerca de vinte milhões de pessoas. Nos enfrentamentos, buscando assumir o controle de Tenochtitlán, a capital asteca, Cortés chegou a perder dois terços de seus homens. Derrotado, recuou, voltando à costa caribenha. Sem sucesso, fez outras investidas militares. Mas as coisas mudaram quando um escravizado, contaminado pelo vírus da varíola e proveniente de Cuba, desembarcou no México. Sobreveio uma epidemia que matou quase a metade dos astecas, incluindo o imperador Cuitláhuac, de 19 anos, que sucedera Montezuma no comando daquele povo. A doença matava aos milhares, mas poupava os espanhóis, imunizados por exposição prévia ao vírus da varíola.[44]

Muitos anos após a consolidação do domínio espanhol, vírus e bactérias seguiam produzindo mortes aos milhares. Em 1545, uma epidemia de febre hemorrágica altamente letal, que matava em de três a quatro dias, apareceu nas terras altas do México. Em quatro anos, havia levado a óbito aproximadamente 800 mil pessoas, em uma população de cerca de 6,4 milhões de habitantes. Mas a *cocoliztli*, como a denominavam os nativos, era seletiva: praticamente não matava espanhóis. Ondas epidêmicas se sucederam na região por três séculos, e o agente etiológico é ainda hoje desconhecido.[45] Na epidemia de 1576, quando a população mexicana já havia sido reduzida para cerca de 4,4 milhões, a *cocoliztli* matou aproximadamente 2 milhões de pessoas, o que correspondia a cerca de 45% de toda a população. Em 1618, a população do México era de aproximadamente 1,6 milhão.

---

[44] TODOROV, T. *A conquista da América: a questão do outro*. 4. ed. São Paulo: Martins Fontes, 2010.

[45] ACUNA-SOTO, R.; ROMERO, L. C.; MAGUIRE, J. H. Large Epidemics of Hemorrhagic Fevers in Mexico 1545-1815. *The American Journal of Tropical Medicine and Hygiene*, v. 62, n. 6, p. 733-739, 2000.

Francisco Pizarro chegou à América em 1510 e se instalou no atual Panamá. Desembarcou no Peru 22 anos depois, em busca do Império Inca. Levava, em 1532, cerca de 200 homens e 27 cavalos, transportados para a região por três navios. Pizarro queria, em nome da Coroa Espanhola, abocanhar o maior império da América pré-colombiana, cuja sede se localizava em Cusco ("umbigo do mundo", em quéchua), na cordilheira dos Andes, a 3.400 metros de altitude, onde, conforme se dizia, haveria uma enorme riqueza em ouro. O Império Inca abrangia o que são atualmente o território do Peru, o oeste do Equador, o oeste e o centro-sul da Bolívia, o noroeste da Argentina, uma grande parte do Chile e uma área no sudoeste da Colômbia, e contava com uma população estimada em cerca de 10 milhões composta por vários povos, dos quais apenas aproximadamente entre 15 a 40 mil indivíduos eram, efetivamente, incas.

A vitória dos espanhóis foi consumada em 1541, após a morte por varíola do imperador Huayna Capac, e vários assassinatos com motivações políticas, incluindo os dos dois filhos de Huayna Capac, Huáscar e Atahualpa, e o do próprio Pizarro, em 26 de junho de 1541, por forças militares a serviço do Reino da Espanha. Assegurado o domínio, os espanhóis instituíram o vice-reino do Peru.

No Brasil, após as primeiras décadas de ocupação, os portugueses começaram, em 1534, a produzir açúcar na capitania de São Vicente, no Engenho São Jorge dos Erasmos, sob a administração de Martim Afonso de Souza. A forja do ferro e a produção de aço teve início em seguida, por Bartolomeu Fernandes, no planalto de Piratininga, na região hoje identificada como Santo Amaro, no município de São Paulo.

Mas esses empreendimentos estiveram permanentemente sob ameaças, entre elas, as epidemias – como as de malária e febre amarela, cujos agentes causais chegaram da África com os negros escravizados e se instalaram no território. Ainda hoje, estão presentes na zona rural amazônica.[46] Estima-se que, dos aproximadamente 12,5 milhões de africanos embarcados para a América, 5,8 milhões vieram para o Brasil ao longo de três séculos, configurando, senão o maior, um dos

---

[46] PORTER, R. *The Cambridge Illustrated History of Medicine*. Melbourne: Press Syndicate of the University of Cambridge, 1996. p. 36.

maiores deslocamentos involuntários de pessoas em toda a história. Já na travessia do Atlântico, as epidemias matavam. Galeano conta que "durante a viagem, inúmeros africanos morriam, vítimas de epidemias ou de desnutrição, ou se suicidavam negando-se a comer, enforcando-se em suas correntes ou lançando-se no oceano eriçado de barbatanas de tubarões".[47] Como atividade comercial, o tráfico de escravos foi iniciado nos anos 1550 – com o objetivo de substituir o trabalho indígena, cujas populações, mais vulneráveis, eram dizimadas por epidemias nas reduções ou simplesmente reagiam à escravização negando-se a trabalhar para os colonos – e encerrado em 1850 com a promulgação da Lei Eusébio de Queirós. Mas epidemias seguiram matando indígenas, brancos e negros no Brasil e sempre foram motivo de preocupações tanto da população quanto das autoridades, seja por ceifarem vidas, seja pelo impacto negativo sobre a produção econômica.

Na Bahia, para onde os portugueses começaram a mandar governadores-gerais a partir de 1549, a varíola, sobretudo, matava muito – sempre poupando portugueses. Darcy Ribeiro registra que, de 1562 a 1563, uma dessas epidemias matou "mais de 30 mil índios e negros em três meses", número que correspondia a "mais de um quarto da população indígena dos arredores" de Salvador e que, no conjunto, "a população avaliada em 80 mil pessoas se viu reduzida a menos de 10 mil". Às epidemias de varíola, diz, "se somou a de febres malignas, completando a destruição". Os aproximadamente

> [...] 5 milhões de indígenas de 1500 se teriam reduzido a 4 milhões um século depois, com a dizimação pelas epidemias das populações do litoral atlântico, que sofreram o primeiro impacto da civilização pela contaminação das tribos do interior com as pestes trazidas pelo europeu e pela guerra. No segundo século, de 1600 a 1700, prossegue a depopulação provocada pelas epidemias e pelo desgaste no trabalho escravo, bem como o extermínio na guerra, reduzindo-se a população indígena de 4 para 2 milhões.[48]

---

[47] GALEANO, E. *As veias abertas da América Latina*. São Paulo: Editora Paz e Terra, 1978. p. 92.

[48] RIBEIRO, 1995, p. 143.

Tanto no México quanto no Peru, e igualmente no Brasil, epidemias de varíola, resultantes do contato dos povos originários com os europeus, foram elementos estratégicos para o genocídio indígena e a consolidação do poder pelas forças de ocupação do território das Américas. Ailton Krenak assinala que

> [...] o simples contágio do encontro entre humanos daqui e de lá fez com que essa parte da população desaparecesse por um fenômeno que depois se chamou epidemia, uma mortandade de milhares e milhares de seres. Um sujeito que saía da Europa e descia numa praia tropical largava um rasto de morte por onde passava. O indivíduo não sabia que era uma peste ambulante, uma guerra bacteriológica em movimento, um fim de mundo; tampouco o sabiam as vítimas que eram contaminadas. Para os povos que receberam aquela visita e morreram, o fim do mundo foi no século XVI. Não estou liberando a responsabilidade e a gravidade de toda a máquina que moveu as conquistas coloniais, estou chamando atenção para o fato de que muitos eventos que aconteceram foram o desastre daquele tempo. Assim como nós estamos hoje vivendo o desastre do nosso tempo, ao qual algumas seletas pessoas chamam Antropoceno.[49]

A doença não é nem nunca foi, em nenhum povo, um fenômeno apenas biológico.[50] Em sua dimensão populacional, interessa a toda a sociedade, vale dizer, à economia, à cultura e à política. Na Europa capitalista do século XVIII, essas características do fenômeno patológico fariam emergir o que o mundo reconhece hoje como *saúde pública*.

O conceito de saúde pública não é, porém, unanimidade nem entre pesquisadores nem entre autoridades políticas e administradores públicos. Para alguns, a saúde pública deve se responsabilizar por tudo o que diga respeito à saúde das populações, incluindo a dimensão assistencial para assegurar acesso aos cuidados de que as pessoas necessitam. Mas, para outros, na maioria dos países, a saúde pública deve se ocupar apenas com a prevenção e o controle de epidemias e pandemias.

---

[49] KRENAK, A. *Ideias para adiar o fim do mundo*. São Paulo: Companhia das Letras, 2019. p. 72.

[50] ROSEN, G. *Uma história da saúde pública*. São Paulo: Hucitec/Unesp, 1994.

Epidemias e pandemias

Em *História da Guerra do Peloponeso*, o general ateniense Tucídides descreve e analisa o que vivenciou: a grande guerra travada entre Atenas e Esparta, no século V antes de Cristo. Em meio à guerra, uma "praga" se abateu sobre Atenas, em duas ondas epidêmicas: a primeira entre 430 e 429 a.C., e a segunda onda em 427 a.C. Durante esses três anos, um quarto da população ateniense sucumbiu à doença – dentre os mortos inclui-se Péricles, o principal líder político de Atenas, responsável pela construção de sua Acrópole. Tucídides ficou doente, mas, recuperado, voltou a combater. Foi derrotado com sua frota e, como punição, condenado ao exílio que lhe valeu a oportunidade de escrever seu livro, um clássico pelo qual é justamente reconhecido, ao lado de Heródoto, como um dos pioneiros da história escrita, ainda que essa obra tenha ficado inconclusa.

Para além das muitas questões militares de que se ocupa, Tucídides registrou que, como ele, outras pessoas que sobreviveram à epidemia da "praga" em Atenas não eram atingidas uma segunda vez pela enfermidade. Constatou que isso também acontecia com outras doenças que atingiam muitos indivíduos na população, e não apenas uma ou outra pessoa. Esse registro foi decisivo para que, muito tempo depois, se compreendesse os mecanismos da imunidade, tanto a natural quanto a adquirida, que seriam a base do conceito de vacina.

Atribui-se a Tucídides ter feito o primeiro registro de uma epidemia em termos históricos. Por seus relatos, descrevendo os sintomas da "praga", patologistas deduziram que a doença poderia ser peste bubônica, tifo, varíola ou mesmo gripe. Mas, em 2006, pesquisadores da Universidade de Atenas analisaram dentes recuperados de uma sepultura coletiva localizada debaixo da cidade e confirmaram a presença de *Salmonella typhi*, a bactéria causadora da febre tifoide. Tucídides conta que as pessoas morriam como moscas e que o medo de adoecer e morrer levava ao afastamento mútuo, com alguns fugindo da cidade, outros se isolando como podiam e as casas sempre fechadas. Tucídides foi também o pioneiro em fazer a analogia das consequências de uma epidemia com as de uma guerra, com o abandono dos ritos fúnebres e enterramento ou incineração dos mortos como fosse possível em cada situação. Mas ele não indagou sobre a origem da epidemia. Como todos no seu tempo, pensou tratar-se da vontade dos deuses.

Cerca de 2 mil anos depois, Martinho Lutero, no século XVI, pensava como Tucídides sobre a origem das enfermidades e epidemias. Ao fazer recomendações aos fiéis de Wittenberg, açoitada por uma epidemia de peste bubônica, Lutero sustentava que a doença não era mais do que um castigo de Deus. Uma punição divina que, segundo ele, deveria ser aceita porque, afinal, os homens somos todos pecadores.

Os povos da Antiguidade compreendiam que era importante dispor de conhecimentos e agir, de várias formas, para enfrentar doenças, seja porque são causa de dor, sofrimento e morte, seja porque constituem ameaças a todos. Os homens explicam a doença e a saúde de diferentes modos, e as ações que realizam são coerentes com essas diferentes racionalidades. Assim, a concepção mágico-religiosa partia, e parte, do princípio de que a doença resulta da ação de forças alheias ao organismo no qual se introduzem por causa de pecado ou maldição. Para os antigos hebreus, a doença não era necessariamente devida à ação de demônios ou de maus espíritos, mas representava, de qualquer modo, um sinal da ira divina diante dos pecados humanos. A hanseníase ("lepra"), por exemplo, era sinal de desobediência aos mandamentos divinos.

O isolamento, como no caso da hanseníase, e a quarentena para tentar controlar epidemias são dispositivos largamente empregados pela saúde pública ao longo dos tempos e, conforme se pode constatar na pandemia da covid-19 que assolou o planeta por vários anos a partir de 2019. Por isso se costuma dizer que a história da saúde pública é a história do controle social, ou seja, do controle que o poder faz de indivíduos e grupos de pessoas supostamente com a finalidade de proteger o conjunto da sociedade de danos e ameaças que pairam sobre todos.

O isolamento como estratégia para tentar conter epidemias surgiu nos regulamentos adotados na Idade Média com o objetivo de evitar a transmissão da hanseníase. Buscava-se identificar os lazarentos e separá-los das comunidades a que pertenciam. Este é também o marco fundante do que conhecemos hoje como saúde pública.[51] Essa medida foi reproduzida em praticamente todo o mundo, até meados do século XX, quando o desenvolvimento de medicamentos eficazes contra a enfermidade a tornaram anacrônica. Mas o isolamento encontrou aplicação no enfrentamento de muitas epidemias e se consolidou como uma medida à qual se pode recorrer quando se necessita interromper a transmissão de alguma epidemia.

Outro recurso de que dispõe a saúde pública para controlar epidemias é a quarentena, procedimento essencialmente precautório que visa o impedimento do contato entre pessoas por um determinado período, até que seja possível saber que não há risco de transmissão de alguma doença. Essa estratégia foi criada na cidade hoje conhecida como Dubrovnik, na Croácia, em 1377. Importante porto do mar adriático, Dubrovnik era, à época, o mais importante ponto de passagem marítimo da hanseníase do oriente para a Europa. A quarentena logo foi importada por Veneza, de onde se difundiu para outros lugares.[52]

Na Grécia Antiga, era muito própria a maneira de encarar a doença. Na mitologia grega, várias divindades estavam vinculadas à saúde, destacando-se Asclepius, ou Esculápio, cujas filhas, Higeia e Panaceia, eram deusas associadas com a saúde e a cura. O culto a Higeia representava uma valorização das práticas higiênicas, e Panaceia simbolizava a ideia de que tudo pode ser curado. Para os gregos, a cura era obtida pelo uso de plantas e de métodos naturais, e não apenas por procedimentos ritualísticos.

Hipócrates de Cós, conforme mencionado, foi responsável pela introdução de uma explicação naturalista, ou materialista, da saúde e da doença, diferenciando-se da concepção mágico-religiosa dessas condições. Scliar[53] conta que, em "Sobre a doença sagrada", no qual se ocupa da epilepsia, Hipócrates afirma que "a doença dita sagrada não

---

[51] SIGERIST, H. E. *Civilization and Disease.* Ithaca and London: Cornell University Press, 1943.

[52] *Idem.*

[53] SCLIAR, Moacyr. História do conceito de saúde. *Physis: Rev. Saúde Coletiva*, v. 17, n. 1, 2007, p. 32.

é, em minha opinião, mais divina ou mais sagrada que qualquer outra doença, pois ela tem uma causa natural e sua origem supostamente divina reflete apenas a ignorância humana sobre ela".

Cláudio Galeno é reconhecido como o médico investigativo mais talentoso do período romano. Ele viveu em um período cerca de dois séculos depois de Cristo, e suas teorias predominaram na medicina ocidental por mais de mil anos. Realizou estudos de anatomia em macacos, e seus ensinamentos foram insuperáveis até o século XVI, quando Andreas Vesalius, valendo-se da revolução da imprensa produzida por Johannes Gutenberg no século XV, publicou suas obras contendo ilustrações de dissecções humanas em 1543.

Embora Galeno valorizasse a teoria humoral e tenha ressaltado a importância, para o estado de saúde, dos quatro temperamentos sistematizados por Hipócrates, via a causa da doença como endógena, ou seja, ela estaria dentro do próprio homem, em sua constituição física ou em hábitos de vida que levassem ao desequilíbrio.

No oriente, a concepção de saúde e de doença seguia, e segue, um rumo diferente, mas de certa forma análogo ao da concepção hipocrática. Fala-se de forças vitais que existem no corpo: quando funcionam de forma harmoniosa, há saúde; caso contrário, ocorre a doença. As medidas terapêuticas (acupuntura, ioga) têm por objetivo restaurar o fluxo normal de energia no corpo, devolvendo-lhe a harmonia.

Na Idade Média, a influência da religião cristã manteve e impôs a concepção da doença como resultado do pecado. Assim a cura, coerentemente, resultaria apenas da fé. Em razão disso, o cuidado dos doentes ficava ao encargo das ordens religiosas, que administravam inclusive o hospital, instituição que o cristianismo desenvolveu muito não como um lugar de cura, mas de abrigo e de conforto para os doentes. Foi no auge da Idade Média, mais ou menos no século X depois de Cristo, que viveu Avicena, o sábio árabe que escreveu sobre lógica, ética e metafísica, mas que também deixou um legado colossal em medicina, ao reunir, sistematizar e desenvolver conhecimentos da herança greco-romana clássica que o ocidente cristão deixara de lado sob forte influência da Inquisição. Sua obra *O cânone da medicina* é também o seu maior trabalho, com cerca de um milhão de palavras distribuídas em cinco livros. O *Cânone* foi traduzido para o latim no século XIII e imprimido e reimprimido por toda a Europa. O livro de Avicena, que ficou conhecido como o príncipe dos médicos, foi adotado nas universidades francesas de Montpellier e Louvain e influenciou gerações até o século XVIII.

Durante a Idade Média e chegando até o século XVIII, epidemias como a da peste bubônica, também conhecida como peste negra, atemorizaram a Europa, causando milhões de vítimas. A doença é causada pela bactéria *Yersinia pestis*, transmitida ao ser humano, e também a cães e gatos, por pulgas ou, também, por inalação de gotas de espirros ou tosse de algum indivíduo doente. Como a sua transmissibilidade é muito alta, a peste, altamente contagiosa, quando ocorre em uma população atinge praticamente a todos. Por sua característica, a peste transformou-se em pandemia em diversos períodos. Estima-se que no século XV tenha dizimado entre 25 e 75 milhões de pessoas. Alguns pesquisadores acreditam que o número mais próximo da realidade é de 75 milhões, o que corresponde a aproximadamente um terço da população europeia da época. Na pandemia de 1348, a peste dizimou em Portugal praticamente metade da população, levando o país ao caos. Entre 1665 e 1666, Londres registrou uma epidemia de peste que matou cerca 100 mil pessoas, um quarto da população.

Há humanos naturalmente imunes à doença, mas a porcentagem é, de modo geral, baixa, com a letalidade variando de 30% a 90%. O desfecho da epidemia ou o controle da doença como um fenômeno que atingia toda a população se dava quando restavam nas populações apenas os mortos e os imunes. Atualmente, há antibióticos eficazes. Embora a última epidemia significativa tenha ocorrido no fim do século XIX, na China e na Índia, a Organização Mundial de Saúde (OMS) informa que ainda hoje são registrados cerca de dois mil casos de peste por ano em vários países, principalmente naqueles em que há populações de roedores selvagens infectados.

A ciência no comando

O advento da Modernidade colocou em xeque a explicação religiosa para a doença e a cura. O suíço Paracelso, que viveu entre 1493 e 1541, afirmava que as doenças eram provocadas por agentes externos ao organismo. Naquela época, e no rastro da alquimia, a química começava a se desenvolver e influenciava a medicina. Paracelso dizia que, se os processos que ocorrem no corpo humano são químicos, os melhores remédios para a doença seriam também químicos, e passou então a administrar aos doentes pequenas doses de minerais e metais, notadamente o mercúrio, empregado no tratamento da sífilis – doença que, em função da liberalização sexual, tinha se tornado epidêmica na Europa.

O desenvolvimento da mecânica influenciou, no século XVII, as ideias de René Descartes. Ele acreditava que o corpo humano funcionaria como uma máquina. Admitia, porém, pelo menos publicamente, que haveria um dualismo separando a mente do corpo.

O período moderno abriu, a partir do século XV, amplas possibilidades ao desenvolvimento da anatomia, cujos estudos eram praticamente interditados pela Inquisição, o braço ideológico, mas também armado da Igreja Católica no período medieval. Libertos do jugo, pesquisadores lançaram-se ao estudo minucioso do corpo humano, agora limitados não mais pela ideologia cristã, mas apenas pelas condições da própria observação, com as técnicas e recursos disponíveis naquele período histórico.

Mas, naquele contexto e em decorrência das amplas possibilidades que se abriram aos estudiosos, a teoria humoral perdeu espaço na explicação das doenças. A ênfase foi deslocada e, portanto, particularizada para os órgãos, nos quais as causas das doenças começaram a ser buscadas. No famoso conceito do anatomista e fisiologista francês Marie François Bichat, que viveu na virada entre os séculos XVIII e XIX, sendo lembrado como o pai da histologia e da patologia, a saúde corresponderia ao "silêncio dos órgãos".

A emergência da saúde pública

O que conhecemos hoje como saúde pública emergiu gradativamente no final da Idade Média e se consolidou na Europa ocidental com as revoluções burguesas entre os séculos XVII e XVIII, com o advento da sociedade industrial e o predomínio do modo de produção capitalista. Era preciso combater epidemias e assegurar que as fábricas pudessem contar com a mão de obra necessária para colocar as máquinas em funcionamento. Para garantir isto, a saúde pública tinha o apoio material e financeiro de que necessitasse, mas desde que suas ações não atrapalhassem os negócios, aos quais deveria ajudar, e não prejudicar. A missão da saúde pública emergente era controlar indivíduos e grupos para realizar os interesses da burguesia industrial que, naquele período histórico, consolidava seu poder de classe e impunha as leis e um modo de organizar a vida econômica e social.

É amplamente reconhecido que a saúde pública foi uma das responsáveis pela construção de uma nova estrutura urbana. Londres e Paris, entre outras cidades, sofreram intervenções que as modificaram de modo significativo, com o objetivo de prevenir epidemias e endemias. Esses esforços atendiam pressões populares por melhores condições de vida, mas visavam, sobretudo, manter e reproduzir a força de trabalho requerida pelos processos produtivos e os interesses dos capitalistas.[54] Razões de Estado, ou seja, os interesses da burguesia que controlava politicamente o Estado justificaram intervenções do poder sobre o espaço urbano com finalidade sanitária. Com o trabalho humano transformado em mercadoria, a saúde das populações era vista como uma riqueza a ser preservada, cabendo ao Estado agir com essa finalidade.

Mas a saúde pública, como a saúde das populações, encontra registros que remontam ao antigo Egito, à Grécia, ao império romano e a outras civilizações, com a sua origem confundindo-se com a própria história da medicina e das epidemias. Marco Túlio Cícero, filósofo e político romano que viveu aproximadamente um século antes de Cristo, sintetizou o valor da saúde em uma frase que ainda hoje é vista em vários lugares: "*Salus pública, suprema lex*" ou "A saúde do povo é a lei maior".

A medicina do Antigo Egito está entre as mais antigas práticas de medicina documentadas. Desde o início da civilização, 33 séculos antes de Cristo, até a invasão persa 28 séculos depois, as práticas dos egípcios pouco se alteraram e foram extremamente avançadas para a época, incluindo cirurgias básicas não invasivas, ortopedia e uma vasta

---

[54] FOUCAULT, M. O nascimento da medicina social. In: FOUCAULT, M. *Microfísica do poder*. São Paulo: Graal, 1996.

farmacopeia. A escola de pensamento egípcia influenciou tradições posteriores, incluindo os gregos. O papiro descoberto em Luxor pelo americano Edwin Smith em 1862 descreve, em 17 páginas, a anatomia e os tratamentos médicos preconizados à época. Esse papiro foi escrito aproximadamente 16 séculos antes de Cristo, provavelmente por Imhotep, um arquiteto, médico e sacerdote que ocupava um posto alto na hierarquia.[55] Hipócrates, outros gregos e, mais tarde, Cláudio Galeno estudaram no templo de Amenófis III e reconheceram a contribuição da medicina egípcia para a medicina grega.

No final do século XIX, a saúde pública foi fortemente impactada pelo desenvolvimento científico e pelo que a História registra como a revolução pasteuriana. O microscópio, um instrumento que foi se desenvolvendo lentamente entre os séculos XVI e XVII, mas até então não muito valorizado, foi utilizado por Louis Pasteur para observar estruturas que o olho humano não podia enxergar. Pasteur começou a ver micróbios e logo revelava ao mundo a existência desses microrganismos que poderiam causar doenças. Sua "Teoria do Germe" ou "Teoria Microbiológica da Doença" teve efeitos profundos na teoria e na prática da medicina e da saúde pública em todo o mundo. Com essa descoberta, abriram-se as possibilidades de produzir os soros e as vacinas que conhecemos hoje. Foi uma revolução porque, pela primeira vez, fatores etiológicos até então desconhecidos estavam sendo identificados, abrindo-se infinitas possibilidades de prevenir doenças e curar doentes. Pasteur desenvolveu experimentos que comprovaram que um novo ser vivo só pode ter origem em outro ser vivo, jamais resultando de matéria inerte, criou a primeira vacina contra a raiva e inventou o processo conhecido como "pasteurização", um método para impedir a deterioração de leite, vinho e outros produtos. Juntamente com Ferdinand Cohn e Robert Koch, Pasteur é reconhecido como fundador da microbiologia, e todos os povos, com justiça, reverenciam sua memória.

Na segunda metade do século XIX, nascia em Londres o que hoje chamamos de epidemiologia, uma das áreas básicas de conhecimentos

---

[55] BREASTED, J. H. *The Edwin Smith Surgical Papyrus*. Chicago: The University of Chicago Press, 1930.

e práticas da saúde pública. Com o estudo pioneiro do cólera, o médico inglês John Snow, que viveu entre 1813 e 1858, entrou para a história sem conhecer o vibrião colérico nem empregar alguma estatística, como as utilizadas atualmente, para testar associação ou correlação. Apenas contando o número de casos de cólera e mapeando sua ocorrência no território da cidade de Londres, Snow logrou um feito ao identificar na água de abastecimento público a fonte do mal. O resultado desse olhar contábil sobre a população valia-se de uma ciência que, então, começava a emergir: a estatística. O termo "estatística" é de origem alemã, *Statistik*, e deriva de *Staat*, "Estado".

No âmbito social, o desenvolvimento da estatística coincidiu com o surgimento de um Estado forte, centralizado. A estatística teve boa acolhida na Inglaterra, onde vigorava a ideia, celebrizada em um ditado atribuído ao Lord Kelvin, segundo o qual tudo que é verdadeiro pode ser expresso em números. Na verdade, métodos numéricos no estudo da sociedade, aí incluída a situação de saúde, haviam sido introduzidos já no século XVII por William Petty, um médico e rico proprietário rural que realizava estudos do que denominava de "anatomia política", coletando dados sobre população, educação, produção e, também, doenças. Outro inglês, John Graunt realizou, também no século XVII, os primeiros estudos analíticos de estatística vital com base em dados de óbitos, identificando diferenças na mortalidade de diferentes grupos populacionais e correlacionando-as com o sexo e o lugar de residência dos mortos.

No âmbito da biologia, a estatística seria também a base do método utilizado pioneiramente em 1866 por Gregor Johann Mendel, botânico austríaco, para revolucionar essa área de conhecimento. Embora o reconhecimento do pioneirismo de Mendel tenha ocorrido apenas no início do século XX, algumas décadas após a sua morte, suas formulações sobre os padrões genéticos da hereditariedade, hoje conhecidas como as leis de Mendel, instituíram uma mudança paradigmática na biologia, possibilitando compreender, em outras bases, conhecimentos milenares da humanidade sobre o melhoramento de plantas e animais por meio de cruzamentos seletivos. A contribuição de Mendel foi decisiva para tudo o que se seguiu nesse campo, como o conceito de gene, a descoberta do código genético, as ferramentas de clonagem, a compreensão do papel da mutação para a variação de espécies, a genômica e a engenharia genética, entre tantos outros aspectos de interesse da saúde pública contemporânea.

Em 1826, Louis René Villermé, um médico francês, publicou um relatório analisando a mortalidade nos diferentes bairros de Paris, concluindo que ela era condicionada, sobretudo, pelo nível de renda. Também na Inglaterra, berço da Revolução Industrial, surgiram estudos desse tipo, pois foi naquele país que se faziam sentir com mais força os efeitos da urbanização sobre a saúde, sobretudo a do proletariado. Foi a constatação dessa situação que inspirou Friedrich Engels a realizar o estudo clássico denominado *A situação da classe trabalhadora na Inglaterra*. William Farr, um médico, e Edwin Chadwick, um advogado, realizaram estudos que tiveram grande impacto na Inglaterra, levando o Parlamento a promulgar, em 1848, uma lei *(Public Health Act)* criando uma Diretoria Geral de Saúde encarregada de propor medidas de saúde pública e de recrutar médicos sanitaristas. Esta lei é reconhecida como o marco oficial da moderna saúde pública na Grã-Bretanha.

Na Alemanha, ainda no século XVIII, Johann Peter Frank havia proposto a intervenção do Estado na área de saúde pública, o que viria a ser conhecido como polícia médica ou sanitária.

A saúde pública se consolidava como um instrumento para combater epidemias e pandemias, mas, também, como um poderoso recurso à disposição do Estado para fazer o controle social de pessoas, grupos, comunidades e populações em um contexto histórico de crescente valorização, tanto social quanto economicamente, da ciência. E a saúde pública precisava desse tipo de suporte e o buscava para as ações e intervenções que promovia: queria colocar a ciência no comando. Mas isso não seria, e ainda hoje não é, nada fácil.

5
Revolta da Vacina, Estado e direitos

Junta Vacínica da Corte

A chegada da Família Real ao Brasil, em 1808, pôs um fim, formalizado em 1815, ao período colonial e requereu instaurar uma nova institucionalidade, que moldaria por muito tempo o nosso Estado nacional. As menções à criação, naquele período, do Banco do Brasil e dos Correios são apenas exemplos de reconhecimento imediato por todos, ainda hoje. Mas a liberação da manufatura, das atividades tipográficas, possibilitando a impressão de livros e jornais, e a abertura dos portos "às nações amigas" foram decisões de enorme impacto sobre a vida nacional naquele contexto.

Mas havia que se criar, também, instituições com a missão de cuidar da saúde da população e de prevenir e controlar epidemias, pois a febre amarela, a malária, a peste bubônica, a varíola, entre outras seguiam matando aos milhares, no litoral e no sertão. Logo foram autorizados o funcionamento de cursos de formação médico-cirúrgica na Bahia e no Rio de Janeiro, criados os cargos de físico-mor, cirurgião-mor e provedor-mor da saúde, criada a Botica Real Militar anexa ao Hospital Militar e da Marinha e constituída a Junta Vacínica do Império.

As circunstâncias políticas e pessoais que levaram Dom João VI a assumir em 1792, como príncipe-regente, o reino de Portugal, fugir em 1807 para o Brasil – escapando das tropas de Napoleão Bonaparte que marchavam sobre Lisboa, Porto e todo o país – e ser coroado, no Rio de Janeiro, em 1816, Imperador do Reino Unido de Portugal, Brasil e Algarves, regressar a Lisboa em 1821 e ser assassinado por envenenamento com arsênico em 1826 são sobejamente conhecidas. Sabe-se, também, que Dom João VI não alimentava expectativas quanto à titularidade da Coroa portuguesa, pois Dom José de Bragança, seu irmão mais velho, era o herdeiro. Porém, com a morte de Dom José, aos 27 anos, em 1788, Dom João VI ascendeu ao trono português.[56]

O que não é tão conhecido é o fato de que a varíola ceifou, em Lisboa, a vida de Dom José de Bragança, fato que jamais sairia da memória de Dom João VI.

É compreensível, portanto, que, no contexto daquelas transformações institucionais advindas da transferência da Corte para o Brasil, tenha sido criada, por decreto em 4 de abril de 1811, a Junta da Instituição Vacínica da Corte, sob a inspeção do físico-mor e do intendente-geral de Polícia, com a missão de promover a "vacinação jenneriana na cidade do Rio de Janeiro" e fornecer a "linfa vacínica para as províncias". Com a descoberta da vacina antivariólica em 1778, a técnica de variolização que era utilizada na Europa desde o século XVI foi sendo, pouco a pouco, substituída.[57]

No início do século XVIII, a prática de inocular crianças com o vírus vivo da varíola, comum na China e no Oriente Médio, começou a ser reproduzida, inicialmente, na Inglaterra e, logo depois, em outros países da Europa. Conta-se que, para convencer os seus concidadãos, a própria família real inglesa foi inoculada publicamente. Recolhia-se pus de pústulas e, com algodão, introduzia-se numa pequena incisão. Com essa ação, a mortalidade por varíola, que era de quase 40%, caía para apenas 1%.

---

[56] GOMES, L. *1808: como uma rainha louca, um príncipe medroso e uma corte corrupta enganaram Napoleão e mudaram a história de Portugal e do Brasil*. São Paulo: Editora Planeta do Brasil, 2007.

[57] ARQUIVO NACIONAL. Junta da Instituição Vacínica da Corte (on-line). MAPA – Memória da Administração Pública Brasileira. Disponível em: <https://bit.ly/3Bm2OPc>. Acesso em: 25 set. 2021.

Edward Jenner observou no interior da Inglaterra, em 1796, que as mulheres que retiravam o leite das vacas não contraíam varíola, e estudou o assunto. Testou a hipótese de que elas desenvolviam a imunidade porque eram infectadas pelo vírus *Vaccínia*, que causa a varíola em vacas. Sabe-se, atualmente, que há algumas semelhanças entre as estruturas do vírus *Vaccínia* (*cowpox*) e as do *Orthopoxvirus variolae* (*smallpox*), que causa a varíola em humanos. A imunidade seria adquirida pelas mulheres porque elas desenvolviam formas brandas de varíola bovina, não letal para humanos, e essa aquisição as imunizava contra o *Orthopoxvirus variolae*. Jenner retirou, de mãos humanas, material (pus) de lesões causadas pelo vírus *Vaccínia* (*cowpox*) e inoculou-o em uma criança de 8 anos de idade. Meses depois, ele inoculou no braço daquela criança material oriundo de uma lesão de varíola humana (*smallpox*), mas a criança não desenvolveu a doença. Após outras tentativas bem-sucedidas, Jenner publicou, em 1798, um artigo relatando seus resultados. Ele não tinha, ao seu tempo, conhecimentos sobre os detalhes das estruturas dos diferentes vírus (*cowpox* e *smallpox*) e sequer sabia do que se tratavam os vírus, desconhecidos da humanidade até então, fato que seria descrito apenas em 1939. Mas Edward Jenner marcou a história com seu experimento, sendo com justiça reconhecido como o inventor da vacina, fato que iria revolucionar a saúde pública na Inglaterra e em todo o mundo. O termo *vacina* é derivado da palavra latina *vacca* e é, hoje, amplamente difundido.[58] Contemporaneamente, registre-se, embora o *smallpox* não circule entre populações humanas, sendo mantido sob estrita segurança sanitária apenas em laboratórios de pesquisas credenciados pela Organização Mundial da Saúde (OMS), o vírus *Vaccínia* segue infectando vacas, ainda que em áreas restritas do planeta, sendo duas delas a Índia e o Brasil.

Dois séculos depois, na segunda década do século XXI, o Brasil teria no Programa Nacional de Imunizações (PNI) um dos seus orgulhos nacionais em saúde, chamando a atenção de especialistas estrangeiros

---

[58] BAXBY, D. Edward Jenner's Inquiry; A Bicentenary Analysis. *Vaccine*, v. 17, n. 4. p. 301-307, 1999. Disponível em: <https://bit.ly/3BppXAl>. Acesso em: 1 jan. 2022.

para as tecnologias administrativas empregadas ao longo do vasto e complexo território brasileiro, com exigências logísticas singulares e a combinação de atividades programáticas rotineiras com campanhas massivas que mobilizam amplos setores nas diferentes localidades e comunidades do país. O resultado, bem conhecido, confere ao PNI um grau geralmente elevado de cobertura vacinal para várias enfermidades que, em muitas situações, supera os registrados nos Estados Unidos e em vários países da Europa ocidental. Produzidas no Brasil ou importadas, são aplicadas todas as vacinas recomendadas pela OMS. São aplicadas, anualmente, mais de 300 milhões de doses de vacinas, imunizando contra mais de duas dezenas de doenças em diversas faixas etárias. O sucesso do PNI deve ser creditado a múltiplos fatores, mas é inegável que a gratuidade das vacinas é um fator decisivo para que o programa seja bem-sucedido.[59]

A varíola foi a primeira doença erradicada pelo homem, graças a uma intensa campanha de vacinação em todo o mundo. Sua erradicação foi anunciada em 1980 pela OMS. Sem a vacina, não teria sido possível erradicar a doença.

A contribuição brasileira para a erradicação da varíola teve a participação estratégica de um sanitarista brasileiro pouco conhecido, ainda que ele tenha recebido muitos prêmios e condecorações em diferentes países e popularizado o que costumava chamar de "gotinha da vida". Trata-se de Ciro Carlos Araújo de Quadros. Médico e epidemiologista, o gaúcho Ciro de Quadros ajudou a OMS a organizar, em escala planetária, a campanha que levou à erradicação da varíola. Ele se dedicou também ao trabalho epidemiológico de campo, com atuação por vários anos, nos anos 1970, na Etiópia. Levava a experiência adquirida no controle da poliomielite nas Américas, tendo sido bem-sucedido mesmo enfrentando enormes dificuldades, inclusive conflitos armados, em El Salvador, Nicarágua e Peru. O Dr. Akira Homma, assessor científico do Instituto de Tecnologia em Imunobiológicos (Bio-Manguinhos) da Fiocruz, conta que, "em 2014, cinco semanas antes do seu falecimento,

---

[59] NARVAI, P. C. Carta a Osvaldo Cruz. *A Terra é redonda*, 26 out. 2020. Disponível em: <https://bit.ly/3BrtL43>. Acesso em: 1 jan. 2022.

foi nomeado 'Herói da Saúde Pública das Américas' em reconhecimento aos extraordinários serviços prestados à Saúde Pública mundial". Ministrou aulas nas universidades de Cleveland, George Washington, Berkeley e Harvard, dentre outras estadunidenses, foi pesquisador da Fiocruz e com seu trabalho no Ministério da Saúde do Brasil contribuiu para criar as bases do nosso PNI.[60]

Revolta da Vacina

O episódio conhecido como "Revolta da Vacina", ocorrido no Rio de Janeiro em novembro de 1904, é, provavelmente, o fato mais significativo da história da saúde pública no Brasil. É, sobretudo, um exemplo de até onde podem chegar os conflitos decorrentes de choques culturais.

Oswaldo Cruz, que um ano antes, em 1903, tinha sido nomeado Diretor Geral de Saúde Pública, recomendou ao Congresso Nacional que aprovasse uma lei tornando obrigatória a vacina contra a varíola.

Os debates foram acalorados.

Ruy Barbosa, com posições liberais e, portanto, contra uma lei que autorizava o Estado a interferir na vida do cidadão, argumentava que

> [...] não tem nome, na categoria dos crimes do poder, a temeridade, a violência, a tirania, a que ele se aventura, expondo-se, voluntariamente, obstinadamente, a me envenenar, com a introdução, no meu sangue, de um vírus, em cuja influência existem os mais bem fundados receios de que seja condutora da moléstia, ou da morte.[61]

A lei foi aprovada em 31 de outubro de 1904, mas sua execução desestabilizou politicamente o governo de Rodrigues Alves, que decretou

---

[60] NARVAI, P. C. E a Medalha Oswaldo Cruz vai para... quem?. *A Terra é redonda*, 8 ago. 2021. Disponível em: <https://bit.ly/3Jwz8C4>. Acesso em: 1 jan. 2022.

[61] BARBOSA, Rui. *Obras completas de Rui Barbosa: discursos parlamentares. Volume XXXI: 1904. Tomo I*. Rio de Janeiro: Ministério da Educação e Saúde, 1952. p. 47-48.

estado de sítio em 16 de novembro, como um recurso extremo para restabelecer a ordem.

Oswaldo Cruz comandou a execução da lei com mão de ferro. Historiadores registram que, em alguns casos, os agentes sanitários invadiam as casas e vacinavam as pessoas à força. Como boa parte das pessoas não sabia o que era uma vacina, havia temores quanto aos seus efeitos.

O modo de agir autoritário e violento dos agentes do Estado desencadeou a revolta e a resposta popular, igualmente violentas. Ruy Barbosa se opunha dizendo, em discurso no Senado em 16 de novembro de 1904, que "a lei da vacina obrigatória é uma lei morta [...]. Assim como o direito veda ao poder humano invadir-nos a consciência, assim lhe veda transpor-nos a epiderme".[62] Os descontentes se rebelaram e reagiram entre os dias 10 e 16 de novembro. O governo recuou e suspendeu a execução da lei. A Revolta da Vacina resultou em 30 mortos e 110 feridos. Centenas de pessoas foram presas, e muitas delas, como punição, enviadas para o Acre.

Saúde, indivíduo, Estado

No Brasil, como em outros países, as tensões entre o Estado, que supostamente age em nome do interesse público nas questões de saúde, e o indivíduo, que não aceita que sua liberdade seja cerceada por autoridades públicas, senão em situações previstas em lei, produzem efeitos sobre a prevenção e o controle de doenças.

Um episódio contemporâneo que ilustra bem esse tipo de tensão refere-se à dengue e às ações para evitá-la, que implicam adentrar e fiscalizar as condições de propriedades privadas. Ora o Estado é chamado a agir, ora é acusado de violar liberdades individuais.

Os seres humanos são gregários. Isolado de seus semelhantes, um ser humano perde suas características humanas. Fenece ou se reduz à dimensão apenas biológica do animal que também é. Por gregário, o ser humano é ser social e, portanto, cultural, sendo o isolamento prolongado um fator determinante de importantes complicações psicológicas.

---

[62] *Idem*, p. 44 e 46.

É bem conhecida a história de Kaspar Hauser, nome que em 1828 os habitantes de Nuremberg, na Alemanha, deram a um jovem de aproximadamente 20 anos que soldados abandonaram na praça do mercado. Ninguém o conhecia nem sabia de onde ele vinha. Nenhum parente reclamou seu desaparecimento ou procurou por ele. Na praça do mercado, fizeram uma roda em torno dele para observá-lo. Não sabia falar uma palavra, não formava frases, não conseguia se comunicar. Foi descrito como um jovem com roupas de camponês que estava ali parado numa postura muito estranha e que, desnorteado, tentava mover-se para a frente, inteiramente descuidado, parecendo um bêbado, sem erguer-se direito e sem conseguir controlar seus pés. Quase demente ao ser encontrado, o jovem trazia uma carta endereçada "ao excelentíssimo senhor capitão" de um determinado regimento militar. Levado ao posto policial, mostrou-se incapaz de dar informações sobre si próprio: nem seu nome, nem de onde vinha, nem sua profissão. Indagado sobre algo, respondia com palavras e frases sem nexo, mais gaguejadas que faladas. E, frequentemente, soltava um *woas nit* ("não sei", em dialeto bávaro).[63]

Soube-se, posteriormente, que Kaspar Hauser fora vítima do isolamento social, pois teria vivido num cativeiro, numa cela ou masmorra na zona rural de Mittelfranken, sem qualquer contato físico ou verbal com nenhum outro ser humano. Apesar dessa trajetória, que marcara suas duas primeiras décadas de vida e que teria influência decisiva nela, Kaspar Hauser demonstrara interesse e capacidade de aprender. Transferido para a vizinha Anspach, em apenas quatro anos, tendo tido acesso à melhor instrução escolar da época e a um apoio especializado, absorveu com êxito os ensinamentos, demonstrou talento para a poesia e aprendeu música.

Cinco anos depois de ser encontrado na praça do mercado de Nuremberg, Kaspar Hauser saiu do instituto que o abrigava para passear em Anspach, em 14 de dezembro de 1833. Nunca se soube por qual motivo, mas ele foi esfaqueado no peito por um desconhecido e morreu três dias depois. No local do seu assassinato, foi posta uma placa

---

[63] NÜRNBERGER, N. 1833: Kaspar Hauser assassinado. *UOL Notícias*, 17 dez. 2018. Disponível em: <https://bit.ly/3uQKkoK>. Acesso em: 1 jan. 2022.

onde se lê: "*Hic occultus occulto occisus est*", "Aqui um ser misterioso foi assassinado misteriosamente".

Sua história, dramática, deu origem a várias obras literárias, peças teatrais e ao filme *O Enigma de Kaspar Hauser* (*Jeder für sich und Gott gegen alle*, em alemão; "Cada um por si e Deus contra todos", na tradução literal), dirigido por Werner Herzog e lançado mundialmente em 1974.[64]

O drama de Kaspar Hauser e de vários outros episódios similares confirma o ditado popular que assegura que "ninguém vive sozinho". O verbo, nessa afirmação, requer uma intepretação radical do seu significado.

Viver em sociedade requer interação, fundamento do seu desenvolvimento cognitivo decorrente da interação social entre duas ou mais pessoas que trocam experiências e, ao fazê-lo, criam conhecimentos. Para Vygotsky, "na ausência do outro, o homem não se constrói homem", "o saber que não vem da experiência não é realmente saber", "o caminho do objeto até a criança e desta até o objeto passa por outra pessoa".[65]

Mas, além da dimensão cultural a que remete a história de Kaspar Hauser e similares, também na dimensão meramente biológica do viver em sociedade, do agrupamento humano decorrem efeitos que podem se transformar em causas com impacto sobre a saúde de cada um e, simultaneamente, de todos. Os conceitos epidemiológicos de contágio e transmissão e a definição imunológica de imunidade, tanto a natural quanto a adquirida, constituem fundamentos para a compreensão desses efeitos, seja compreendendo-os como agentes etiológicos, os causadores de doenças, seja como fatores de proteção contra micro-organismos em geral. É por essas razões que a saúde de um indivíduo vivendo em sociedade interessa a todos os demais. Ninguém está só. Ninguém pode ser abandonado à própria sorte.

Admitir isso é quase impossível para quem, por qualquer motivo, se sente acima de tudo e todos. Mas a maioria das pessoas convive bem com essa ideia. A dificuldade principal consiste em como desenvolver

---

[64] SACHETE, A. dos S.; BRISOLARA, V. S. Análise vigoskyana do filme *O Enigma de Kaspar Hauser*. *Signo*, v. 38, n. 65, p. 114-124, 2013.

[65] SACHETE, 2013, p. 115.

ações, com base nessa condição da vida das pessoas em sociedade, que sejam aceitas por todos.

O Estado contemporâneo, que age por meio de instituições que o representam, de autoridades constituídas e de profissionais que atuam em diferentes setores de atividades, é o ente reconhecido como competente para esse fim. Mas o Estado, sob diferentes circunstâncias e condições, é constituído por seres humanos e, portanto, precisa dispor de recursos e instrumentos de várias ordens para, ao agir, proteger a todos e a cada um sem violar direitos individuais. É justamente nisso que as coisas podem se complicar.

O episódio da "Revolta da Vacina" é revelador de limites que o Estado não deveria ter ultrapassado. Mas o que dizer de uma situação oposta, em que as pessoas querem vacinas e o Estado se nega a fornecê-las, quando não há restrições científico-tecnológicas ou financeiras relevantes que justifiquem a omissão? Poderia o Estado colocar em risco a saúde de todos, ao permitir que micro-organismos circulem entre a população sem serem contidos, quando há possibilidade de fazê-lo por meio de ações sobre indivíduos? Até onde o Estado pode ir e qual é o limite para a sua ação?

Estas não são questões simples nem de fácil resolução, pois admite-se que o Estado deve agir, mas não há unanimidade quanto aos limites dessas ações.

Tal foi o caso, no Brasil, na pandemia de covid-19 que assolou o mundo e, de modo particularmente cruel, países como o Brasil, com mais de 22 milhões de casos e mais de 600 mil mortes. O governo, agindo em nome do Estado brasileiro, adotou uma estratégia caracterizada, em um primeiro momento, pela negação da gravidade da pandemia.[66] Frente à inexorabilidade do avanço dos casos e das mortes, e com o advento de vacinas, negou-se inicialmente a comprar os imunizantes. Porém, pressionado pela população e pela imprensa e temendo a eclosão de uma revolta pela vacina, comprou imunizantes, embora em quantidade insuficiente para atender a todos, e os distribuiu de modo

---

[66] NARVAI, 2020b.

precário entre os estados, utilizando a logística para impulsionar o que se passou a chamar de "federalismo de confronto", violando seguidamente o pacto federativo para perseguir estados governados pela oposição ao seu governo.[67] Em várias cidades brasileiras, pessoas com idade avançada foram expostas, em filas ultrajantes, durante horas e por vários dias, a intempéries e ao risco de contágio. Além disso, representantes do Estado brasileiro, tendo à frente o próprio presidente da República e até mesmo um de seus ministros da saúde, alegaram não serem as vacinas efetivas nem seguras. E assim foi reiterado o posicionamento que perdurou durante toda a evolução da pandemia no Brasil: o de que vacinas não são obrigatórias.[68] Com o desenvolvimento de uma vacina para a população infantil e em plena ascensão da onda pandêmica provocada pela variante ômicron, cuja elevada transmissibilidade foi logo identificada, o governo protelou o quanto pôde a compra e a disponibilidade das vacinas, chegando ao cúmulo de pretender exigir receita médica para a vacinação de crianças – o que foi veementemente rejeitado pela comunidade científica.

O posicionamento contrário à obrigatoriedade da vacina encontra fundamento no direito à integridade corporal do indivíduo e ao dever do Estado de não a violar. Mesmo agentes do Estado, ou seja, servidores públicos que, em seu trabalho profissional, atuam em nome do Estado não estariam obrigados a se vacinar. Mas, nesta situação, há conflito entre o direito de uma pessoa, enquanto cidadã, de não se vacinar e o dever de uma pessoa que age representando o Estado de não colocar em risco a saúde pública – o que, comprovadamente, ocorre quando se trata de doenças transmissíveis como a covid-19. O mesmo indivíduo que enquanto cidadão exerce um papel social, enquanto representante do Estado exerce outro. Não há, eticamente, outra solução que não seja a de renunciar a ser um agente público, pois a uma pessoa que representa o Estado não está dado o direito

---

[67] NARVAI, P. C. O mito da competência. *A Terra é redonda*, 14 mar. 2021. Disponível em: <https://bit.ly/33mxZ0f>. Acesso em: 1 jan. 2022.

[68] NARVAI, P. C. Queiroga, o antivacinista fake. *A Terra é redonda*, 19 set. 2021. Disponível em: <https://bit.ly/33ofdpt>. Acesso em: 1 jan. 2022.

de colocar em risco a vida de cidadãos. Não pode matar, nem potencialmente fazê-lo.

De modo geral, predomina na maioria dos países, pelo menos no plano legal, o princípio da inviolabilidade corpórea, embora em muitos países haja obrigatoriedade de vacinação, sobretudo para populações infantis. Resta, portanto, a cada pessoa formar sua opinião sobre o assunto e decidir com base em pressupostos éticos que queira considerar para si e seus dependentes.

Nunca é fácil decidir sobre essas coisas, mas as dificuldades são menores para enfermidades com baixa transmissibilidade e, sobretudo, baixa letalidade. No caso da covid-19, embora o coronavírus SARS-CoV-2 tenha transmissibilidade alta, a letalidade é, proporcionalmente, baixa, pois cerca de 80% dos que o adquirem não desenvolvem a doença e, dentre os que adoecem, mais de 15% se recuperam espontaneamente.[69] Mas tudo muda quando a letalidade é alta, situação em que praticamente todas as pessoas que contraem a doença morrem por não haver um tratamento medicamentoso eficaz ou que resolva todos os casos.

Como você reagiria a uma epidemia de varíola se a doença ressurgisse por algum motivo? Ou ao coronavírus SARS-CoV-2, se este apresentasse características opostas às que efetivamente tem e matasse cerca de 80% dos que o contraíssem? Ou mesmo a algum outro vírus ou bactéria que apresentasse alta letalidade e matasse na maioria dos casos e para o/a qual houvesse vacina eficaz? Pressionaria o Estado para tornar obrigatória a vacinação ou adotaria o princípio da inviolabilidade corporal?

---

[69] NARVAI, 2020a.

6
Saúde pública e medicina previdenciária

Brás Cubas e a Santa Casa de Santos

A busca por ouro, prata e pedras preciosas trouxe, desde os primeiros anos do século XVI, muitos estrangeiros, notadamente portugueses, espanhóis e franceses, à região hoje identificada como litoral paulista. Temendo perder o território recém-conquistado e o saque de suas riquezas, o reino de Portugal tratou de organizar sua defesa, administração e exploração. A principal estratégia adotada com essa finalidade foi a concessão de capitanias hereditárias, mas quando isso aconteceu já se haviam passado três décadas e todo tipo de gente tinha começado a se instalar na costa brasileira.[70] Martim Afonso de Sousa chegou ao Brasil em 1531. Aportou na Bahia e percorreu todo o litoral até a foz do rio da Prata. Sobreviveu a um naufrágio naquela região e, em janeiro de 1532, aportou em São Vicente acompanhado de cerca de quatrocentos colonos e tripulantes. Dois anos depois, assumiu o controle da capitania de São Vicente, uma das quinze criadas em 1534 por Dom João III, rei de Portugal.

Em São Vicente, Martim Afonso mandou plantar cana e produzir açúcar, atividade de que se incumbiu Brás Cubas, um dos portugueses

---

[70] BUENO, E. *Náufragos, traficantes e degredados: as primeiras expedições ao Brasil.* Rio de Janeiro: Estação Brasil, 2019.

que chegaram com ele. Cubas recebeu sesmarias em 1536, organizou a extração de pau-brasil, desenvolveu a agricultura da cana e montou um engenho para produção de açúcar. Rapidamente se tornou o maior proprietário de terras da região, tendo fundado em 1543 um porto, uma capela e o segundo hospital do Brasil, a Santa Casa de Misericórdia de Todos os Santos – o primeiro hospital foi a Santa Casa de Misericórdia de Olinda, na Capitania de Pernambuco. Existente ainda hoje, a Santa Casa de Santos é o hospital mais antigo do país, criado com a missão de abrigar doentes dos navios que chegavam da metrópole. Na Capitania de São Vicente, o nome do hospital teria dado origem, no século XVI, ao nome da vila do porto de Santos, que se estruturou a partir do porto, da capela e do hospital.

Antes que, no século XIX, a cultura do café assumisse papel central na economia regional – mais do que o açúcar, que fazia florescer a Capitania de Pernambuco –, o ouro, a prata e as pedras preciosas faziam a riqueza e mobilizavam pessoas e recursos na capitania de Martim Afonso, explorados numa vasta área que ia de Potosí, na Bolívia, à região do rio da Prata, se estendia até o norte de Goiás e a atual Rondônia e chegava ao sul da Bahia.

Desde a chegada dos portugueses, as ações do que hoje se considera saúde pública basearam-se nas explicações predominantes sobre as doenças e epidemias e o que se deveria fazer para enfrentá-las. O que se reconhece hoje como bases científicas das práticas de saúde tardaram a chegar e, ainda atualmente, há resistências em aceitá-las. Tais processos de rejeição assumem formas variadas e atravessam toda a sociedade, não sendo, portanto, significativamente afetados por posições na estratificação socioeconômica.

No período colonial, as mudanças relacionadas às doenças e ao que fazer com elas foram muito lentas, com as decisões institucionais mais relevantes sendo tomadas em Portugal. No território colonial brasileiro, as enfermidades seguiam seu curso, e os primeiros hospitais cumpriam o papel de confortar enfermos em seus últimos dias, não tendo um maior significado terapêutico, como era dado a esse tipo de estabelecimento em todo o mundo, até praticamente o final do século XIX.

As práticas sanitárias decorrentes de orientações do Estado se relacionavam ao provimento de água, a ações de saneamento e a autorizações para o exercício de profissões de saúde.

Saúde no Império

A vinda da Corte para o Brasil, em 1808, desencadeou mudanças que atingiram a área da saúde. A criação dos cursos de medicina na Bahia e no Rio de Janeiro induziu o aumento das regulamentações e controles sobre o exercício profissional, e as atividades fabris e portuárias desencadearam demandas ao poder público relacionadas com epidemias e como enfrentá-las, de modo a não prejudicar a produção e o comércio. Começou-se a criar instituições que, a exemplo da Junta Vacínica da Corte, deveriam se ocupar desses novos problemas. Em 1809, foi criada, por um decreto de 28 de julho, a Provedoria-mor de Saúde da Corte e Estado do Brasil, com a missão de controlar epidemias e fazer a inspeção sanitária dos portos. Mas, em 1828, foi aprovada a denominada "Lei de 1º de Outubro", que redefiniu competências e dividiu responsabilidades entre o governo central, as províncias e as municipalidades na administração dos negócios referentes à saúde da população e à salubridade das cidades, conferindo poderes às câmaras municipais e atribuindo-lhes, entre outras, a inspeção sobre a saúde, a vacinação, a higiene e a fiscalização dos produtos comestíveis destinados ao consumo público. À Inspeção de Saúde dos Portos cabia verificar o estado sanitário das embarcações e decidir se estavam desimpedidas ou deveriam guardar quarentena.

As epidemias grassavam e atingiam a cidade do Rio de Janeiro, então a maior cidade do país, sede da Corte. Após uma epidemia de febre amarela, no verão da virada do ano 1849 para 1850 foi criada a Junta de Higiene Pública, com a finalidade de propor as medidas necessárias à salubridade pública e, dotada de recursos financeiros para cumprir sua missão, manter o governo informado sobre eventos similares (Decreto 598, de 14 de setembro de 1850). No ano seguinte, a denominação Junta de Higiene Pública foi alterada para Junta Central de Higiene, que assumiu novas atribuições de saúde pública, como a vacinação, o exercício da medicina, a fiscalização das boticas, a polícia sanitária, a inspeção das bebidas e gêneros alimentícios e de saúde nos portos. Nas províncias, foram criadas instituições de natureza similar, retirando tais competências das câmaras municipais.[71]

A decisão institucional mais significativa sobre saúde tomada nos últimos anos do Império foi a extinção da Junta Central de Higiene Pública e de seus órgãos subordinados, incluindo o Instituto Vacínico do Império, em que se havia transformado, em 1846, a Junta Vacínica da Corte, e a criação, em 1886, da Inspetoria-Geral de Higiene, responsável pelas atividades de propagação da vacina e da Inspetoria-Geral de Saúde dos Portos.

Nomeado pelo imperador Dom Pedro II, o médico Bento Gonçalves Cruz integrava a Junta Central de Higiene quando ela foi transformada em Inspetoria-Geral de Higiene. Após a Proclamação da República, foi nomeado, em 1890, ajudante do chefe daquele órgão e, dois anos depois, assumiu o cargo de inspetor geral. Permaneceu no cargo, porém, por apenas alguns meses. Acometido de um grave problema renal, morreria jovem, com apenas 47 anos, no dia 8 de novembro de 1892. Coincidentemente, no mesmo dia em que seu filho se formava médico. Seu filho se chamava Oswaldo. Oswaldo Cruz.

Oswaldo Cruz, campanhismo e higienismo

Oswaldo Cruz foi para a França e, durante três anos, entre 1896 e 1899, estagiou no Instituto Pasteur sob a orientação de Pierre Paul Émile Roux, um dos mais próximos colaboradores de Louis Pasteur, cofundador do instituto e descobridor do soro contra a difteria. Cruz retornou ao Brasil com a convicção de que a teoria do germe era a base científica que deveria orientar todas as ações de saúde pública e moldar a nova institucionalidade requerida para o país. Fundou, em 1900, o

---

[71] ARQUIVO NACIONAL. Junta da Instituição Vacínica da Corte (on-line). MAPA – Memória da Administração Pública Brasileira. Disponível em: <https://bit.ly/3Bm2OPc>. Acesso em: 25 set. 2021.

Instituto Soroterápico Nacional, com sede no bairro de Manguinhos, no Rio de Janeiro.

O instituto daria origem à Fundação Oswaldo Cruz.

Em 1903, Oswaldo Cruz foi nomeado para a Diretoria Geral de Saúde Pública, subordinada ao então Ministério da Justiça e Negócios do Interior, e logo tratou de constituir um amplo aparato jurídico para dar sustentação às ações que empreenderia nos anos seguintes, com vistas à erradicação da febre amarela, da varíola e de outras doenças. O poder de polícia instituído por Oswaldo Cruz na saúde pública brasileira inaugurou, entre nós, a prática da "Polícia Médica", de inspiração alemã.

O trabalho da saúde pública brasileira no final do século XIX e começo do século XX foi voltado, fundamentalmente, para o saneamento dos portos e à criação de condições ambientais e de saúde que não prejudicassem as exportações, principalmente em Santos e no Rio de Janeiro, mas também em Recife e Salvador.

Naquele contexto, combater a varíola com vacinas, controlar epidemias de cólera e manter sob controle as populações de mosquitos que transmitiam a malária e a febre amarela eram ações de importância sanitária estratégica. As principais ações para isto eram a vacinação obrigatória, a demolição de locais de moradia coletiva considerados insalubres, a remodelação das vias públicas e a fiscalização do comércio de alimentos, e visavam sanear os espaços por onde circulavam as mercadorias, controlando nesses territórios as epidemias que poderiam, de algum modo, comprometer os negócios e prejudicar as exportações.

Esse modelo de intervenção com finalidade sanitária é conhecido como "modelo campanhista", pois era baseado nas chamadas campanhas de saúde pública que adotavam estratégias e táticas militares para lidar com epidemias e endemias, daí derivando o termo "campanha", em uso ainda no presente.

O campanhismo fundamentava suas ações tanto no higienismo, influenciado pelas correntes miasmáticas preocupadas com as condições ambientais que desencadeariam as epidemias, quanto no biologismo, que se apoiava nos conhecimentos microbiológicos para explicar doenças e epidemias e via nos micróbios as causas determinantes das ameaças à saúde da população. Não bastava, acreditavam lideranças como Oswaldo Cruz, Adolpho Lutz, Vital Brazil e Geraldo de Paula Souza, que as pessoas tivessem acesso aos médicos. Era preciso cuidar da higiene pública, promover a educação sanitária das pessoas. A isso deveriam se dedicar os profissionais de saúde pública, os sanitaristas que o país deveria formar. As ideias eugênicas e higienistas sensibilizavam corações e mentes no Brasil da primeira metade do século XX.[72]

As décadas finais do século XIX e as iniciais do século XX foram marcadas pela superação do paradigma miasmático e a afirmação do paradigma microbiológico para a explicação das doenças e epidemias. A teoria microbiológica foi, gradativamente, impondo-se como conhecimento de base científica, verificável e perfectível. Seu desenvolvimento na França, sob a liderança de Louis Pasteur, e sua disseminação pelos países europeus e nos Estados Unidos se articulou com importantes avanços na biologia, sobretudo a superação, em meados do século XX, notadamente após a Segunda Guerra Mundial, da hegemonia eugenista que marcara em todo o mundo, e muito fortemente no Brasil, a crença no aprimoramento biológico dos seres humanos. No final do século XIX, praticamente todo o mundo era eugenista e higienista, pois essa era a concepção predominante.

Medicina previdenciária

O café está na origem da medicina previdenciária brasileira.

A planta que dá origem à bebida é originária do continente africano, mais precisamente das terras altas da Etiópia. No século XV, as sementes atravessaram o golfo de Adem e começaram a ser plantadas no Iêmen, onde a bebida se integrou a rituais religiosos islâmicos, espalhando-se por toda a Península Arábica. No século XVI, as sementes foram levadas para o Egito e a Turquia. Dali para o mundo tudo foi muito rápido, com a intensificação da navegação e das trocas comerciais. De origem "muçulmana", mas abençoada pelo Papa Clemente

---

[72] NARVAI; WALDMAN, 2020 (on-line).

VIII, a bebida foi amplamente difundida na Europa e, nas ondas que o levaram à América, espalhou-se também no que os europeus identificaram como "Novo Mundo". O aumento do consumo elevou preços e estimulou a produção.

Em 1727, autoridades brasileiras enviaram à Guiana Francesa o sargento-mor Francisco de Mello Palheta com a missão de trazer mudas de café para o Brasil. Na região Norte, as mudas foram plantadas inicialmente em Belém. Mas as condições climáticas mais favoráveis à produção estavam na região Sudeste, onde as plantações logo prosperaram e o produto rapidamente se tornou a principal fonte de receitas e divisas externas do país.

As matas da Tijuca, no Rio de Janeiro, foram o ponto inicial a partir do qual as grandes plantações se espalharam pela baixada fluminense e logo à região do vale do rio Paraíba do Sul, nas então províncias do Rio de Janeiro e de São Paulo, onde o solo e o clima eram ainda mais propícios à produção. No século XIX, o café fez do Rio de Janeiro a província mais rica do país e a maior produtora mundial de café. No século XX, essa condição passou ao estado de São Paulo.

Mas a riqueza gerada pelo café não gerava direitos, nem proteção social, nem segurança sanitária para os trabalhadores implicados no ciclo de sua produção e exportação. Lavradores, ferroviários, marítimos, estivadores, bancários, entre outros sequer tinham direito a aposentadorias e pensões. Na enfermidade, ficavam a "ver navios", ou seja, sem qualquer apoio, sem nada. Na morte, a família sequer tinha o consolo de um auxílio para o funeral. Viúva e filhos não recebiam pensão.

No começo do século XX, os trabalhadores, principalmente os vinculados à indústria nascente, mas notadamente os vinculados aos setores estratégicos da produção e exportação de café e açúcar, como os ferroviários, bancários e marítimos, organizavam-se e pressionavam por direitos e proteção social. O café, que se expandira por uma vasta região no Sudeste a partir do vale do Paraíba, invadiu todo o estado de São Paulo, inicialmente no leste e, posteriormente, com o apoio de ferroviais que começaram a cortar o estado, por todo o interior, notadamente o oeste paulista. O cultivo do café, cujo produto era exportado pelo porto de Santos, para onde era levado por ferrovias, fazia fortunas e possibilitou a acumulação capitalista que impulsionaria a nascente indústria na macrorregião da capital paulista à custa da mão de obra representada por imigrantes de vários países que acorriam aos empregos ali gerados. Mas o Estado brasileiro era frágil e não proporcionava a proteção social requerida pelos trabalhadores. Estes, organizados sob influência de comunistas e anarquistas vindos da Europa, começaram a organizar as Caixas de Aposentadorias e Pensões (CAP) para assegurar aposentadorias aos trabalhadores e pensões para viúvas e dependentes. Ainda em 1889, meses antes da Proclamação da República, seria criada a CAP dos ferroviários da Central do Brasil. Era um período em que os trabalhadores não tinham direitos e começavam a se organizar sindical e politicamente contra a situação vigente e para conquistar direitos.

A criação das "Caixas", como eram chamadas popularmente as CAP, tinha inspiração na previdência alemã. No século XIX, Otto von Bismarck, o "chanceler de ferro", alegando que os capitalistas e latifundiários precisavam ser salvos deles próprios, de sua ganância que ameaçava sacrificar a mão de obra operária, criou, em 1883, um sistema pioneiro de seguridade social e saúde que viria a ser posteriormente implantado também na França e em outros países. Bismarck financiava a seguridade alemã com recursos das empresas que contribuíam compulsoriamente, que se somavam a recursos alocados pelo próprio Estado e pelos trabalhadores. No Brasil, diferentemente, as "Caixas" eram criadas pelos próprios trabalhadores por meio de entidades sindicais, de modo autônomo. Não demorou muito tempo até que a "mão" do Estado caísse fortemente sobre as "Caixas", cujos fundos financeiros, volumosos e sob controle dos próprios trabalhadores, passaram a ser vistos como ameaças políticas relevantes.

Um projeto de lei, à época denominado decreto legislativo, apresentado pelo deputado Eloy Chaves para regulamentar as "Caixas" foi promulgado em 24 de janeiro de 1923 pelo presidente Artur Bernardes (Decreto legislativo n.º 4.682/1923). Conhecido como "Lei Eloy Chaves", o decreto, posteriormente incorporado à lei orgânica da Previdência Social (Lei 3807, de 26 de agosto de 1960), é o marco regulador do sistema de caixas previdenciárias que a partir de 1923 deixaram de ser organizadas e mantidas pelos próprios trabalhadores e passaram a contar com as contribuições do empregador. Com as CAP, organizadas por empresas, vieram as pressões por assistência médica e à maternidade e infância, o que daria origem à denominada *medicina previdenciária*, restrita aos trabalhadores com emprego formal e seus dependentes.

A chegada de Getúlio Vargas ao poder federal, com a Revolução de 1930, produziu importantes transformações nas instituições do Estado com a centralização e modernização administrativa, sobretudo a partir de 1934. Em 1932, existiam 140 CAP com quase 19 mil segurados ativos, 10.300 aposentados e aproximadamente 8.800 pensionistas.[73] Gradativamente, entre 1933 e 1938, as caixas foram sendo transformadas em Institutos de Aposentadoria e Pensões (IAP), agora organizados por categorias profissionais e não mais por empresa. Os IAP mantiveram a medicina previdenciária, mas as características e condições da assistência que prestavam variavam bastante entre os IAP, com alguns limitando a 30 dias o período de internação (marítimos), e outros cobrando contribuição suplementar para essa finalidade (industriários e transportes de cargas). O IAP dos marítimos fixou um limite orçamentário para a assistência médica, que não poderia exceder 8% da receita do ano anterior daquele IAP.

Anos mais tarde, em 1966, já no período da ditadura civil-militar instaurada em 1964, os IAP deram origem ao INPS, o Instituto Nacional de Previdência Social, que, pondo fim à organização previdenciária por categoria profissional, unificou o sistema e, também, a medicina previdenciária. No âmbito do INPS, foi criado, em 1974, um órgão específico para a saúde: o Instituto de Assistência Médica da Previdência Social (INAMPS), que seria incorporado ao Ministério da Saúde em 1990. O INPS foi extinto em 1990 pela lei 8.029, que criou o Instituto Nacional de Seguridade Social (INSS) como parte do sistema de seguridade social instituído pela Constituição de 1988.

---

[73] FINKELMAN, J. *Caminhos da saúde pública no Brasil*. Rio de Janeiro: Editora Fiocruz, 2002.

Nas primeiras décadas do século XX, as pressões por assistência médica e à maternidade e infância dariam origem também, fora da medicina previdenciária, aos programas de saúde materno-infantil dirigidos à população não assegurada pela nascente Previdência Social. Esses programas se articulariam aos demais "programas de saúde pública" que se ocupavam das chamadas "doenças pestilenciais", persistentes na população brasileira, como cólera, peste bubônica, febre amarela, varíola e as chamadas "doenças de massa", ou seja, as doenças infecciosas e parasitárias, como a tuberculose, a hanseníase e a febre tifoide, entre outras.

Até meados do século XX, a população rural concentrou a maior parte da população brasileira. Apesar disso, era escasso o acesso a cuidados de saúde. Na maior parte do território brasileiro, o cenário era de total abandono institucional. Esse contingente da população lidava com suas necessidades de saúde conseguindo acesso esporádico a hospitais de caridade ou, principalmente, lançando mão de práticas da chamada "medicina tradicional", que se reproduzia nos rincões do território e, também, nas periferias dos centros urbanos desde o período colonial.

Em 2 de março de 1963, como parte das reformas de base, uma das quais a reforma agrária, o presidente João Goulart criou o Fundo de Assistência e Previdência ao Trabalhador Rural (Funrural), integrada ao Estatuto do Trabalhador Rural, instituído pela lei 4.214, que estendeu aos assalariados do campo os direitos dos trabalhadores urbanos: sindicalização, salário mínimo, férias, repouso semanal remunerado, aviso prévio e indenização. A lei dedicou um capítulo à mulher e outro ao menor, protegendo-os. O termo "saúde" aparece sete vezes no Estatuto do Trabalhador Rural. Contudo, sucessivos diplomas legais foram sendo aprovados após o golpe de 1964, e, gradativamente, o Estatuto do Trabalhador Rural se descaracterizou.

Em 1971, porém, a lei complementar 11 criou o programa de assistência ao trabalhador rural (Prorural) e recriou o Fundo de Assistência ao Trabalhador Rural (Funrural) para assegurar recursos ao Prorural.[74] Essa lei estabelecia que o "serviço de saúde" era um "benefício" previdenciário

---

[74] BRASIL. Lei Complementar n.º 11, de 25 de maio de 1971.

dos trabalhadores rurais e seus dependentes, sujeito, contudo, às mesmas restrições impostas aos trabalhadores urbanos.[75]

Saúde pública no Brasil

Em 1916, o Instituto Oswaldo Cruz publicou os cadernos de viagem dos médicos Artur Neiva e Belisário Pena por vários estados do Nordeste e por Goiás, denunciando as péssimas condições de vida no interior do país. O Relatório Neiva-Pena indicou a necessidade e a urgência do que se denominou de "saneamento dos sertões".[76]

O modo de organizar os "programas de saúde pública" motivou, nos anos de 1920 e 1930, as ações de Geraldo Horácio de Paula Souza, que desenvolveu sua formação nos Estados Unidos, onde conquistou o título de doutor em Saúde Pública na Universidade Johns Hopkins, em Baltimore. Paula Souza divergia do modo predominante de organizar as ações de saúde pública baseadas em estruturas que se reproduziam na administração pública com base em tipos de doenças e programas verticais correspondentes comandados pelo governo federal em todo o País. Paula Souza propunha que, ao contrário, as ações de saúde pública deveriam estar unificadas em unidades básicas de saúde, às quais denominou "centros de saúde", que deveriam planejar, organizar e executar todas as ações requeridas em um determinado território para o enfrentamento desses problemas.[77]

Essa concepção seria adotada, a partir dos anos 1940, pelo Serviço Especial de Saúde Pública (SESP). O SESP foi criado no contexto da Segunda Guerra Mundial porque o Brasil foi pressionado pelos Estados Unidos para retomar a produção de borracha no interior da Amazônia

---

[75] BRASIL. Lei federal n.º 5.889/1973. *Diário Oficial da União*, Brasília, DF, 11 out. 1973, p. 5.585.

[76] FONSECA, C. M. O. Trabalhando em saúde pública pelo interior do Brasil: lembranças de uma geração de sanitaristas (1930-1970). *Ciência & Saúde Coletiva*, v. 5, n. 2, p. 393-411, 2000.

[77] VIEIRA, F. B. Eschema da organização sanitária do Estado de São Paulo. *Boletín de la Oficina Sanitaria Panamericana*, v. 15, n. 1, p. 5-13, 1936.

para atender as necessidades de guerra daquele país, pois a importação da produção do sudeste asiático ficara inviável por razões militares. Mas "Amazônia" significava enfrentar a malária, a febre amarela e outros riscos sanitários que precisariam ser combatidos. Daí o acordo, celebrado em 1942, entre os governos aliados para criar o SESP. Em 1960, a lei 3.750 tornou o SESP uma fundação estatal (FSESP), vinculada ao Ministério da Saúde, mas com autonomia financeira e de gestão e, portanto, como órgão federal permanente sem qualquer vinculação internacional. A FSESP foi extinta em 1991 e incorporada à Superintendência de Campanhas da Fundação Nacional de Saúde (FUNASA).[78] A FSESP desenvolveu à época, embora marcada por uma forte centralização e uma grande influência da administração militar, uma rica experiência de planejamento e administração de ações de saúde pública.

A dicotomia entre a medicina previdenciária e a saúde pública marcaria a saúde no Brasil durante praticamente todo o século XX e só seria superada, ainda assim apenas parcialmente, com a criação do Sistema Único de Saúde (SUS) em 1988.

O SUS foi criado para acabar com a dicotomia saúde pública/ medicina previdenciária, assegurando a todos o direito à saúde, mas também para configurar um modelo de intervenção em saúde pública que se contrapusesse tanto ao "campanhismo" que caracterizava as práticas tradicionais de saúde pública quanto ao modelo "liberal-privatista" que marcava fortemente a medicina previdenciária consolidada no INAMPS.

Após o golpe militar de 1964, as instituições moldaram-se aos rumos gerais impostos ao país. No setor saúde não foi diferente. Buscou-se articular o "campanhismo" da saúde pública tradicional com o liberalismo privatista predominante, resultando em um modelo de saúde que se caracterizou pela utilização privada de recursos públicos para consolidar um setor de prestação de serviços de saúde sem controle público e fundado na propriedade privada das organizações com atuação no setor.

---

[78] FINKELMAN, 2002.

Contrapondo-se à reforma de base na saúde proposta pela 3ª CNS, a ditadura civil-militar anunciou, em 1968, o seu plano de reforma nesse setor: o "Plano Leonel Miranda", como ficou conhecido o Plano Nacional de Saúde (PNS).

A ditadura tentou fazer na saúde o que caracterizou seu projeto político em outros setores: apropriou-se do rumo geral das reformas de base de João Goulart, tirando delas o sentido "nacional-popular" e invertendo a relação com o capital estrangeiro. O binômio empresa estatal/empresa privada controlada pela burguesia nacional, como base de um projeto econômico com o objetivo de ampliar o mercado interno, deu lugar, na ditadura, ao trinômio empresa estatal/empresa privada nacional/empresa multinacional, com a empresa estatal exercendo função complementar às empresas privadas, fossem elas nacionais ou multinacionais. Logo foram criadas (Embratel, 1965; Embraer, 1969; Embrapa, 1972; Telesp, 1973; Telerj, 1976) ou reorientadas (BNDES, 1952; Petrobrás, 1953; Eletrobrás, 1961) várias empresas estatais cujas missões eram proporcionar infraestrutura e recursos para fazer crescer a economia. A ideia de desenvolvimento foi esvaziada do sentido político-ideológico vinculado à ruptura da dependência que marcou o "projeto nacional-desenvolvimentista", reduzindo-se a mero crescimento econômico. Se a empresa, estatal ou privada, não estive alinhada ideologicamente com a ditadura, ou se a sua missão fosse concorrente com empresas privadas, nacionais ou multinacionais, ela deveria ser extinta. Essa política levou, por exemplo, à extinção, em 1977, da FNM, a Fábrica Nacional de Motores, popularmente conhecida como "Fenemê", criada por Getúlio Vargas em 1942, e de vários pequenos bancos regionais e estaduais, como resultado da política de concentração do setor bancário. A Panair, que atuava no setor de aviação comercial, foi a empresa privada que, naquele período, de modo mais emblemático, simbolizou a política de destruição de empresas impulsionada pela ditadura por razões político-ideológicas. É do ex-ministro do Planejamento e da Defesa, Delfim Netto, a frase-síntese do projeto da ditadura: "Primeiro, é preciso fazer crescer o bolo para, depois, dividir". Anos depois, em 23/03/2014, em entrevista ao jornal *O Globo*, o ex-ministro renegou-a: "Esta frase nunca passou pela minha boca. Disse que não se pode distribuir o que você ainda não produziu, a não ser que você tome emprestado".[79] Ele respondia às críticas de que o "modelo econômico" apenas concentrava renda e não desenvolvia o país.

O "Plano Leonel Miranda", liderado por Leonel Tavares Miranda de Albuquerque, médico psiquiatra e ministro da saúde entre 1967 e 1969, propunha a universalização do acesso aos cuidados de saúde e a integração da medicina previdenciária ao Ministério da Saúde com a privatização da rede pública e a livre escolha dos médicos, cujas consultas seriam pagas com recursos públicos. Para viabilizar essa estratégia, foi definido um modelo cujo mecanismo gerencial da prestação dos serviços estabelecia que as pessoas escolheriam livremente o profissional ou o hospital de sua preferência e o Ministério da Saúde pagaria diretamente aos prestadores pelos serviços produzidos, com os valores variando de acordo com a complexidade dos procedimentos.

O PNS teve a oposição aberta de alguns governos estaduais, como os de São Paulo e Rio Grande do Sul, e velada de dirigentes da medicina previdenciária. Não tendo sido bem articulado politicamente no interior do governo federal, o PNS não foi implantado.

Porém, no começo dos anos 1970, as restrições à oferta de serviços da medicina previdenciária aos segurados e dependentes, o foco do Ministério da Saúde em educação sanitária e controle de endemias e epidemias, e as indefinições quanto ao papel dos municípios nas ações de saúde deixavam um vazio institucional nos atendimentos de urgência e emergência. A imprensa denunciava, com grande frequência, casos de omissão de socorro que, em alguns casos, tinham desfechos graves, o que contribuía para a disseminação de uma imagem ruim do governo, que estaria sendo insensível às mortes por falta de assistência médica pública.

Em 1975, foi aprovada a lei 6.229, criando o Sistema Nacional de Saúde (SNS) e fixando uma base legal para o desenvolvimento de ações conjuntas entre os ministérios da Saúde e da Previdência Social com vistas à articulação dos recursos dessas pastas, dando-lhes um sentido

---

[79] Disponível em: <https://glo.bo/3LV2XhC>. Acesso em: 1 jan. 2022.

mais sistêmico para evitar sobreposições de ações e programas. Foi nesse contexto de criação do SNS que o governo instituiu o Plano de Pronta Ação (PPA), segundo o qual se buscava universalizar o atendimento médico, principalmente os de emergência, financiando-se a produção dos serviços com recursos da previdência, independentemente da condição de segurado ou dependente do paciente. Previa-se que, com esse objetivo, a medicina previdenciária deveria celebrar convênios com o setor público para a realização desses atendimentos, por meio de pagamento global por procedimento, mas não por unidade de serviço. O PPA foi implantado, mas, rapidamente, capturado pela corrupção de prestadores privados que, sem controle eficaz, cobravam da previdência serviços que não realizavam. Em 1978, o presidente do INPS reconheceu a existência de seiscentas mil internações desnecessárias.[80] De qualquer modo, o PPA criou um marco na assistência médica pública no Brasil ao assegurar a todos os cidadãos atendimento médico de emergência. É exagerada e, a rigor, incorreta, portanto, a afirmação muito difundida e popularizada de que "antes do SUS não havia acesso aos serviços públicos, nem quando havia risco de morte, e as pessoas morriam nas portas dos hospitais". Havia acesso. Mas ele era, efetivamente, restrito às localidades – que eram poucas e, em geral, nas capitais e grandes cidades – que contavam com serviços conveniados. Não havia, isto sim, até a criação do SUS, uma rede de serviços com a extensão e a capilaridade que o SUS atingiu, com sua rede básica composta por aproximadamente 44 mil Unidades Básicas de Saúde (UBS) e 550 Unidades de Pronto Atendimento (UPA) presentes em todos os 5.570 municípios brasileiros. E não havia, isto também é correto, o reconhecimento formal de que a saúde é um direito.

Um ano após a criação do SNS, o governo federal anunciou, em 1976, a criação do PIASS, o Programa de Interiorização de Ações de Saúde e Saneamento, com o objetivo de dotar as comunidades do interior nordestino com população de até 20 mil habitantes de uma "estrutura básica e permanente de saúde pública". Financiado com recursos da

---

[80] FINKELMAN, 2002.

Previdência Social e da saúde, e sob amparo da lei 6.229/1975, o PIASS operou com uma perspectiva de universalização da previdência e da saúde nas comunidades onde foi executado. Em 1979, foi estendido às demais regiões brasileiras.

O PPA e o PIASS foram os embriões de um projeto mais ambicioso, o PREV-SAÚDE.

Entre Lênin e Bismarck

As resistências que as burguesias europeias opunham ao modelo de seguridade social proposto por Otto von Bismarck cessaram rapidamente após a vitória bolchevique na Revolução Russa de 1917. A ruptura revolucionária naquele país era acompanhada por promessas de universalização de um amplo leque de direitos sociais – entre eles, o direito de ter todos os cuidados de saúde pública de que necessitassem financiados pelo Estado. À promessa do líder Vladimir Lênin, seguiram-se ações para tornar concreto o exercício desse direito, objetivo efetivamente nunca alcançado pelo Estado soviético por várias razões, entre as quais os custos enormes, em vidas humanas e em recursos econômicos, dos esforços de guerra necessários para fazer frente ao nazifascismo na Segunda Guerra Mundial – que custou aos soviéticos cerca de 25 milhões de vidas humanas.

As novas instituições do Estado soviético, a partir de 1922, incendiaram corações e mentes de trabalhadores em todo o mundo e, em especial, na Europa Ocidental. Foi o suficiente para que, nesses países, um amplo leque de direitos sociais fosse concedido aos trabalhadores e seus dependentes, configurando o que se convencionou chamar de *Welfare State*, ou Estado de Bem-Estar Social.[81] Um desses direitos se referia à saúde, incluindo, além de consultas e cirurgias, exames complementares e medicamentos.

Até a extinção da União Soviética, em 1991, e a consolidação do neoliberalismo na maioria dos países ocidentais, os dois modelos

---

[81] HOBSBAWM, E. *Era dos extremos: o breve século XX: 1914-1991*. Tradução de Marcos Santarrita. 2. ed. São Paulo: Companhia das Letras, 1995.

(soviético e de bem-estar social) disputaram hegemonia ao longo de praticamente todo o século XX. Com o fim da União Soviética, o *Welfare State* vem dando lugar a um modelo de extinção progressiva de direitos.

No Brasil e em muitos países, essa polarização foi intensa no século XX, tendo o modelo da seguridade social prevalecido, mas de modo incipiente, atrofiado pela falta crônica de recursos e pela baixa sustentação social que lhes ameaçaram permanentemente a viabilidade política, fragilizando a elaboração e implementação de políticas públicas protetoras de direitos sociais. Vários analistas têm posto em questão até mesmo se esses países desenvolveram instituições e lhes aportaram recursos suficientes para que possam ser qualificados, efetivamente, como estados de bem-estar social.

Esse dilema irá influenciar, decisivamente, os rumos que o sistema de saúde brasileiro tomará na segunda metade do século XX, bem como o futuro dos direitos sociais em todo o mundo no contexto mundial que se abriu após a extinção da União Soviética.

7

Reformas de base e direito à saúde

1964

A ditadura civil-militar imposta ao país em 1º de abril de 1964, eufemisticamente denominada "Revolução de 31 de março de 64" pelos golpistas que depuseram o presidente João Goulart, perseguiu e prendeu milhares de brasileiros até ser politicamente derrotada com a promulgação da Constituição de 1988. Perseguiu pessoas no trabalho, em escolas, em suas casas, nas ruas. Prendeu, legal e ilegalmente, outros tantos e torturou cidadãos sob proteção do Estado. Há registros comprovando que, além de perseguir, prender e torturar, o regime cometeu assassinatos.[82]

A supressão de direitos e garantias democráticas que marcaram a cena brasileira entre 1964 e 1988, uma das muitas consequências daquele regime, produziu efeitos em todas as dimensões da vida nacional, notadamente na cultura, sobre a qual se abateu um rigoroso controle e uma censura implacável. Também a produção científica, dimensão particular da vida cultural, ressentiu-se da falta de liberdades democráticas.[83]

---

[82] ARQUIDIOCESE DE SÃO PAULO. *Brasil: nunca mais. Petrópolis*: Vozes, 1985.

[83] NARVAI, P. C.; ALMEIDA, E. S. de. O sistema de saúde e as políticas de saúde na produção científica odontológica brasileira no período 1986-1993. *Cadernos de Saúde Pública*, v. 14, n. 3, p. 513-521, 1998.

No contexto da "Guerra Fria", período histórico marcado inicialmente pela "corrida nuclear" entre Estados Unidos e União Soviética, após os Estados Unidos terem explodido bombas atômicas sobre Hiroshima e Nagasaki, e pelo aumento da tensão geopolítica entre as duas superpotências nucleares entre 1947 e 1991, a Revolução Cubana de 1959 e a "ameaça comunista" foram fatores alegados para desencadear o golpe de 1964, que impôs um novo rumo ao governo federal brasileiro. João Goulart, o presidente deposto, apresentara ao país um conjunto de reformas estruturais em vários setores que implicava mudar instituições e implementar políticas públicas que promovessem alterações nas estruturas econômicas, sociais e políticas com vistas à superação do subdesenvolvimento do país, permitindo avançar na diminuição das desigualdades sociais. Esse conjunto, que incluía as reformas bancária, fiscal, urbana, administrativa, agrária e universitária, era conhecido como "reformas de base" e estava em conformidade com o programa de governo apresentado aos eleitores pelo "trabalhismo", denominação que identificava o ideário proposto pelo então Partido Trabalhista Brasileiro (PTB).[84]

Em 25 de julho de 1953, com a edição da lei 1.920, foi encerrado o processo desenvolvido a partir de 1946 com vistas à criação do Ministério da Saúde a partir do órgão criado em 1930 por Getúlio Vargas com a denominação de Ministério dos Negócios da Educação e Saúde Pública, que desde 1937 passara a ser o Ministério da Educação e Saúde.[85] A experiência de administração sanitária desenvolvida pelo Serviço Especial de Saúde Pública (SESP), criado em 1942 por um acordo de cooperação entre Estados Unidos e Brasil, havia contribuído para ampliar os conhecimentos sobre as diferentes regiões brasileiras, suas características territoriais e as condições sanitárias da população. O encerramento do acordo com os Estados Unidos e a promulgação, em 1960, da lei 3.750 vinculando o SESP

---

[84] IANNI, O. *O colapso do populismo no Brasil*. Rio de Janeiro: Civilização Brasileira, 1975.

[85] BRASIL. Lei federal n.º 1.920/1953. *Diário Oficial da República*, Rio de Janeiro, DF, p. 13.193, 29 jul. 1953.

ao Ministério da Saúde como uma fundação caracterizava um novo cenário institucional na saúde.[86]

Alterações na institucionalidade do setor de saúde não integravam, formalmente e de modo destacado, segundo historiadores, o conjunto das reformas de base do governo João Goulart. Mas o governo havia declarado a intenção de promover uma descentralização nessa área, conferindo um maior poder de ação aos municípios. Essa orientação decorria dos intensos debates sobre as relações entre saúde e desenvolvimento, travados durante os anos 1940 e 1950, que atingiram seu apogeu no início dos anos 1960. Tais debates alcançavam também o plano institucional, colocando em questão a estrutura sanitária moldada pelo Estado Novo, centralizada e verticalizada com base em "problemas de saúde", notadamente as epidemias e endemias, com ênfase para febre amarela, malária, varíola, ancilostomíase, além de outras verminoses e a doença de Chagas. Era o que se convencionou denominar de "sanitarismo campanhista", que encontraria no SESP a sua máxima expressão institucional. As bases administrativas da saúde, e o próprio SESP, haviam sido mantidas por Eurico Gaspar Dutra, eleito presidente da República em 2 de dezembro de 1945, após o fim da Segunda Guerra Mundial. Em maio de 1948, Dutra enviou ao Congresso Nacional um plano de ações conhecido como SALTE que previa investimentos nas áreas de saúde, alimentação, transporte e energia. O SALTE foi aprovado apenas em 1950 e abandonado um ano depois, com a posse de Getúlio Vargas que, dois anos depois, criaria em julho o Ministério da Saúde. Em dezembro de 1953, o médico Miguel Couto Filho, que fora deputado constituinte em 1945, assumiria a nova pasta.[87]

Historiadores admitem que tenha surgido uma "nova escola sanitária" no período histórico que vai do fim do Estado Novo, em 1945,

---

[86] LIMA, A. L. G. S. de; PINTO, M. M. S. Fontes para a história dos 50 anos do Ministério da Saúde. *História, Ciências, Saúde – Manguinhos*, v. 30, n. 3, p. 1.037-1.051, 2003.

[87] HAMILTON, W.; FONSECA, C. Política, atores e interesses no processo de mudança institucional: a criação do Ministério da Saúde em 1953. *História, Ciências, Saúde – Manguinhos*, v. 10, n. 3, o. 791-825, 2003.

ao golpe de 1964, tendo por referência o projeto nacional-desenvolvimentista que buscava, por meio da industrialização do país, promover a elevação sustentada dos padrões de vida da população e, nesse mesmo processo, consolidar a nacionalidade.[88] Naquele contexto histórico, a industrialização era a principal estratégia que, acreditava-se, levaria ao desenvolvimento. Ao "sanitarismo campanhista", predominante na primeira metade do século XX, contrapunha-se agora uma tendência identificada como "sanitarismo desenvolvimentista", que articulava ao "desenvolvimento do país" a possibilidade de alcançar melhores condições de saúde e, de certo modo, relativizava a eficácia de apenas alocar mais e mais recursos às campanhas sanitárias. Há, porém, pesquisadores que admitam ser controversa a questão sobre a oposição entre "sanitarismo campanhista" e "sanitarismo desenvolvimentista", argumentando que, ao contrário, haveria linhas de continuidade entre essas duas vertentes.[89]

Para Celso Furtado, ministro do Planejamento de João Goulart (aliás, o primeiro do país nessa área, registre-se), o caminho da industrialização era uma "revolução em direção à modernidade" necessária para o Brasil superar a condição de "subdesenvolvimento" que o caracterizava. E isso não poderia ser feito sem que, ao mesmo tempo, a política nacional de saúde fosse reorientada, ajustando-se ao ideário do projeto nacional-desenvolvimentista. Furtado argumentava que o "subdesenvolvimento" era produto do modo específico como se deu a formação do capitalismo no Brasil, cuja economia sempre esteve atrelada e dependente do sistema colonial. A independência de Portugal e a Proclamação da República trouxeram mudanças institucionais e econômicas que, no entanto, não foram potentes o suficiente para alterar radicalmente a economia e desenvolver o país, mantendo uma estrutura agrária arcaica, baseada na monocultura exportadora, e uma indústria incipiente, ambas marcadas por relações de trabalho que concentravam a renda e estavam, ademais, fortemente vinculadas aos valores do

---

[88] *Idem.*

[89] REIS, J. R. F. Viver é influenciar. *Tempo Social*, v. 27, n. 2, p. 279-304, 1960.

escravismo colonial.[90] Disso decorria a necessidade de, para avançar em direção ao desenvolvimento, introduzir reformas de base (agrária, fiscal, bancária, urbana, tributária, administrativa e universitária, entre outras) a serem implementadas pelo Estado e que, necessariamente, deveriam impactar os níveis de saúde e as instituições que atuavam no setor, pois

> [...] a execução das tarefas básicas no âmbito da saúde deve ser descentralizada, confiando-se ao município a sua responsabilidade, procurando-se, doutra parte, reforçar o aparelhamento dos órgãos estaduais, dentro de um esquema de atribuições que discrimine as responsabilidades do poder público nas três esferas administrativas.[91]

O sanitarista Mário Magalhães da Silveira, que teve uma atuação importante nos debates da saúde, no período do final da Segunda Guerra Mundial ao golpe de 1964, tendo por referência o projeto nacional-desenvolvimentista, dedicou boa parte do seu trabalho à crítica do "sanitarismo campanhista" e à formulação de um pensamento crítico que articulasse saúde e desenvolvimento para além do que se denominava de "círculo vicioso pobreza-doença", cuja espiral negativa precisaria ser invertida positivamente, de modo a que a riqueza gerada pelo desenvolvimento, e adequadamente distribuída, pudesse contribuir para a elevação dos níveis de saúde de toda a população. Mário Magalhães, como era mais conhecido, estava entre os que concebiam o desenvolvimento para muito além do mero crescimento econômico. Partindo das condições demográficas e sociais do Brasil do seu tempo, buscava contribuir para a construção coletiva de proposições originais que permitissem ir além da formulação de inspiração positivista que afirmava que o essencial na saúde era romper o "círculo vicioso pobreza-doença". Muitos entendiam ser suficiente, para romper o círculo, restringir o nascimento de pobres, inspirados em Thomas Robert Malthus, que propôs no final do século XVIII que a população mundial cresceria em ritmo acelerado superando

---

[90] FURTADO, C. *Obra autobiográfica*. São Paulo: Companhia das Letras, 2014.

[91] SOUZA, N. P. C. de. *A 3a Conferência Nacional de Saúde (1963): antecedentes para um Sistema Nacional de Saúde Público e Descentralizado*. Fundação Oswaldo Cruz, 2014. p. 63.

a oferta de alimentos, e que disso resultaria a fome e a pobreza. Mário Magalhães opunha-se frontalmente a essa concepção, considerando-a uma "aritmética dos coelhos" e uma expressão da demografia formal que, operando com variáveis estritamente demográficas, fingiam ignorar que a pobreza é produzida pela organização dos sistemas econômico e social. Contribuir não é um verbo despropositado nem falsa modéstia no caso de Mário Magalhães, pois era nessa posição que ele se via como intelectual, "evitando sempre o protagonismo de autorias". Francisco de Oliveira registrou que, embora ele certamente figure "entre os mais importantes sanitaristas do Brasil", tinha uma certa "aversão à publicidade" e que, embora seu nome tenha sido dado à biblioteca do Instituto Nacional de Alimentação e Nutrição (INAN) em Brasília, ele nunca assinou um livro, avesso que era "à glória das letras impressas".[92] Celso Furtado afirmou que ele não aceitava,

> [...] em nenhum momento, uma homenagem ou gesto qualquer de reconhecimento da pessoa dele, como marcando um momento ou marcando uma comemoração qualquer. Por isso ele não assinava nada. Não tinha importância quem assinava um papel. O que interessava era o que estava escrito. Horrorizava-lhe a ideia de que alguém lesse um papel pelo nome de quem o assinava.[93]

Furtado conta que Mário Magalhães ria das pessoas que "assinavam os papéis que ele escrevia, e não foram poucos". Não obstante essa característica, Magalhães deu aulas sobre saúde, desenvolvimento e demografia na Comissão Econômica para a América Latina (CEPAL), no Instituto Superior de Estudos Brasileiros (ISEB) e na Escola Nacional de Saúde Pública (ENSP), onde foi responsável pela disciplina de Fundamentos Socioeconômicos da Saúde.[94]

---

[92] OLIVEIRA, F. de. Mário Magalhães: o sacerdócio obsessivo em favor da causa do serviço público. *Saúde em Debate*, v. 11, n. 19, p. 147-148, 1987.

[93] FURTADO, Celso. Uma palavra nunca posta em dúvida porque não servia a nada além da verdade. *Saúde em Debate*, v. 11, n. 19, 1987, p. 148.

[94] REIS, 1960.

Em dezembro de 1963, realiza-se a 3ª Conferência Nacional de Saúde (3ª CNS), tendo como tema central a formulação de uma Política Nacional de Saúde que seria a base para a montagem de um Plano Nacional de Saúde. O governo propunha, com base na Constituição de 1946, uma integração administrativa e financeira entre a União, estados e municípios para viabilizar a descentralização e a municipalização das ações e ampliar a assistência pública de saúde. Naquele contexto, a medicina previdenciária cobria menos de 10% da população brasileira. Em 1960, quando a população brasileira registrava aproximadamente 72 milhões de habitantes, a Previdência Social beneficiava cerca de 5 milhões de pessoas, das quais 4 milhões eram segurados ativos, efetivamente contribuintes, e os demais eram dependentes (aposentados e pensionistas). A 3ª CNS tinha como base as recomendações emanadas do 15º Congresso Brasileiro de Higiene, realizado em Recife de 1 a 7 de julho de 1962, e as linhas gerais do Plano Trienal de Desenvolvimento Econômico e Social 1963-1965, aprovado no ano anterior e elaborado sob coordenação de Celso Furtado. O temário do evento de Recife, cujo prefeito era Miguel Arraes, realizado com patrocínio do Ministério da Saúde, fora: 1) Desenvolvimento Econômico e Saúde; 2) Programas de Saúde Pública para o Desenvolvimento Econômico: a) alimentação, b) problemas médico-sanitários de áreas subdesenvolvidas, c) migrações internas, d) água para as populações, e) pesquisa e produção de agentes terapêuticos e profiláticos; 3) Programas Municipais, Estaduais, Regionais e Nacionais de Saúde Pública.[95]

Mário Magalhães da Silveira, então presidente da Sociedade Brasileira de Higiene (SBH), foi o secretário geral da 3ª CNS que encerrou seus trabalhos propondo uma reforma setorial, específica a partir de críticas à organização institucional do Ministério da Saúde e às características, que seriam fragmentárias e de base corporativa, dos serviços públicos de saúde. Os municípios, segundo a 3ª CNS, deveriam assumir mais responsabilidades na institucionalidade setorial, e que não se justificava argumentar com a insuficiência de recursos para não dar esse passo.

---

[95] PROBLEMAS de saúde no país serão estudados em reunião. *Correio da Manhã*, n. 10, 25 fev. 1962.

O projeto nacional-desenvolvimentista queria, no setor da saúde, institucionalizar, descentralizar e municipalizar o sistema de prestação dos cuidados, articular economicamente o sistema de serviços com a indústria nacional produtora de bens e insumos – notadamente a química de base, essencial à produção de medicamentos, como defendia Mário Victor de Assis Pacheco[96] –, melhorar o controle de endemias, combater a desnutrição e formar o "pessoal de saúde" necessário ao país. Samuel Pessoa e Josué de Castro participaram da 3ª CNS.[97]

Mas, naquele governo, não houve tempo para mais nada. O golpe e a ditadura civil-militar deram outro rumo ao país, ao sistema de saúde, ao Ministério da Saúde e à Política Nacional de Saúde.[98]

O golpe civil-militar de 1º de abril de 1964 atingiu fortemente também a Mário Magalhães. Embora não tenha sido cassado, ele sofreu perseguições e punições, tendo de responder a diversos Inquéritos Policiais Militares (IPM), uma excrescência da ditadura para perseguir politicamente quem discordava de que ela fosse a única representante "do interesse e da vontade da Nação". Magalhães, perseguido e politicamente isolado, nunca foi condenado, tendo exercido influência decisiva sobre a geração dos "sanitaristas desenvolvimentistas", que contou também com os destacados nomes de Carlos Gentile de Mello e Mário Victor de Assis Pacheco, e sobre a geração que pôs em marcha a Reforma Sanitária. Essa influência se deu nem tanto por suas raras publicações, mas por suas aulas, palestras, por sua militância partidária e por sua intensa atividade como servidor público. Nessa condição, sua influência foi exercida por suas participações em produções institucionais sobre saúde e desenvolvimento e na redação de dezenas de pareceres técnicos e de teses que o Brasil defendia nas reuniões e assembleias da Organização Mundial da Saúde. Faleceu em 1986, amargurado porque, como contou a Francisco de Oliveira, que fora seu aluno no ISEB e

---

[96] ESCOREL, S. *Reviravolta na saúde: origem e articulação do movimento sanitário.* Rio de Janeiro: Editora Fiocruz, 1999.

[97] FINKELMAN, 2002.

[98] GASPARI, E. *As ilusões armadas: a ditadura envergonhada.* São Paulo: Companhia das Letras, 2002.

conhecera seu "humor sarcástico insubstituível", "viver é influenciar, e eu não influencio nada mais". Oliveira destaca, contudo, que

> [...] talvez o menino de Maceió, o estudante de medicina da Bahia, o lutador de todas importantes lutas nacionais tenha percebido, com seu agudo senso do real, já no limiar da eternidade, que a luta pela medicina pública e social tenha sido decidida, nesta quadra histórica, em favor da medicina mercantilizada que fincou suas garras na carne da miséria popular através das botas da ditadura; [...] que o desenvolvimento econômico a favor do qual ele se colocou imediata e decididamente tenha produzido o absurdo da oitava economia mundial banhada num mar de pobreza.[99]

A ditadura não matou, fisicamente, Mário Magalhães da Silveira. Matou-lhe, como fez a tantos como ele, circunstancialmente, a possibilidade de influenciar. Não obstante, Mário e tantos como ele seguem vivos, pois "viver é influenciar" – e, mais do que nunca, Mário e tantos como ele seguem influenciando. Aqui, agora.

Saúde: direito negado

Após o golpe de 1964, o modelo liberal-privatista consolidou-se no âmbito da medicina previdenciária e, dela, expandiu-se para a chamada saúde pública. A 4ª Conferência Nacional de Saúde (4ª CNS), realizada na Fiocruz no Rio de Janeiro de 30 de agosto a 4 de setembro de 1967, abordou a temática dos "recursos humanos" e preparou o terreno para o que viria no ano seguinte: o Plano Nacional de Saúde (PNS), também conhecido como Plano Leonel Miranda, nome do então ministro da Saúde, que preconizava a celebração de "convênios" dos hospitais públicos com o setor privado. Por meio de tais convênios, o governo passaria a pagar pela prestação dos serviços assistenciais e se incumbiria, utilizando recursos dos trabalhadores arrecadados compulsoriamente pela Previdência Social, do financiamento necessário ao desenvolvimento e à solidez econômica dessas

---

[99] OLIVEIRA, F. de. Mário Magalhães: o sacerdócio obsessivo em favor da causa do serviço público. *Saúde em Debate*, v. 11, n. 19, p. 147-148, 1987.

organizações. O plano de Miranda não prosperou, sendo bombardeado desde o interior do próprio governo e do funcionalismo federal. Mas os convênios com estabelecimentos de saúde de propriedade particular não apenas prosperaram, como marcariam o sistema de saúde brasileiro desde então, influenciando profundamente o modelo de gestão, tanto da medicina previdenciária (até o seu fenecimento com a incorporação do INAMPS ao Ministério da Saúde) quanto da própria saúde pública, que ficaria conhecido como "inampização da saúde". A característica essencial desse modelo, o financiamento dos serviços segundo o número de unidades de serviços médicos executados, seria definida por Carlos Gentile de Mello como "um fator incontrolável de corrupção".[100] Gentile sempre contava em suas palestras, bem-humorado, que de tanto ouvi-lo dizer que "o pagamento por unidade de serviço é um fator incontrolável de corrupção", quando alguém o procurava pelo telefone e ele não estava, todos em sua casa explicavam que ele não estava e completavam: "Mas ele mandou dizer que o pagamento por unidade de serviço é um fator incontrolável de corrupção". Sua crítica contundente e reiterada ao modelo que se consolidara na medicina previdenciária foi mencionada num trecho da notícia sobre o seu falecimento, em 28 de outubro de 1982, pelo jornal *Folha de S.Paulo*, do qual ele fora articulista:

> Crítico do modelo de medicina previdenciária adotado no Brasil, Gentile entendia que a forma de remuneração dos hospitais particulares conveniados do INAMPS, baseada no pagamento por Unidade de Serviço, induz ao superfaturamento e à proliferação de atos médicos desnecessários, provocando a exaustão dos recursos destinados à assistência médica.[101]

A medicina previdenciária era restrita aos segurados da Previdência Social e seus dependentes, mas a lei não assegurava o atendimento, afirmando que "a amplitude da assistência médica será em razão dos

---

[100] MELLO, C. G. de. *O sistema de saúde em crise*. São Paulo: CEBES/Hucitec, 1981.

[101] SANITARISTA GENTILE DE MELLO morre no Rio. *Folha de S.Paulo*, n. 13, 28 out. 1982.

recursos financeiros disponíveis e conforme o permitirem as condições locais".[102] Na prática, considerada apenas um "benefício previdenciário", não havia direito à assistência. O "benefício" era excludente e, portanto, gerador de filas e grande insatisfação popular. Não segurados eram atendidos em serviços previdenciários, ou conveniados, apenas em casos de urgência ou emergência, na condição de "indigentes", pois não desfrutavam do "benefício previdenciário", ainda que de modo restrito.

O descontentamento crescente fermentava as iniciativas políticas que buscavam organizar a população em movimentos sociais orientados para a luta, a conquista e a defesa do direito à saúde.

O Massacre de Manguinhos

Um episódio expressivo do que significou a ditadura civil-militar para os serviços públicos de saúde em geral, e para a ciência especificamente, é conhecido como Massacre de Manguinhos. Dez cientistas do então Instituto Oswaldo Cruz (IOC), hoje Fiocruz, tiveram seus direitos políticos cassados em 1º de abril de 1970, com base no Ato Institucional n.º 5 (AI-5) e, tal como ocorreu nas universidades públicas, foram compulsoriamente, por meio de um decreto, aposentados de seus cargos e funções. A ordem do "massacre", que amputou o IOC em 14% do seu quadro de pesquisadores, partiu do gabinete do ministro da Saúde, Francisco de Paula da Rocha Lagoa, e atingiu profissionais com pelo menos duas décadas de atuação como pesquisadores científicos que desfrutavam de prestígio e reconhecimento por pares acadêmicos em suas respectivas áreas de atuação. Vários eram líderes de grupos de pesquisa, e seus currículos incluíam experiência em chefia administrativa e direção de laboratórios. A decisão, autoritária e despótica, foi tomada sob o pretexto de se apurar atos de subversão e corrupção, mas teve consequências danosas: destruiu laboratórios, causou prejuízos irrecuperáveis em coleções biológicas e implicou no rompimento de relações colaborativas com outros centros de

---

[102] BRASIL. Lei federal n.º 5.890/1973. *Diário Oficial da União*, Brasília, DF, 11 jun. 1973.

pesquisa no Brasil e no exterior. Verbas de protocolos de pesquisas foram cortadas, e os pesquisadores, sem exceção, passaram a ter suas atividades controladas. Militares, sem funções específicas em pesquisas científicas, passaram a ser vistos frequentemente em Manguinhos. Mas nada foi provado a respeito das supostas atividades subversivas dos pesquisadores cassados. Herman Lent, um dos dez pesquisadores "massacrados" e uma referência mundial no estudo da transmissão da doença de Chagas, publicou anos depois um livro, cuja capa foi criada por Oscar Niemeyer, no qual relata aquele episódio. Mostra, também, a resistência ao massacre, as mobilizações em Manguinhos, as lutas por justiça e a instauração de um Estado Democrático de Direito no país.[103]

Em agosto de 1986, uma cerimônia com a presença do deputado federal Ulysses Guimarães, presidente da Câmara dos Deputados, reintegrou os cientistas cassados ao quadro de pesquisadores da Fiocruz, à época presidida por Sérgio Arouca, que perguntou e respondeu: "Por que esse ódio do pensamento autoritário ao pensamento livre? Um ódio à ciência", disse. E prosseguiu:

> Mas talvez esse simples ato de criar conhecimento, de pesquisar, se torne, mesmo na sua dimensão mais simples, um pensamento subversivo. A subversão da ordem autoritária começa a se dar no instante em que os "subversivos" exibem sua competência. No gesto de solidariedade das universidades. No gesto da solidariedade internacional. Na ética e na dignidade mantida por esses pesquisadores. Nos encontros solidários dos perseguidos. E no permanente e contínuo perguntar-se sobre o universo. No ensinar, apesar de tudo. Na manutenção, a qualquer preço, da dignidade. O maior inimigo do pensamento autoritário é o pensamento livre. Porque, ao ser livre, ele se torna libertário. [...] E nós queremos que esse dia [de reintegração] represente, simbolicamente, para a ciência brasileira um "nunca mais". E um alerta. [104]

---

[103] LENT, H. *O massacre de Manguinhos*. Rio de Janeiro: Edições Livres, 2019.

[104] NOVA EDIÇÃO do livro *O Massacre de Manguinhos* será lançada amanhã (28/5). *Portal Fiocruz*, 27 maio 2019. Disponível em: <https://bit.ly/3JRKhO1>. Acesso em: 17 fev. 2022.

Democracia é saúde. Saúde é democracia

O Centro Brasileiro de Estudos de Saúde (CEBES) foi criado em julho de 1976 durante a 28ª Reunião Anual da Sociedade Brasileira para o Progresso da Ciência, realizada na Universidade de Brasília (UnB). A entidade foi uma entre os muitos movimentos sociais que começaram a se organizar em todo o Brasil tendo como referência as lutas pelo direito à saúde, entendido como algo que deveria ir além da mera assistência médica e incluir o acesso a direitos sociais como habitação, alimentação, trabalho, terra para plantar, água tratada, cuidados com o lixo e o ambiente em sentido amplo. O CEBES se organizou a partir da consigna "Saúde e Democracia" e, em novembro de 1976, lançou a revista *Saúde em Debate* para propagar essa consigna e publicar estudos e pesquisas desenvolvidos nessa perspectiva.

Em outubro de 1979, realiza-se na Câmara dos Deputados, organizado por sua Comissão de Saúde, o I Simpósio sobre Política Nacional de Saúde. O CEBES apresenta nesse evento o documento "A questão democrática na área da saúde", que, por suas características de aliar denúncia e proposição, converteu-se numa referência para a evolução das lutas por um sistema universal de saúde, vinculando esse projeto político-institucional à democratização do país. O documento do CEBES propôs, de modo original, a criação do Sistema Único de Saúde (SUS), assinalando a necessidade de participação social no controle da saúde pública e reafirmando o direito à saúde como um direito de todos.[105]

Embora no ano seguinte, em 1980, tenha se realizado a 7ª Conferência Nacional de Saúde (7ª CNS), foi apenas na 8ª CNS, realizada em 1986, que o direito universal à saúde e a criação do SUS atingiram um alto grau de consenso social, o que levou a Assembleia Nacional Constituinte (ANC) a aprovar essas demandas da sociedade em 1988.

Mas o SUS derivou, politicamente, da campanha das Diretas Já! para a presidência da República, cujo impulso renovador, democrático,

---

[105] ESCOREL, 1999.

popular produziu efeitos importantíssimos sobre a ANC. Apenas essa força, que veio da organização popular e dos atos públicos que levaram milhões de brasileiros às ruas e praças do país, explica que tenha sido possível que um punhado de deputados e senadores (em torno de cem) tenha conseguido obter votos majoritariamente favoráveis ao SUS num congresso constituinte de 559 membros. A esmagadora maioria desses constituintes não queria o SUS, pois não queriam nem ouvir falar de um Estado de Bem-Estar Social no Brasil. Esta é a principal contradição do período de nascimento do SUS. Os que o propuseram entendiam-no como parte desse Estado de Bem-Estar Social que almejavam construir no Brasil. Conseguiram aprová-lo e inscrevê-lo no texto constitucional. O principal líder da proposta de criar um sistema universal de saúde, Sérgio Arouca, afirmava com todas as letras: "O SUS é um projeto civilizatório". Mas essa proposta generosa emergiu num contexto internacional marcado pelo fim da União Soviética, pela queda do Muro de Berlim e pela avalanche neoliberal que varreu o mundo produzindo efeitos devastadores sobre os sistemas de proteção social universais que incluíam o direito à saúde, como o recém-criado SUS no Brasil.

As contradições do período histórico de sua criação, bem como as das conjunturas que se seguiram inviabilizaram o "projeto SUS" tal como delineado pela Constituição de 1988. Prevaleceram, nos anos que se seguiram à sua aprovação, as forças políticas que não tinham compromisso com sua efetivação. Cada um a seu modo, todos os governos federais desde então deram sua contribuição para sepultar o "SUS constitucional", começando com o governo de Fernando Collor, que se recusou a descentralizar o sistema, manietando estados e municípios, centralizando decisões e impondo o subfinanciamento ao sistema. Nem Luiz Inácio Lula da Silva nem Dilma Rousseff, governos identificados com um programa tido como democrático-popular, foram capazes de reverter esse cenário de modo significativo. Basta dizer que, mesmo nesses governos, o financiamento do SUS, como proporção do Produto Interno Bruto (PIB) brasileiro, seguiu no mesmo patamar dos que o antecederam – abaixo do padrão internacional e inferior a muitos países da América Latina, como Argentina, Chile e México.

O subfinanciamento crônico, a privatização dos serviços, a ampliação e o fortalecimento dos mal denominados "planos de saúde", abocanhando recursos públicos via isenções fiscais, vêm colocando em risco o preceito constitucional que assegura que, no Brasil, "a saúde é direito de todos e dever do Estado".

No plano formal, segue havendo o direito à saúde, e isto não é pouco. Significa muito. Mas, no plano concreto da experiência da maioria das pessoas que demandam serviços públicos em busca do exercício desse direito, ele não se concretiza. É, pois, um direito negado. Ter tem, mas ainda está em falta, se é que me faço entender.

8
Saúde coletiva e reforma sanitária

Saúde

Diferentes definições de "doença" acompanham a humanidade desde tempos imemoriais, e a partir desses vários entendimentos sobre o seu significado os homens foram, em distintos períodos históricos e conforme os recursos materiais, científicos e tecnológicos de que dispunham, organizando modos de lidar com a enfermidade e suas consequências. Os modos de compreender as doenças foram suficientes para tentar enfrentar e resolver os problemas de doenças, em indivíduos e populações, por séculos e séculos. Enquanto expressão de algo indesejável, negativo, ameaçador e muitas vezes mortal,

> [...] a doença tem condições de chamar a atenção e sinalizar, para o homem, que alguma coisa não vai bem com os indivíduos ou com as coletividades doentes e que, portanto, é preciso fazer alguma coisa não apenas para afastar a ameaça que a doença representa, mas, também, para entender a natureza íntima dessa ameaça.[106]

Mas, em 1945, quando a Segunda Guerra Mundial acabou, foi necessário não apenas reagir a algo (a doença), mas também afirmar

---

[106] LEFEVRE, F.; LEFEVRE, A. M. C. *Promoção de saúde: a negação da negação.* Rio de Janeiro: Vieira e Lent, 2004. p. 31.

algo (a saúde), pois a Organização das Nações Unidas (ONU) estava disposta a criar uma organização específica para lidar com as questões relacionadas com a saúde nos países e em escala planetária.

Não foi possível, porém, definir "saúde", tantos foram os enfoques e as abordagens que se acumularam ao longo do tempo. Mas foi possível construir um conceito de "saúde". Assim, quando a Organização Mundial da Saúde (OMS) foi criada, em 7 de abril de 1948, data desde então dedicada à comemoração do Dia Mundial da Saúde, a saúde foi conceituada como sendo "um estado de completo bem-estar físico, mental e social e não apenas a ausência de doença ou enfermidade". Muitos consideram doença e enfermidade sinônimos. Mas não são, pois alguém pode estar doente sem que a manifestação da doença ocorra em um grau tal que haja comprometimento relevante de funções corporais, impedindo o exercício de uma ou mais funções e comprometendo o autocuidado e a autonomia da pessoa. Há, portanto, doença, mas não enfermidade. Quando a doença evolui para o comprometimento de alguma função, caracterizando algum grau de incapacidade funcional e requerendo internação ou cuidados profissionais prestados por terceiros, admite-se que há, então, enfermidade para além da doença. Mas essa distinção entre doença e enfermidade, baseada essencialmente na possibilidade do autocuidado ou na necessidade do heterocuidado (profissional, portanto), é arbitrária, podendo ser aceita ou não.

Embora o conceito de saúde da OMS seja largamente difundido, ele é muito criticado desde que foi anunciado, pois o significado de "bem-estar" varia muito entre as pessoas, mesmo quando compartilham a mesma cultura. Há também objeções ao termo "completo", tido como incoerente com o reconhecimento de que a saúde não é um estado absoluto. Costumo me valer das metáforas do paraíso e do nirvana, como equivalentes do conceito de saúde da OMS, pois um estado de completo bem-estar biológico, psicológico e, além disso, social, corresponde a uma idealização que só pode ser comparada com algo sobrenatural. Mas já Hipócrates rejeitava, quatro séculos antes de Cristo, qualquer associação entre doença e, portanto, saúde, com alguma dimensão metafísica. Por essas razões, não tendo utilidade operacional, o conceito da OMS não se presta ao adequado planejamento e gestão de programas e ações de saúde, restando como uma espécie de utopia, um conjunto de intenções, um ideal a perseguir.

A afirmação da saúde como sendo algo diferente do que simplesmente não apresentar doença destoa do senso comum. Embora em termos biomédicos a saúde possa ser conceituada como

> [...] um conjunto de juízos de caráter instrumental, orientados normativamente pela noção de controle técnico dos obstáculos naturais e sociais a interesses práticos de indivíduos e coletividades, tendo como base material o conhecimento e domínio de regularidades causais no organismo (corpo/mente/meio) e, como forma de validação, uma série bem definida de critérios *a priori* para o controle das incertezas.[107]

Para as pessoas, salvo exceções, tem saúde quem não está doente, e poucos se ocupam do tema para além disso. Mas "falar sobre saúde não equivale a falar sobre não-doença, e falar sobre doença não equivale a falar sobre não-saúde".[108]

Embora uma definição de saúde seja, portanto, uma questão em aberto no mundo acadêmico, aceita-se, em termos práticos e para fins operativos, que, no plano subindividual, a "saúde" é uma das dimensões de um complexo de reações químicas, interações celulares e fluxos físicos em nível molecular, tissular e sistêmico. A capacidade de uma célula, tecido ou órgão de se adaptar e produzir respostas decorrentes de modificações dos meios interno e externo nos diferentes níveis de desenvolvimento biológico vão caracterizar o surgimento, ou não, de um estado patológico.[109]

No plano individual, a "saúde" é uma das dimensões de um processo em que se alternam, dinamicamente, graus variados de disfunções ou anormalidades e de normalidades ou funcionalidades orgânicas, em

---

[107] AYRES, J. R. C. M. Uma concepção hermenêutica de saúde. *Physis: Revista de Saúde Coletiva*, v. 17, n. 1, 2007. p. 46.

[108] *Idem*, p. 45.

[109] NARVAI; FRAZÃO, P. Práticas de saúde pública. In: ROCHA, A. A. *et al.* (Orgs.). *Saúde pública: bases conceituais*. 2. ed. São Paulo: Atheneu. 2012. p. 307-335.

que estas predominam sobre aquelas. Tais disfunções e anormalidades ocorrem em indivíduos que são simultaneamente organismos biológicos e seres sociais. Assim, qualquer alteração de saúde resulta não apenas de aspectos biológicos, mas também das condições gerais de existência dos indivíduos, grupos e classes sociais, abrangendo dimensões individuais e coletivas. No plano individual, os momentos extremos seriam, de um lado, o tal "mais perfeito bem-estar", e, de outro, a morte, com uma série de eventos intermediários. Qualquer que seja o estímulo produtor de doença e qualquer que seja a natureza e a magnitude da resposta do indivíduo, o resultado é um processo, entendendo-se como tal uma série de eventos concomitantes ou sucessivos.[110]

No plano coletivo, esse processo, conceituado como "processo saúde-doença", corresponde a mais do que a soma das condições orgânicas de cada indivíduo que compõe um conjunto populacional. Embora as condições de saúde de uma dada população sejam comumente expressas por indicadores quantitativos, aspectos e dimensões qualitativas também podem ser empregadas com essa finalidade. Medidas demográficas e epidemiológicas, indicadores relativos a óbitos, doenças, serviços de saúde, riscos de adoecer e morrer e às condições de vida podem ser empregados. Nesta dimensão, o termo composto "saúde-doença" é expressão de um processo social mais amplo que resulta de uma complexa trama de fatores e relações representados por determinantes mais próximos e mais distantes do fenômeno patológico, conforme o nível de análise adotado: familiar, domiciliar, comunitário, bairro, municipal, nacional, global.

Assim, apenas em situações muito específicas a "saúde" resulta da disponibilidade e do acesso aos serviços de saúde que – embora indispensáveis para, no plano individual, produzir conforto, controlar a dor e reduzir o sofrimento – têm, no plano coletivo, um papel bastante modesto na produção de melhores níveis de saúde. A saúde

> [...] não se refere a regularidades dadas que nos permitem definir um modo de fazer algo, mas diz respeito à própria busca de que

---

[110] LESER, W. *et al. Elementos de epidemiologia geral.* São Paulo: Atheneu, 1985.

algo fazer. Estamos sempre em movimento, em transformação, em devir, e porque somos finitos no tempo e no espaço e não temos a possibilidade de compreensão da totalidade de nossa existência, individual ou coletiva, é que estamos sempre, a partir de cada nova experiência vivida, em contato com o desconhecido e buscando reconstruir o sentido de nossas experiências. O contínuo e inexorável contato com o novo desacomoda-nos e reacomoda-nos ininterruptamente no modo como compreendemos a nós mesmos, nosso mundo e nossas relações. É a esse processo que está relacionada a abertura relativamente grande do sentido da expressão *saúde*, que encontramos coletivamente em diferentes épocas e grupos sociais e entre os diferentes indivíduos em um dado tempo e local.[111]

A Constituição brasileira de 1988 afirma que as ações de saúde são de "relevância pública".[112] Isso decorre do reconhecimento de que a "saúde" é um *bem público puro* por apresentar, entre outros aspectos, algumas características que a distinguem de outros tipos de bens e serviços, entre as quais se incluem suas universalidade, imaterialidade, indivisibilidade e inapropriabilidade.[113]

A *universalidade* decorre do fato de que é imprescindível que todos, sem exceção, usufruam dela. Não fosse "apenas" por razões humanitárias e de justiça social, mas também por razões epidemiológicas: ainda que lesões ou casos ou condições especiais se localizem em corpos (individuais, portanto), tais corpos *portam* algo que interessa e, às vezes, ameaça a todos na sociedade, pois esse algo que portam representa algum risco para todos e não apenas um risco individual. Assim, longe de ser "um problema pessoal" a saúde-doença, reconhecidamente, diz respeito e interessa a todos, mesmo quando se reconhece e respeita a dimensão privada do evento.

É em razão *imaterialidade* que a saúde não tem existência material exterior às pessoas. Pode-se até doar órgãos para terceiros, mas "saúde", não. Já a *indivisibilidade* resulta do fato de que, não tendo existência

---

[111] AYRES, 2007. p. 50.

[112] BRASIL. Constituição Federal de 1988. Brasília, DF: Senado Federal, 1988.

[113] NARVAI; FRAZÃO, 2012.

material externa, não é possível decompor a saúde em componentes, como se faz com certos bens. Entretanto, mesmo em sua manifestação material interna (a higidez ou o comprometimento patológico de um ou mais órgãos), tem-se, individualmente, uma condição única não passível de ser considerada em separado. Por essa razão, conforme se sabe, expressões como "saúde bucal", "saúde mental" ou equivalentes têm finalidade meramente didática ou operacional.

Por fim, a *inapropriabilidade* da saúde é uma consequência de não ser possível, pelas características que lhe são inerentes, transformar "saúde" em mercadoria. Não é possível a alguém apropriar-se da saúde de outra pessoa. É possível tratar bens e serviços relacionados à saúde-doença como mercadorias – medicamentos, hotelaria em hospitais, prestação de serviços profissionais de assistência, próteses, órteses etc. – e, portanto, vendê-los como mercadorias. Mas isso não se confunde com "vender saúde" – o que, de resto, simplesmente não é possível. Cabe assinalar, a propósito, que o povo, em sua sabedoria, costuma simplificar as coisas. Basta lembrar da nossa satisfação quando alguém que estimamos está "vendendo saúde" – neste caso, com significado oposto ao "vender saúde" mencionado, com significado mercantil. A alegria resulta apenas da compreensão, compartilhada por todos em todas as classes sociais e níveis de escolaridade, de que de fato "saúde não tem preço".

Saúde pública em crise

É bem conhecida a clássica definição de saúde pública formulada por Charles-Edward Amory Winslow e que pode ser encontrada na maioria dos bons manuais sobre o assunto:

> Saúde pública é a ciência e a arte de evitar doença, prolongar a vida e promover a saúde física e mental e a eficiência, através de esforços organizados da comunidade, visando o saneamento do meio, o controle das infecções comunitárias, a educação do indivíduo nos princípios da higiene pessoal, a organização de serviços médicos e de enfermagem para o diagnóstico precoce e o tratamento da doença e o desenvolvimento dos mecanismos sociais que assegurarão

a cada pessoa na comunidade o padrão de vida adequado para a manutenção da saúde.[114]

Desde o final da Idade Média, e beneficiando-se das possibilidades geradas pelo Renascimento e o Iluminismo, a saúde pública se consolidou, nos séculos XVII e XVIII – quando diferentes visões centradas no homem e no seu ambiente de vida passam a nutrir as explicações para a saúde e a doença – como um campo de conhecimentos e práticas no contexto das revoluções burguesas na Europa. Os estudos sobre o corpo humano, interditados no período medieval, prosperam. Retoma-se, de certo modo, mas em outro patamar, as relações homem-natureza do período greco-romano. A evolução e a difusão da ciência vão criando as bases de um conhecimento que, sobretudo após a Revolução Industrial, transformaria radical e profundamente a saúde pública – em compasso, por certo, com as transformações igualmente radicais e profundas que a industrialização e a vida moderna trariam. Mas persistiriam por muito tempo, e ainda hoje estão muito vivas nas populações ao redor do mundo as explicações baseadas em sentenças divinas, miasmas e fatores mágico-religiosos.

Com o surgimento de vários Estados nacionais que se autodeclararam repúblicas socialistas – como a União Soviética e a China, mas também outros países na África, na Ásia e na América Latina –, e sobretudo após a criação da OMS, a saúde pública experimentou uma crise paradigmática importante no século XX. A tradição sanitária de a partir do centro de poder reconhecido em cada sociedade – seja nas comunidades primitivas, seja nas cidades-Estado da Grécia Antiga como em Tebas, Atenas, Esparta e Tróia, ou medievais como Gênova, Florença e Veneza ou, sobretudo, a partir da constituição e consolidação dos Estados nacionais no período que vai do final da Idade Média até o século XIX – fazer controle social com finalidades meramente econômicas, atuando de modo focalizado sobre pessoas e grupos populacionais que apresentam riscos efetivos ou potenciais que ameaçam

---

[114] WINSLOW, C-E. A. The Untilled Fields of Public Health. *Science*, v. 51, n. 1.306, 1920, p. 30.

o conjunto das comunidades, foi posta em questão. No século XX, a saúde pública que muitos países passaram a almejar tinha como foco a universalização do acesso aos cuidados de saúde, por meio do que se convencionou denominar de "sistemas universais" de saúde, custeados com recursos fiscais arrecadados em cada país, de modo que ao acesso universal correspondesse, também, a gratuidade dos serviços prestados.

A velha saúde pública estava posta em xeque. Precisaria seguir com suas estratégias clássicas de quarentena e isolamento para enfrentar epidemias, mas também incorporar imunizações e medicamentos a esse arsenal. E mais ainda: tendo em vista os avanços nos conhecimentos a respeito da profilaxia de doenças e a prevenção de riscos e agravos à maternidade e à infância, por exemplo, então a saúde pública deveria ampliar muito o leque de suas intervenções na saúde das populações. Tecnologias "apropriadas" deveriam ser desenvolvidas para tornar isso possível e para que os sistemas de serviços fossem economicamente sustentáveis, ainda que em países com parcos recursos, como na África, na Ásia e na América Latina. Os sistemas universais de saúde da Europa ocidental, do Canadá e do Japão mostravam que isso era possível, e a todos parecia justo que todos os povos almejassem desfrutar desse tipo de proteção sanitária.

Mas havia, para isso, que se transformar também toda a teoria que dava sustentação à velha saúde pública. Em 1977, a Assembleia Mundial da Saúde anuncia "Saúde para todos no ano 2000" como uma consigna a partir da qual todos os esforços possíveis deveriam ser desenvolvidos pelos países para conseguir uma extensão da cobertura dos serviços básicos de saúde, desenvolvendo-se "sistemas simplificados de assistência à saúde". O tema seria retomado um ano depois, em Alma-Ata, na Conferência Internacional sobre Atenção Primária à Saúde, promovida pela OMS. A Declaração de Alma-Ata, documento final do evento, reafirma a saúde como direito humano sob a responsabilidade política dos governos e reconhece que a sua produção resulta de ações intersetoriais, não sendo suficiente produzir apenas bons serviços de saúde.

Aos poucos, se consolida um movimento que, no plano internacional, ganharia a denominação de "Nova Saúde Pública" e que se caracterizaria pela afirmação de que a saúde pública necessária aos países deveria se ocupar da prevenção tanto das doenças infecciosas quanto das não infecciosas, da promoção da saúde e da ampliação e melhoria da qualidade da atenção médica, incluindo as possibilidades de reabilitação que o desenvolvimento científico permitia. Para isso, a "Nova Saúde Pública" deveria "buscar respostas assentadas nas bases científicas das ciências biológicas, sociais e comportamentais, tendo como áreas de aplicação populações, problemas e programas segundo o referencial da universalidade do acesso".[115]

Quem fala em saúde pública pensa em doenças que acometem muitas pessoas e até mesmo populações inteiras e tem sempre como referência não apenas as questões relacionadas com o restabelecimento da saúde das populações, mas as ações que o poder deve realizar para mantê-la ou recuperá-la para todos e no interesse de todos. Por essa razão, quem fala em saúde pública olha para o poder e, se há Estado, busca saber o que ele faz, como age, com base em que tipo de conhecimento, legitimando de que modo suas ações. Procura saber também como o Estado obtém recursos para financiar as ações e programas e como executa essas ações e avalia seus resultados. Para a saúde pública, o poder está no Estado, e este é o sujeito que a protagoniza, pois é quem está no centro das ações.

Saúde coletiva

Com a saúde coletiva, o olhar é outro, pois o sujeito dos processos que devem produzir a saúde de todos é a própria população, suas comunidades, grupos e classes sociais e suas interações, incluindo o conjunto das instituições e, como não poderia deixar de ser, o próprio Estado. O centro das preocupações, no entanto, mais do que a doença em populações, é a saúde e o modo como cada sociedade a conquista, recupera e mantém. É nesse sentido que a saúde coletiva recusa o conceito de saúde como sendo apenas o "outro polo" da doença. Afirma,

---

[115] PAIM, J. S.; ALMEIDA FILHO, N de. Saúde coletiva: uma "nova saúde pública" ou campo aberto a novos paradigmas?. *Revista de Saúde Pública*, v. 31, n. 4, 1998. p. 302.

ao contrário, que saúde corresponde a algo que vai muito além da "não doença", e que, por isso, ações que tenham apenas a doença, ainda que sejam epidemias, como referencial para sua execução não bastam. Por isso, para a saúde coletiva, os não doentes em uma população importam tanto quanto os doentes e as epidemias, pois o que ocorre com não doentes é indispensável para a compreensão do que ocorre com doentes e os indivíduos vulneráveis a epidemias.

Ao reconhecer que em qualquer agrupamento humano o poder se distribui pelos indivíduos, grupos e classes sociais, a saúde coletiva coloca seu foco nessas relações e interações e busca desvendar as interfaces das diferentes áreas e tipos de conhecimento que fundamentam as ações individuais e coletivas referidas à produção social da saúde-doença-cuidado, compreendidos como processos complexos e não apenas, portanto, a ausência de enfermidades. Enquanto a saúde pública foca na doença e, sobretudo, nas epidemias, a saúde coletiva orienta suas ações para a saúde e a necessidade de sua universalização como um direito humano que deve ser assegurado a todos, sem exceção. É também por este motivo que a saúde coletiva considera que, nas sociedades contemporâneas, o Estado é uma instituição central para assegurar o direito de todos à saúde por meio de políticas públicas, sobretudo em formações sociais marcadas por desigualdades acentuadas e pelo não reconhecimento de direitos. Esse reconhecimento coloca, nessas sociedades, o Estado como um ente decisivo para a saúde das populações, seja pelas iniciativas que toma com essa finalidade, seja por suas omissões, das quais decorrem um aprofundamento de desigualdades e, portanto, a produção social da doença. Derivam dessa concepção as preocupações com os rumos da democracia em cada país e no mundo, as possibilidades de participação social em saúde, o reconhecimento e a ampliação de direitos, entre outros aspectos políticos que estão no centro da saúde coletiva desde seu início. O Estado é decisivo porque, de suas ações, resultam consequências que impactam, positiva ou negativamente, os níveis de saúde das populações.

A saúde coletiva é, portanto, um movimento teórico e político no campo da saúde pública que se constitui originalmente no Brasil, em meados da segunda metade do século XX, a partir do questionamento da velha saúde pública e do modo como ela vinha se concretizando no Brasil. Há variados entendimentos quanto ao significado da expressão "saúde coletiva", mas pode-se afirmar que há uma convergência em compreendê-la como um campo de conhecimentos que busca a superação epistemológica da saúde pública, com a qual mantém permanente tensionamento teórico e político. Enquanto campo de conhecimento, a saúde coletiva ocupa-se do fenômeno saúde-doença em populações enquanto um processo social; investiga a produção e a distribuição das doenças na sociedade como processos de produção e reprodução social; analisa as práticas de saúde (processo de trabalho) na sua articulação com as demais práticas sociais; e procura compreender, enfim, as formas com que a sociedade identifica suas necessidades e problemas de saúde, busca sua explicação e se organiza para enfrentá-los.[116]

O contexto histórico em que se dá a emergência do movimento da saúde coletiva caracterizou-se pela crise da saúde pública e dos sistemas de saúde na América Latina, a insuficiência das respostas que as pesquisas e a formação em saúde vinham dando a essa crise e, no caso específico do Brasil, pela crise financeira da Previdência Social que aprofundava as restrições ao acesso aos serviços de saúde como "benefício previdenciário".

O que se convencionou denominar de "projeto da saúde coletiva", com o objetivo estratégico de produzir uma superação epistemológica da saúde pública, enquanto campo de conhecimentos e práticas, por meio da sua negação dialética, ganhou expressão em várias dimensões derivadas dessas crises e que podem, simplificada e resumidamente, decerto, ser expressas como tendo três dimensões principais. Em uma atividade promovida pelo Instituto de Saúde Coletiva (ISC) da Universidade Federal da Bahia (UFBA) em setembro de 2021, identifiquei essas três dimensões como referentes aos âmbitos da: a) produção de conhecimentos; b) reorientação da formação profissional e de pesquisadores nas graduações e programas de pós-graduação; e c) construção, no país, de um sistema público de saúde nos moldes do Serviço Nacional de Saúde inglês (o NHS, como é mais conhecido, na sigla inglesa) e no sistema de saúde cubano. Mas a saúde

---

[116] *Idem.*

coletiva pretendia – e pretende – fazer tudo isso com uma inovação muito importante: assegurando que, em todas essas dimensões, tudo seja feito com "participação popular" e, portanto, sob controle político da sociedade organizada, que deve, mais do que "complementar" os mecanismos administrativos institucionais do Estado brasileiro, controlar, também politicamente, esses órgãos de controle administrativo.[117]

Quase meio século após sua emergência como um movimento teórico e político, a saúde coletiva segue, em meados da primeira metade do século XXI, potente e influenciando de modo decisivo os rumos da saúde no Brasil. Registra êxitos inegáveis e muitas dificuldades, tendo como referência o projeto que a constituiu. O país conta com um sistema universal de saúde, o SUS, que tem prestado serviços notáveis à saúde da população, sobretudo aos segmentos de piores condições socioeconômicas, ainda que os princípios da universalização e da equidade permaneçam como um sonho, um ideal a perseguir permanentemente. Não obstante haja muitos problemas de representatividade, às vezes comprometida por práticas de nepotismo e clientelismo partidário, a participação "popular" é exercida, nos limites da frágil democracia brasileira, por conselhos e conferências de saúde, os quais têm atividade regular e exercem as funções para as quais foram concebidos e criados. Algumas dezenas de cursos de graduação específicos em saúde coletiva foram criados, e o "projeto da saúde coletiva" vem exercendo influência relevante sobre o ensino de saúde pública em várias graduações na área da saúde, incluindo-se cursos de formação de médicos. A pós-graduação deu passos importantes para incorporar a saúde coletiva, indo além do marco tradicional da saúde pública, ainda que boa parte da produção originada em cursos de mestrado e doutorado siga se dando sob essa influência. Mas a participação popular está muito longe de exercer alguma influência relevante, tanto sobre os diferentes níveis da formação em saúde quanto dos rumos e das agendas de investigação científica nessa área.

É inegável, porém, que nesse meio século desde a sua constituição o movimento da saúde coletiva brasileira consolidou um novo

---

[117] NARVAI, P. C. O controle do SUS pela sociedade. *Folha de S.Paulo*, 23 fev. 2007, A3.

paradigma no campo da saúde pública, recusando a hegemonia do biologicismo ainda prevalecente, afirmando a necessidade de pensar a saúde-doença-cuidado como tríade indissolúvel, advogando a gestão participativa como corolário de um sistema de saúde sob controle dos usuários, reafirmando a produção de conhecimentos alinhada com as necessidades de saúde da população e, inequivocamente, ligando a saúde à democracia como condição *sine qua non* para a sua produção social.

Muitos atribuem ao médico sanitarista Sérgio Arouca um papel fundador do movimento da saúde coletiva, mencionando *O dilema preventivista: contribuição para a compreensão e crítica da medicina preventiva*,[118] sua obra acadêmica mais relevante, como um marco. Porém, se sua tese de doutorado, defendida em 1975 na Universidade Estadual de Campinas (Unicamp), é reconhecidamente um clássico da área, curiosamente a expressão "saúde coletiva" aparece uma única vez no texto, em uma citação do livro *Tratado elementar de higiene*, de Becquerel, publicado em 1883. A menção ocorre logo no início da seção de introdução da tese, quando Arouca apresenta ao leitor o objeto a ser problematizado: a medicina preventiva. Mesmo considerando "coletiva" como um termo isolado, ele ocorre apenas oito vezes em toda a tese, e sempre como adjetivo qualificativo, nunca como substantivo. A expressão "saúde pública", por sua vez, é mencionada 47 vezes.

Mas Arouca falou e, mais que falar, agiu muito e de modo insistente, persistente, recorrente sobre reforma sanitária. Foi, por essa razão, entre tantos atores sociais decisivos, o protagonista desse processo, marcando-o tão profunda e significativamente que não é possível falar da Reforma Sanitária brasileira sem mencioná-lo.

Reforma Sanitária

No início dos anos 1980, embora a Fundação SESP, pelo Ministério da Saúde, e as secretarias estaduais de saúde oferecessem assistência

---

[118] AROUCA, A. S. da S. *O dilema preventivista: contribuição para a compreensão e crítica da medicina preventiva*. 197 f. 1975. Tese (Doutorado em Ciências Médicas) – Universidade Estadual de Campinas, Campinas, 1975.

médica gratuita para crianças, gestantes e doentes crônicos (tuberculose e hanseníase, entre outras condições) e cuidassem da vacinação, do controle de epidemias e da educação sanitária da população, a maior parte da assistência médica ambulatorial e hospitalar era centralizada e financiada pelo Instituto de Assistência Médica da Previdência Social (INAMPS), órgão do Ministério da Previdência e Assistência Social, criado em 1974, que o fazia por meio de serviços próprios e pelo setor privado contratado. Naquele contexto, insatisfeitos com a centralização administrativa, a burocratização e a impossibilidade de planejar e decidir em nível local, vários municípios começaram a desenvolver programas próprios de saúde, financiados com recursos de seus orçamentos. Por essa razão, apenas municípios com alguma "folga" orçamentária dispunham de condições financeiras para tomar essas iniciativas. Ou o faziam quando havia possibilidade de celebrar convênios com instituições universitárias para o desenvolvimento de programas de integração docente-assistencial ou quando dispunham de apoio internacional para a implementação de alguma inovação no planejamento e gestão ou no modelo assistencial. Entre esses municípios estavam Icapuí e Quixadá (CE), Vitória de Santo Antão (PE), Montes Claros (MG), Cachoeiras de Macacu e Niterói (RJ), Bauru, Diadema e Paulínia (SP), Lages (SC), Londrina e Cambé (PR).

As experiências municipais com a gestão da saúde, a organização de movimentos sociais interessados em questões de saúde e saneamento, o envolvimento e o apoio de partidos, militantes e lideranças políticas que se identificavam como críticos dos rumos que o país vinha tomando nessa área encontraram espaços e lideranças acadêmicas que, em várias regiões brasileiras, não apenas deram ressonância, mas contribuíram para impulsionar o processo que viria a se constituir como uma reforma sanitária, cujo ideário indicava a necessidade de criar um sistema universal de saúde, municipalizar completamente o planejamento, a organização e a execução de ações de saúde, financiar as ações com recursos originados no orçamento fiscal e na Previdência Social e estimular e valorizar a participação da sociedade organizada a partir do nível local.

Para a estratégia organizativa do sistema universal de saúde que se buscava criar no Brasil com a Reforma Sanitária, a chamada "municipalização da saúde", retomada das reformas de base do governo João Goulart, era uma espécie de pedra angular sem a qual toda a edificação poderia restar comprometida.[119]

A municipalização tinha sido tema central da 3ª Conferência Nacional da Saúde (3ª CNS), realizada em 1963, mas ainda nos anos 1950, no seio do denominado "sanitarismo desenvolvimentista", tendo como grande defensor Mário Magalhães da Silveira, as ideias de um sistema de saúde de base municipal acalentavam diálogos e estimulavam o delineamento de proposições com essa finalidade. A 3ª CNS foi o desaguadouro desse fluxo propositivo, que, desafortunadamente, seria abortado em suas consequências institucionais pelo golpe civil-militar de 1º de abril de 1964.[120]

A "municipalização da saúde" foi, portanto, o núcleo estratégico fixado para se lograr alcançar o dispositivo constitucional que delineia o SUS como uma "rede regionalizada e hierarquizada", organizada como "um sistema único" para executar "ações e serviços públicos de saúde", que o deve fazer segundo as diretrizes de "descentralização, com direção única em cada esfera de governo", "atendimento integral, com prioridade para as atividades preventivas, sem prejuízo dos serviços assistenciais", e com "participação da comunidade" (artigo 198, I, II e III).[121]

A municipalização da saúde foi o núcleo estratégico. Não é mais, pois o desafio contemporâneo da descentralização do SUS se relaciona com a regionalização das redes de atenção.

Tão logo foi criado, o SUS foi atacado pelo primeiro presidente da República eleito pelo voto direto. Fernando Collor adiou por dois anos a realização da 9ª Conferência Nacional de Saúde (9ª CNS) e mutilou o projeto de lei complementar que regulamentaria o SUS em 1990. Não houve lei complementar, e a matéria foi regulamentada pelas leis 8.080 e 8.142, de setembro e dezembro de 1990. O INAMPS seria extinto apenas cinco anos após a criação do SUS, em 1993, pela lei

---

[119] ESCOREL, 1999.

[120] MULLER NETO, J. Políticas de saúde no Brasil: a descentralização e seus atores. *Saúde em Debate*, v. 31, p. 54-66, 1991.

[121] BRASIL, 1988.

8.689. Com o governo federal buscando manter o SUS centralizado, foi essencial e decisiva a luta, liderada pelo Conselho Nacional de Secretarias Municipais de Saúde (CONASEMS), pela "municipalização da saúde" como estratégia descentralizadora.

Não obstante o êxito da municipalização no final do século XX, as décadas iniciais do século XXI puseram em evidência distorções importantes derivadas daquele processo, sendo a mais importante o desvio "localista" representado pela chamada "prefeiturização" do SUS, um fenômeno caracterizado pela postura de dirigentes municipais que compreendem a autonomia do ente federativo como equivalente a uma espécie de soberania municipal sobre assuntos do nosso sistema universal: "O dinheiro é meu e eu decido o que fazer com ele" é uma frase-síntese desse equívoco político-administrativo.

A "prefeiturização" comporta muitos riscos, sendo os três principais: 1) desconsideração e hostilidade ao conselho municipal de saúde e à "participação da comunidade"; 2) atitudes e práticas equivocadas e reacionárias à constituição de redes regionais de atenção à saúde, imprescindíveis ao desenvolvimento do SUS; e 3) omissão na governança do SUS com a privatização dos serviços e a captura da gestão do SUS pelo mercado no município.

A Reforma Sanitária, compreendida como um processo social, teria um marco importante no documento "A questão democrática na área da saúde" do CEBES, que, além de propor formalmente a criação do SUS, advoga que a descentralização pretendida pelo movimento da Reforma Sanitária tinha a finalidade de "viabilizar uma autêntica participação democrática da população nos diferentes níveis e instâncias do sistema", não se resumindo a "uma solução meramente administrativa ou estatizante", mas buscando assegurar aos setores populares "voz e voto em todas as instâncias".[122] Além da reconhecida influência dos sistemas de saúde britânico e cubano sobre as linhas gerais da Reforma Sanitária no Brasil, também a experiência política da reforma sanitária italiana impactou significativamente líderes da reforma brasileira, por

---

[122] CEBES. A questão democrática na área da saúde. *Saúde em Debate*, v. 5, v. 9, p. 11-13, 1980.

meio de uma fecunda interlocução com lideranças da Itália, notadamente Giovanni Berlinguer, médico e professor de saúde pública nas universidades de Sassari, na Sardenha, e "La Sapienza", em Roma, e deputado no parlamento europeu. Em reconhecimento a essa contribuição, mas não apenas por isso, pois Berlinguer é um nome expoente na Bioética, em 1998 a Universidade de Brasília (UnB) concedeu-lhe o título de Doutor Honoris Causa.

Cabe o registro de que, num país-continente e federativo como o Brasil, o termo "descentralizar" corresponde à desconcentração de poderes do governo federal para os entes subnacionais, vale dizer, para estados e municípios. Esta acepção do termo não é a comumente encontrada na literatura internacional sobre ciências políticas e gestão pública, na qual predomina o entendimento de que "descentralizar" corresponde a privatizar, a tirar do Estado a responsabilidade pelo provimento de serviços de interesse público.

Mas, bem ao contrário, o que pretendia e pretende o movimento pela Reforma Sanitária é de uma clareza solar e em aberta oposição a esse entendimento de que descentralizar é privatizar, pois em nosso contexto o Estado deve ser o ente garantidor da saúde como direito de todos, assegurado por um sistema universal de saúde controlado publicamente, por meios democráticos e participação popular.

Contudo, não foi isso o que a história reservou para a evolução do sistema de saúde em que o SUS se transformaria algumas décadas após a sua criação. Disso resulta que a Reforma Sanitária, tal qual o "projeto da saúde coletiva" do qual derivou, requer uma permanente atualização de agenda, bem como a renovação dos atores sociais que se identificam com a necessidade de sua construção social. Longe de ser algo do passado, encerrado e preso a um determinado momento do tempo, a Reforma Sanitária brasileira está em curso, viva e dialeticamente contraditória como não poderia deixar de ser, como processo reformista no interior de um Estado capitalista sob dominação política de uma burguesia secundarizada como classe social no contexto da luta de classes no plano internacional. O SUS, bem como o projeto reformista que lhe é inerente, deve ser visto, analisado e compreendido segundo as contradições que o marcam nessa perspectiva histórica.

9

Problemas, necessidades e prioridades em saúde

Problema de saúde, problema de saúde pública

A ideia de que tem saúde quem não está doente predomina no senso comum, mas não é aceita em termos científicos, pois reduz em demasia a complexidade relacionada com o tema da saúde. Se aceitarmos que "falar sobre saúde não equivale a falar sobre não-doença e falar sobre doença não equivale a falar sobre não-saúde",[123] a compreensão do que é saúde fica ainda mais difícil, desafiando não especialistas. Por essa razão, ao invés de falar simplesmente em "saúde" ou "doença", é comum se falar em "problema de saúde" para se referir tanto à saúde quanto à doença. A saúde pode não representar a mesma coisa para todas as pessoas,[124] mas ter um "problema de saúde" indica que, no plano individual, algo não está bem. Quando, na esfera pública, se diz que há um "problema de saúde", isto significa que se está frente a um "problema de saúde pública". Pode-se admitir pragmaticamente, para fins operacionais, que há um problema quando uma situação qualquer é indesejável e tende a permanecer, ou piorar, se nada for feito para alterá-la. Mas como se pode caracterizar um problema de saúde? E um problema de saúde pública?

---

[123] AYRES, 2007, p. 45.

[124] SCLIAR, M. História do conceito de saúde. *Physis: Revista de Saúde Coletiva*, v. 17, n. 1, p. 29-41, 2007.

À complexidade do conceito de saúde juntam-se as dificuldades para conceituar problema de saúde, uma vez que, para além das situações típicas nas quais há um inequívoco comprometimento de estruturas e processos essenciais a uma ou mais funções orgânicas, há um sem-número de situações em que a variabilidade individual faz com que o que é problema para um não o seja para outro. No âmbito do psiquismo, de outra parte, as dificuldades apenas aumentam quando se tenta fixar definições. Em outras tantas situações, são fugazes os comprometimentos de estruturas e processos orgânicos, de modo que não chegam a se constituir em dificuldade relevante e se resolvem espontaneamente.

Não obstante essas dificuldades relacionadas também com o conceito de "problema de saúde", considera-se que um problema de saúde é um problema de saúde pública quando:[125]

a) constitui causa comum de morbidade ou mortalidade;
b) existem métodos eficazes de prevenção e controle;
c) os métodos não estão sendo adequadamente utilizados.

Dessa forma, não basta que um problema de saúde seja "importante", mesmo quando envolve algum grau de incapacidade, para que se transforme num "problema de saúde pública". Nem todo problema de saúde é, portanto, um problema de saúde pública. Para isso, é preciso mais: é necessário que uma determinada comunidade, em situações históricas concretas, assim o considere. É preciso que a tal "situação indesejável que tende a permanecer, ou piorar, se nada for feito para alterá-la" seja reconhecida como uma situação socialmente relevante a ponto de justificar a mobilização de recursos da comunidade para resolvê-la. Não é qualquer "situação indesejável", ainda que "importante", que atende, em qualquer contexto, a esse requisito. Um problema de saúde é reconhecido, portanto, como um problema de saúde pública quando, acometendo um certo número de indivíduos e sendo passível de se tornar objeto de ações individuais ou coletivas para sua prevenção e controle em termos populacionais, adquire relevância tal que se justifica

---

[125] NARVAI; FRAZÃO, 2012.

a intervenção do Estado para atender demandas da sociedade com a correspondente alocação de recursos públicos.

Prioridades em saúde pública

Problemas de saúde pública não são definidos nem identificados em abstrato, fora do jogo concreto de embates, enfrentamentos, pressões e contrapressões, uma vez que dado que as intervenções de saúde pública têm um custo e que os recursos são escassos, as sociedades elegem prioridades. É complexo o processo de eleição de prioridades por envolver disponibilidades de recursos, atribuições de valor, conflitos de interesses, circunstâncias históricas e, certamente, disputas políticas. Assim, nem tudo que a ciência indica a possibilidade de realizar pode ser feito, pois fazer algo pode não ser a melhor opção, seja porque pode haver indisponibilidade de recursos para universalizar a ação ou operação, seja porque é preferível fazer algo em outro momento do desenvolvimento de uma doença ou enfermidade. Os custos e, portanto, a sustentabilidade de uma ação de saúde pode torná-la inexequível, ainda que a ciência e a tecnologia confiram segurança e eficácia à ação ou operação. Por isso, tão importante quanto identificar problemas de saúde pública é eleger prioridades para as intervenções de saúde pública, ou seja, para aquelas intervenções que se destinam a todos os indivíduos que integram uma determinada população-alvo identificada como destinatária da respectiva ação.

O estabelecimento de prioridades em saúde pública é feito levando-se em conta principalmente os seguintes critérios:[126]

1) Número de pessoas atingidas;
2) Seriedade do dano causado;
3) Possibilidade de atuação eficiente;
4) Custo *per capita*;
5) Grau de interesse da comunidade.

---

[126] *Idem.*

Desse elenco de critérios, resulta que quando um determinado problema não é sensível a uma ação de saúde desenvolvida para resolvê-lo, ou seja, quando a ação não é eficiente, mesmo que seja elevado o número de pessoas atingidas, ainda assim pode acontecer de o problema não ser considerado um problema de saúde pública. O mesmo ocorre com o impacto causado pelo problema, a "seriedade do dano": se o dano causado é bem tolerado pela comunidade, levando-se em conta a situação histórica concreta na qual todos estão imersos, então, mesmo havendo possibilidade de desenvolver ações eficazes, um determinado problema pode não ser considerado elegível para ser enfrentado, devido aos custos ou outros aspectos. Um princípio consagrado nas práticas de saúde pública diz respeito ao fato de que uma determinada ação de saúde é tanto mais uma ação de saúde pública quanto menor o número de vezes que tiver de ser realizada e maior a sua efetividade – ou seja, sua capacidade de resolver o problema para o maior número de pessoas e com o menor custo possível.

Com grande frequência, tomadores de decisão em saúde pública se veem em situações em que o essencial não é saber se há possibilidades (recursos e tecnologias) para realizar determinadas ações, mas se são elas as ações que devem ser realizadas, uma vez que optar por certas ações pode significar a impossibilidade de realizar outras, dada a exiguidade dos recursos – que aumenta em países dependentes como é o caso do Brasil. Não se trata, portanto, reiterando, de saber se é possível e necessário realizar uma determinada ação, mas se é essa a ação que deve ser priorizada para a aplicação de recursos públicos, em geral, escassos. Assim, considerando que essas decisões sempre envolvem poder político, tanto maior a importância de se criar e desenvolver organizações comunitárias e conquistar e manter práticas democráticas.

Outro problema frequente ao se lidar com a ideia de "prioridade" em saúde pública, sobretudo na área de planejamento e gestão de sistemas e serviços de saúde, refere-se ao próprio conceito de prioridade. Muitos não compreendem que priorizar é dar antecedência segundo algum critério aceito como razão suficiente para atender primeiro a alguns antes dos demais. Isto não deveria ser confundido, como ocorre em muitas situações, com a simples exclusão de acesso, sobretudo a exclusão que decorre da falta de recursos. Priorizar não é excluir, mas acolher primeiramente, supondo-se a acolhida de todos, sem exceção, de uma determinada população-alvo.

Necessidades em saúde

Tendo em vista as reconhecidas dificuldades para a compreensão e a aceitação de que "saúde" não decorre apenas da ausência de doença ou enfermidade, muitos preferem utilizar a expressão "conceito ampliado de saúde" para deixar claro que se referem a um conjunto de "variáveis" que intervêm nesse complexo processo, em que "saúde" e "doença" não são condições opostas, mas ligadas por um *continuum* em que ora há saúde, ora pode haver doença, e ao qual se acopla, além disso, o termo "cuidado". Por isso, falam em processo saúde-doença-cuidado[127] para se referir à impossibilidade de dissociar essas três dimensões de um mesmo processo, que transcende o plano biológico individual e que, em cada contexto ou situação particular, tem manifestação única. Por sua singularidade em cada situação, o processo saúde-doença-cuidado requer, portanto, para a sua adequada compreensão, a consideração simultânea de todas as variáveis envolvidas em qualquer dessas três dimensões. Por esse motivo, os participantes da 8ª Conferência Nacional de Saúde (8ª CNS, 1986) propuseram que a saúde deve ser compreendida de modo amplo, como "resultante das condições de alimentação, habitação, educação, renda, meio ambiente, trabalho, transporte, emprego, lazer, liberdade, acesso e posse da terra e acesso a serviços de saúde". Na conferência de abertura da 8ª CNS, Sérgio Arouca sintetizou essa compreensão ao afirmar que

> [...] saúde é alguma coisa mais do que simplesmente não estar doente, mas ter direito à casa, ao trabalho, ao salário condigno, à água, à vestimenta, à educação, às informações sobre como dominar o mundo e transformá-lo, [ter] direito ao meio ambiente, que não nos seja agressivo, mas, pelo contrário, que permita a existência de uma vida digna e decente, [ter] direito a um sistema político

---

[127] PAIM; ALMEIDA FILHO, 1998.

que respeite a livre opinião, a livre possibilidade de organização, a livre possibilidade de autodeterminação de um povo, e que não esteja todo tempo submetido ao medo da violência, daquela violência resultante da miséria, que resulta no roubo, no ataque, [a não estar] submetido ao medo da violência de um governo contra o seu próprio povo, para que sejam mantidos interesses que não são do povo. [128]

Essa concepção implica reconhecer o ser humano como um ser integral, e a saúde, tanto de indivíduos quanto de populações, como algo inerente a uma boa qualidade de vida, sem a qual resta comprometida. Assim, as necessidades que têm a saúde como referência são, ao mesmo tempo, necessidades que remetem: 1) à possibilidade de acesso universal e equitativo aos recursos e cuidados de saúde, ou "necessidades *de* saúde"; e 2) à produção social de condições gerais de existência que, ao promover saúde e prevenir doenças, levem a uma boa qualidade de vida, ou "necessidades *em* saúde".

Embora as expressões "necessidades *de* saúde" e "necessidades *em* saúde" sejam frequentemente empregadas como equivalentes, não o são.[129] O conceito ampliado de saúde remete, sobretudo, à ideia de "necessidades *em* saúde", cuja satisfação é requisito para a manutenção da saúde e, portanto, de uma boa qualidade de vida. A expressão "necessidades *de* saúde" remete, por sua vez, à noção de ações e serviços de saúde que não necessariamente se ocupam de aspectos não biológicos implicados nessas necessidades. A lei 141 de 13 de janeiro de 2012, que regulamenta a aplicação de recursos financeiros em saúde pelos entres federativos brasileiros, emprega a expressão "necessidades *de* saúde" em três artigos (17, 19 e 30), e em todas as situações o significado é relativo às dimensões epidemiológica, demográfica, socioeconômica, espacial e de capacidade de oferta de

---

[128] Conferência Nacional de Saúde, 8ª. Relatório final. Brasília: Ministério da Saúde 1986.

[129] CARNUT, L.; FERRAZ, C. B. Necessidades em(de) saúde: conceitos, implicações e desafios para o Sistema Único de Saúde. *Saúde em Debate*, v. 45, v. 129, p. 451-466, 2021.

ações e de serviços de saúde. Nesse sentido, as necessidades *de* saúde são apenas uma das muitas necessidades *em* saúde, sendo relevante distinguir os significados que podem assumir uma e outra expressão, dependendo da finalidade com que são utilizadas.

As necessidades em saúde podem ser classificadas de muitas maneiras, mas é comum, apenas para fins didáticos, apresentá-las como "necessidades individuais" ou "necessidades coletivas", conforme digam respeito às pessoas, consideradas isoladamente, ou quando se referem a grupos populacionais e até mesmo populações como um todo. Fala-se, também, em necessidades "sentidas" e "não sentidas", conforme se expressem ou não como sinais e sintomas corporais.

Quando alguém diz "preciso ir ao médico", ou ao "ao dentista", ou "fazer um exame" de sangue ou qualquer outro, é fácil reconhecer nisso uma necessidade individual, sentida, em saúde, também identificada como "necessidade clínica".[130] Mas quem diria que proporcionar uma bolsa de estudos para um estudante de mestrado fazer sua pesquisa é uma necessidade em saúde? Pois saiba que é. Uma necessidade não sentida individualmente, mas uma necessidade em saúde. Pode parecer difícil compreender o nexo entre uma bolsa de estudos e uma necessidade em saúde, mas pense em uma situação na qual o tema da referida pesquisa de mestrado está inserido em uma abrangente investigação científica cujo objetivo é o desenvolvimento de um fármaco eficaz para o tratamento da malária, e mais eficiente que o disponível atualmente. Numa situação como esta, parece não haver dúvida de que o financiamento do programa de pós-graduação em que o curso de mestrado está sendo feito, proporcionando a mencionada bolsa ao estudante, é uma necessidade em saúde. Em outra situação, uma pesquisa de doutorado analisa a hipótese de um programa governamental de assistência social que possibilitou o aumento da renda familiar estar ou não associado com a diminuição da mortalidade infantil. Em ambas as situações, o apoio à pesquisa, via bolsa de estudos, não diz respeito a uma necessidade individual em saúde, a necessidade de cada estudante, mas corresponde ao

---

[130] VIACAVA, F. Avaliação de desempenho de sistemas de saúde: um modelo de análise. *Ciência Saúde Coletiva*, v. 17, n. 4, p. 921-934, 2012.

atendimento de uma necessidade coletiva em saúde, pois é de interesse social, ou seja, de toda a população que tais pesquisas sejam realizadas.

Todavia, entre os exemplos da assistência à saúde proporcionados pelas consultas e o exame e o desenvolvimento científico-tecnológico gerado pelas pesquisas de mestrado e doutorado, há um vasto conjunto de variáveis relacionado com múltiplos aspectos que impactam, direta ou indiretamente, o processo saúde-doença-cuidado, entre as quais as que dizem respeito aos contextos social, econômico e familiar. Nem todos esses aspectos são conhecidos e, entre os conhecidos, nem todos são igualmente significativos, sendo uns mais e outros menos relevantes, outros ainda não são passíveis de controle e há, também, aqueles que sequer são mensuráveis com os instrumentos hoje disponíveis. Esse conjunto corresponde ao que se costuma qualificar como "realidade complexa"[131] e que, ao se falar em necessidades em saúde, deve ser contraposto à ideia de relações causais simplistas, equivalentes à relação "uma causa/um efeito" que praticamente não se ajusta a nenhuma situação concreta em que se considere necessidades sociais, e mesmo pessoais, de saúde.

O Movimento dos Trabalhadores Rurais Sem-Terra (MST) amplia ainda mais a concepção de saúde e, em decorrência, de "necessidades em saúde" ao considerar que para além do "acesso e posse da terra" mencionados no relatório final da 8ª CNS, também as condições do meio ambiente e tudo o que nele existe devem ser levadas em consideração, pois "sem água potável, sem terra fértil, sem biodiversidade, sem a produção agrícola [...], sem o cuidado com a água marinha e os animais, sem formas integrais de cuidado" não há saúde, a qual deve ser compreendida como "a capacidade de resistir a tudo o que nos oprime".[132]

---

[131] NARVAI, P. C.; FRAZÃO, P. Avaliação da atenção à saúde bucal. In: TANAKA, O. Y.; RIBEIRO, E. L.; ALMEIDA, C. A. L. de (Orgs.). *Avaliação em saúde: contribuições para a incorporação no cotidiano*. Rio de Janeiro: Atheneu, 2017. p. 185-200.

[132] SILVA, C. G. da.; PRADA, C. A. Saúde no campo: caminhos percorridos pelo Movimento dos Trabalhadores Rurais Sem Terra (MST). *Saúde em Debate*, v. 43, 2019. p. 61.

Este entendimento do processo saúde-doença-cuidado como algo complexo deve ser compreendido considerando as influências nele exercidas, ao mesmo tempo, por uma grande diversidade de fatores, e até mesmo por sistemas sociais como um todo. Isto impõe reconhecer que as "necessidades em saúde" remetem igualmente à complexidade do viver nas sociedades contemporâneas, marcadas por iniquidades que se expressam em maior ou menor grau. Esta perspectiva da complexidade causal em saúde recusa, portanto, a explicação, muitas vezes reducionista, que busca em "fatores de risco", considerados isoladamente ou agrupados, a compreensão do fenômeno patológico, pois há situações em que tais fatores são comuns a todos os indivíduos de uma população. Em tais situações, em que toda uma determinada formação social está envolvida, é mais apropriado falar em "sociedades de risco"[133] e não apenas em fatores que, supostamente, se distribuiriam aleatoriamente.

Saúde: assistência ou atenção?

A saúde-doença-cuidado envolve aspectos objetivos e subjetivos e decorre, em indivíduos e populações, de uma complexa rede causal. Fala-se, contemporaneamente, de modo mais restrito, em "determinantes sociais de saúde"[134] e, também, de modo mais abrangente, abarcando as formações sociais como um todo, em "determinação social" do processo saúde-doença-cuidado.[135] Não são apenas semânticas ou conceituais as diferenças entre "determinantes" e "determinação", mas também ético-políticas. Correspondem a caminhos e escolhas divergentes, a diferentes explicações sobre causalidade e risco à saúde com implicações

---

[133] LUIZ, O. D. C.; COHN, A. Sociedade de risco e risco epidemiológico. *Cadernos de Saúde Pública*, v. 22, n. 11, p. 2.339-2.348, 2006.

[134] BUSS, P. M.; PELLEGRINI-FILHO, A. A saúde e seus determinantes sociais. *Physis: Revista de Saúde Coletiva*, v. 17, n. 1, p. 77-93, 2007.

[135] BREILH, J. La determinación social de la salud como herramienta de transformación hacia una nueva salud pública (salud colectiva). *Revista Facultad Nacional de Salud Pública*, v. 31, 2013.

essenciais nas relações de poder, na concepção da ética e na compreensão do processo saúde-doença.[136]

É por admitir que o atendimento das necessidades sociais em saúde extrapola as possibilidades de intervenções produzidas apenas pelo setor da saúde que se vem alertando para a importância de não reduzir o conceito de "sistema de saúde" a um mero sistema de serviços de saúde ou, pior ainda, de um simples aglomerado de serviços desintegrados, concorrentes e cujas relações com as populações atendidas se deem enviesadas por um sentido mercantil que pode deformar a finalidade das ações de saúde.

O que se busca, nas intervenções que têm como referências as necessidades sociais em saúde, é que tais intervenções transcendam o setor saúde e, articulando ações intersetoriais, produzam impacto, concomitantemente, sobre todos os determinantes do processo saúde-doença-cuidado. Para alcançar este objetivo de importância estratégica, é preciso que o "sistema de saúde" seja, ainda que indiretamente, corresponsável por tudo o que impactar, de algum modo, a saúde da população, independentemente de qual seja o setor de atividades econômicas em que uma determinada ação for desenvolvida, pois ela não precisa ser uma ação ou operação específica de saúde para impactar e, portanto, interessar ao sistema de saúde.

Não obstante as limitações dos serviços de saúde para lidar com as necessidades sociais em saúde, se bem-organizados e dirigidos, eles podem ser relevantes ao lidar com a prevenção de doenças e com diferentes tipos de incapacidades, entendidas como as impossibilidades, transitórias ou permanentes, de exercer uma ou mais funções orgânicas ou psíquicas. Por isso, é amplamente reconhecido, em todas as sociedades, o valor de se dispor de bons sistemas de serviços de saúde, adequadamente planejados, organizados e administrados para produzir a *assistência* à saúde de que as populações necessitam. Porém, como as necessidades sociais em saúde são pouco vulneráveis à assistência em

---

[136] MORALES-BORRERO, C. *et al.* ¿Determinación social o determinantes sociales? Diferencias conceptuales e implicaciones praxiológicas. *Revista Salud Pública*, v. 15, n. 6, p. 797-808, 2013.

saúde, é indispensável que o alcance das ações e operações do sistema de saúde tenham uma abrangência maior e que, indo além da assistência aos indivíduos, contemplem as ações ditas de *atenção* à saúde.

É comum o emprego dos termos "assistência" e "atenção" como equivalentes, quando os que os empregam se referem às práticas de saúde e de saúde pública. São frequentemente utilizados como se fossem sinônimos. Em decorrência, fala-se em "atenção ao doente" ou em "modelo assistencial" como se essas expressões tivessem o mesmo significado, respectivamente, de "assistência ao doente" e "modelo de atenção", e, desse modo, a comunicação em saúde se vê prejudicada porque termos e expressões assumem significados variados e, na maioria das vezes, restam esvaziadas de sentido ou com significado ambíguo. Muitas vezes, seus usos não ajudam quem as utiliza a comunicar de modo eficaz o que deseja, nem se fazer entender por interlocutores, ainda que qualificados.

Com essa ressalva de que não se trata de defender o que seria correto ou incorreto, mas de eleger significados que pareçam adequados aos termos "assistência" e "atenção", dizemos que ao falar de "assistência" nos referimos ao "conjunto de procedimentos clínico-cirúrgicos dirigidos a consumidores individuais, estejam doentes ou não" e que a "atenção à saúde" diz respeito ao "conjunto de atividades intra e extra-setor de saúde que, incluindo a assistência individual, não se esgota nela, atingindo grupos populacionais com o objetivo de manter a saúde, e requerendo ações concomitantes sobre todos os determinantes da saúde-doença".[137] Assim concebidos, os termos *assistência* e *atenção* correspondem, portanto, a diferentes significados que não devem ser considerados sinônimos.

Admitindo-se esses diferentes significados como referenciais, conceber e implementar modelos de atenção à saúde requer muito mais do que, simplesmente (o que não é pouco, cabe assinalar), delinear e gerir sistemas assistenciais. A expressão "modelo de atenção" é empregada para se referir ao modo como, em cada contexto histórico concreto, se

---

[137] NARVAI, Paulo Capel. *Odontologia e saúde bucal coletiva*. São Paulo: Hucitec; 1994. p. 68-69.

explica o fenômeno da saúde e da doença e se combinam conhecimentos, tecnologias e recursos para desenvolver ações assistenciais e de atenção à saúde, de acordo com uma determinada política de saúde. Cada "modelo" indica, portanto, um rumo para as práticas de saúde dirigidas a uma determinada população, em um dado território. Um modelo de atenção em saúde nunca é delineado em abstrato e desvinculado de um contexto histórico específico. Ao contrário, resulta sempre dos embates e disputas que se travam em sociedades concretas, em situações históricas, portanto, singulares e não passíveis de reprodução, nas quais estão imersos os diferentes atores sociais, seus respectivos interesses e, portanto, suas contradições e conflitos.

Reiterando que muitas ações decisivas para a *atenção à saúde* são decididas e planejadas fora do denominado *setor saúde* – como a habitação e a geração de emprego e renda, para não mencionar apenas a educação –, frequentemente aos encarregados do planejamento e gestão da saúde resta, efetivamente, tomar decisões sobre sistemas assistenciais. Mas é crucial que estes, sem descuidar do *modelo assistencial*, articulem as ações assistenciais a um conjunto mais amplo de medidas de modo a que os *modelos de atenção* à saúde consigam, efetivamente, agir sobre o conjunto das necessidades *em* saúde – não restringindo, portanto, o alcance de suas ações às necessidades individuais *de* saúde – e, desse modo, produzir socialmente a saúde coletiva não reduzindo o modelo de *atenção* ao sistema *assistencial*. O que fazer e como conseguir isso constitui um permanente desafio, em cada território, população e contexto histórico, a tantos quantos se defrontem com a tarefa de assegurar a todos o exercício do direito à saúde.

10
Atenção primária e atenção básica em saúde

Dawson vai além de Bismarck

Se Otto von Bismarck queria um sistema previdenciário que, amparando os trabalhadores e suas famílias, protegesse os capitalistas de si mesmos, obrigando-os a compreender o que são seus próprios interesses de classe, os britânicos, liderados pelo *Lord* Dawson de Penn, foram ainda mais longe. Logo após a Revolução Russa, em 1917, os ingleses passaram a considerar a possibilidade de serem atendidas as pressões operárias por um sistema de proteção social que incluísse a saúde. Em maio de 1920, veio a público o *Dawson Report* (Relatório Dawson), um documento que havia sido encomendado um ano antes a Dawson de Penn por Christopher Addison, ministro da saúde britânico. O Relatório Dawson, composto por 150 itens, trazia uma avaliação dos principais problemas de saúde na Grã-Bretanha nas primeiras décadas do século XX e propunha a criação de um sistema de saúde de acesso universal e que não separasse as ações preventivas das curativas. A proposta partia do seguro social proposto por Bismarck na Alemanha do século XIX, mas ia muito além, pois detalhava as características do que deveria ser e como deveria funcionar um sistema de saúde. O relatório adota o conceito de níveis de atenção em saúde e concebe a atenção primária como o provimento de "cuidados domiciliares", apoiados em nível secundário por três tipos de centros de saúde, dimensionados conforme o porte demográfico da região em que se instalar, equipamentos e profissionais de saúde alocados. Essas unidades de saúde são a base do sistema e se conectam com hospitais para o terceiro nível de atenção, por meio de referência e contrarreferência. Embora esse delineamento seja até hoje apresentado como uma "pirâmide", Dawson o concebe como uma rede horizontal, não hierarquizada para fins de acesso, mas apenas segundo suas características e seu dimensionamento. Os termos "pirâmide" e "hierarquia", ou equivalentes, não aparecem em seu relatório, e seus usos decorrem de outras razões, não tendo amparo naquele documento. O exercício autônomo é previsto e caracterizado por Dawson como "saúde suplementar".[138]

A eclosão da Segunda Guerra Mundial interrompeu aquele processo, mas, tão logo a guerra acabou, a Grã-Bretanha instituiria o seu Serviço Nacional de Saúde, o NHS, em 1948. O sistema foi proposto pelo economista William Beveridge ainda em 1942, e retomava e atualizava as formulações originais contidas no Relatório Dawson. Beveridge foi diretor da prestigiada faculdade de economia de Londres, a London School of Economics, entre 1919 e 1937. Mas o Plano Beveridge, como suas propostas ficaram conhecidas, não se referia apenas à saúde e ao NHS. Isto era apenas uma parte de um conjunto mais amplo e integrado de ações de proteção social que seria caracterizado como *Welfare State* e que, no entender de Beveridge, estava orientado ao enfrentamento e superação dos cinco grandes males que afligem as sociedades: a escassez, a doença, a ignorância, a miséria e o desemprego.[139]

A missão do NHS inglês é fornecer assistência integral à saúde de toda população, integrando as ações preventivas e curativas com base em unidades territoriais, tendo para esta finalidade um financiamento exclusivamente público, com recursos provenientes da arrecadação de impostos. Usuários não pagam, diretamente, por serviços de saúde, embora haja exceções a essa regra geral. Cidadãos pagam impostos como um dever de cidadania, e estes financiam política públicas que

---

[138] PENN, D of. *Bond CJ*. London: Dawson Report, 1920.

[139] FIGURES H. WILLIAM BEVERIDGE (1879-1963). *BBC*, on-line. Disponível em: <https://bbc.in/3Bnvjfs>. Acesso em: 1 jan. 2022.

asseguram a todos o exercício de direitos previstos em leis. Todos financiam o *Welfare State*, e este protege a todos.

Ainda nos dias atuais, apesar das crescentes dificuldades que o sistema enfrenta para preservar suas características originais, obrigando os movimentos sociais e os próprios trabalhadores da saúde a defenderem o NHS em atos públicos, o NHS, por sua história e os serviços que presta à sociedade, desfruta de enorme prestígio e reconhecimento social. Na Cerimônia Oficial de Abertura dos Jogos Olímpicos de Londres, em 2012, o NHS motivou um dos quadros, em um justo reconhecimento do que o sistema significa para a população. Entre as muitas repercussões dessa cerimônia no Brasil, é provável que o texto de Luiz Carlos Bresser-Pereira seja o mais significativo:

> Sempre afirmei que o Estado de bem-estar social resistiria ao ataque neoliberal, porque era realizado em democracias, e, nelas, a vontade do povo vale – uma vontade que é a favor dos grandes serviços sociais universais que caracteriza essa forma de Estado. [...] Agora, diante do grande show de abertura com que nossos amigos britânicos nos brindaram, vemos mais uma confirmação dessas verdades. De repente, aparece diante de nós, em uma grande festa nacional e mundial, o National Health Service (correspondente ao nosso Sistema Único de Saúde) como um personagem principal. Como uma grande realização britânica, e como a encarnação do bem. O que, de fato, é. Entre os direitos fundamentais que o homem moderno definiu e vem conquistando – os direitos à liberdade, ao bem-estar econômico, à justiça, à proteção do ambiente, e à educação – está o direito universal aos cuidados de saúde. Nenhum direito é mais universal do que esse. Enquanto, nos outros, podemos justificar alguma desigualdade, nada justifica a desigualdade no caso da saúde. Não há nenhuma razão para que os mais ricos, ou os mais poderosos, ou os mais interessados tenham melhores cuidados de saúde. Essa verdade simples da democracia social foi belamente reafirmada na abertura da Olimpíada.[140]

---

[140] BRESSER-PEREIRA, L. C. Olimpíada da democracia social. *Folha de S.Paulo*, 30 jul. 2012, A12.

A proposta de um sistema universal de saúde contida no Plano Beveridge animou pessoas e países e tomarem esse rumo. Todos queriam um estado de proteção social. Mas o custo disso logo emergiu como uma dificuldade, e a saúde foi atingida em cheio, seja pela incorporação crescente de medicamentos, equipamentos e novas tecnologias, seja pela transição demográfica que alterava profundamente a pirâmide populacional, com o aumento, em todos os países, da proporção de idosos.

Em meados do século XX, a descolonização da África – com o sucesso das lutas independentistas – e as rupturas revolucionárias em outros continentes – que prometiam aos cidadãos direitos universais e equidade, das quais as revoluções chinesa e cubana foram expressões bem conhecidas – evidenciaram as dificuldades envolvidas nessa possibilidade. A disposição de assegurar direitos não bastava. Não havia qualquer dúvida quanto às intenções desses governos em assegurar a todos o acesso aos cuidados de saúde. Mas havia muitos e graves problemas nesses países.

A China precisava dar respostas a uma população que, em 1949, ano em que foi proclamada a República Popular, com a chegada de Mao Tsé-Tung ao poder, era de aproximadamente 550 milhões de pessoas. Cuba, que dispunha de apenas 6 mil médicos para 7 milhões de habitantes em 1959, viu metade desses profissionais saírem do país após a vitória da revolução. Na África, médicos e outros profissionais de saúde debandaram de Angola e Moçambique após a independência, fenômeno que se generalizou pelo continente e segue ocorrendo ainda hoje. Sem profissionais, sem recursos e infraestrutura sanitária, o modelo do NHS britânico era para esses países um sonho, uma utopia.

Mao e Che confrontam Dawson e Beveridge no Cazaquistão soviético

Alma-Ata, no extremo sul do país, ainda era a capital da república socialista soviética do Cazaquistão quando sediou, em 1978, a Primeira Conferência Internacional sobre Cuidados Primários de Saúde, realizada pela Organização Mundial da Saúde (OMS) em conjunto com o Fundo das Nações Unidas para a Infância, UNICEF. No ano anterior, em Genebra, a 30ª Assembleia Mundial de Saúde da OMS lançara o movimento "Saúde para todos no ano 2000", e a conferência de Alma-Ata seria o marco inicial desse esforço para que os países organizassem seus sistemas de saúde para atingir aquela ambiciosa meta. Buscava-se, também, diminuir as desigualdades nos níveis de saúde, entre os países e dentro deles.

A Declaração de Alma-Ata, documento final do evento, propunha aos países um conjunto de ações que, partindo das condições de cada local, possibilitasse a utilização adequada de recursos e tecnologias para prevenir doenças e promover a saúde, adotando a atenção primária à saúde como estratégia e reconhecendo o direito à saúde como um direito humano fundamental, constituindo-se, portanto, em uma meta das políticas sociais de todos os países, essencial para a melhoria da qualidade de vida e à manutenção da paz mundial.

Partia-se, portanto, do reconhecimento de que o padrão da oferta de cuidados que caracterizava o NHS não era possível, naquele contexto histórico, à maioria dos países, embora o princípio de equidade e acesso universal que caracterizava o sistema britânico fosse um objetivo a ser perseguido em qualquer situação.

A Conferência de Alma-Ata foi influenciada por diferentes experiências de organização de sistemas de saúde com diferentes abrangências e pela experiência da China, que, logo após a revolução, não dispunha de recursos para organizar um sistema universal nos moldes do NHS. Aos poucos, a China foi desenvolvendo um sistema baseado nas suas possibilidades e nos conhecimentos da sua medicina tradicional: simplificou ações, valorizou conhecimentos milenares, mobilizou a sociedade. Levou a experiência revolucionária para o campo da saúde, com a estratégia que ficou conhecida como a "Medicina dos Pés Descalços", chamando a atenção da OMS, despertando a curiosidade de leigos e especialistas do setor e produzindo um grande impacto na organização de sistemas de saúde de países pobres.[141] Essa iniciativa, que articulava profissionais de saúde de vários níveis de formação, com destaque para o que viria a

---

[141] CUETO, M. The Origins of Primary Health Care and Selective Primary Health Care. *American Journal of Public Health*, v. 94, v. 11, p. 1.864-1.874, 2004.

ser conhecido no Brasil como agente comunitário de saúde, foi a base sobre a qual se desenvolveu o conceito de "Atenção Primária à Saúde" (APS), não como o nível de atenção proposto por Dawson, mas como uma estratégia sanitária para prevenir doenças e promover a saúde, atingindo toda a população de um determinado território e levando em conta as características socioeconômicas e culturais da população local, valorizando-as e respeitando-as.[142] Posteriormente, em alguns países e também no Brasil, a APS teria uma versão operacional que ficaria conhecida como a muito eficaz estratégia Saúde da Família.[143]

Assim concebida, a universalização dos cuidados de saúde seria, de algum modo, tecnicamente factível e politicamente viável, ainda que sob as mais diferentes realidades e condições. Seria possível, portanto, aos países da África, Ásia e América Latina, partindo de suas possibilidades concretas, organizar seus sistemas de saúde e, melhor ainda, fazê-lo respeitando suas culturas e tradições de cura, contando com os recursos ao seu alcance.

Não ter o NHS como um padrão a ser alcançado afastava um fantasma que desde meados do século XX rondava a todos, em todo o mundo. Era como se Mao Tsé-Tung e Che Guevara estivessem dizendo a Dawson e Beveridge: "Ok, camaradas, foi muito bom, agradecemos por tudo etecetera e tal, mas nós temos de seguir nossos caminhos e criar outras soluções para resolver nossos problemas, inclusive os de saúde". E, assim, se libertassem do peso enorme que é a impossibilidade e, sobretudo, a inadequação de proporcionar a todos, generalizadamente, o padrão de cuidados que a "medicina ocidental" preconiza e que predomina no NHS e reina, absoluta, no tão dispendioso quanto ineficaz sistema de saúde dos Estados Unidos da América.

---

[142] LOPES, P. E. da S. *et al.* Opinião de cirurgiões dentistas sobre atividades de preceptoria na formação de estudantes de Odontologia de uma universidade brasileira. *Revista da ABENO*, v. 18, n. 3, 2018.

[143] CONILL, E. M. Ensaio histórico-conceitual sobre a Atenção Primária à Saúde: desafios para a organização de serviços básicos e da Estratégia Saúde da Família em centros urbanos no Brasil. *Cadernos de Saúde Pública*, v. 24, supl. 1, p. 7-16, 2008.

No ano 2000, não houve "saúde para todos", muito menos a "saúde *igual* para todos" que alguns insistiram em agregar à consigna lançada pela OMS em 1977. São inegáveis, porém, os avanços desencadeados a partir dos rumos indicados na Declaração de Alma-Ata.

Nas décadas que se seguiram, porém, tudo mudaria na União das Repúblicas Socialistas Soviéticas (URSS), no Cazaquistão, em Alma-Ata e na OMS. Também no Brasil, decerto.

Alma-Ata e a Atenção Primária à Saúde que, no Brasil, virou Atenção Básica

A Declaração de Alma-Ata possibilitou também que a atenção primária à saúde fosse compreendida para muito além do mero nível de atenção a que o Relatório Dawson, de algum modo, a confinava. Vista como uma estratégia de atenção, portanto, necessariamente flexível e de organização de sistemas de saúde, a APS prestaria grande contribuição aos países em seus esforços para reorientar e adequar às suas realidades os seus sistemas de atenção a partir das características que, historicamente, os foram moldando. Não foi diferente no Brasil.

Entre nós, a estratégia de APS teria de ser ajustada ao que o país vinha desenvolvendo. As intervenções de saúde pública realizadas no Brasil desde meados do século XIX, aprimoradas e desenvolvidas no século XX com as experiências lideradas, entre outros, por Oswaldo Cruz, Geraldo de Paula Souza, Carlos Chagas, Clementino Fraga, Belisário Penna, Vital Brazil, Adolpho Lutz, Mário Magalhães da Silveira, Samuel Pessoa, Noel Nutels e com a criação do Serviço Especial de Saúde Pública (SESP) no contexto da Segunda Guerra Mundial possibilitaram formar especialistas e técnicos que colocaram suas experiências a serviço do desenvolvimento institucional do Ministério da Saúde, criado em 1953. A criação, em 1956, do Departamento Nacional de Endemias Rurais (DNERu) pelo governo Juscelino Kubitschek (1956-1961) indica o rumo que se buscava dar ao ministério, à época praticamente um recém-nascido.

Mas a ruptura institucional de março de 1964 impactou forte, e negativamente, os rumos do sistema de saúde brasileiro. Houve uma importante fragilização do Ministério da Saúde, cuja atuação ficou limitada ao controle de epidemias e endemias por meio de vacinação e educação sanitária. Ampliou-se a cobertura e o grau de atenção da medicina previdenciária, embora sempre restrita aos segurados e seus dependentes e executada, majoritariamente, por serviços privados contratados da Previdência Social, um modelo muito criticado por sua inadequação e insustentabilidade.[144]

Esta política registrou uma forte crise de financiamento nos anos 1970 e foi se formando um consenso quanto à inviabilidade da expansão da cobertura da assistência médico-hospitalar nos moldes em que vinha sendo realizada. Não se vislumbrava, no modelo vigente, qualquer perspectiva sustentável de universalização do acesso. A crise levou à reorientação da medicina previdenciária, e ganharam repercussão e apoio as propostas que buscavam a aproximação e a integração dos recursos da previdência e da saúde pública investidos na saúde da população. Foi nesse contexto que se realizou, em março de 1980, a 7ª Conferência Nacional de Saúde (7ª CNS), cujo tema central foi "Extensão das ações de saúde através dos serviços básicos".[145] Halfdan Mahler, então diretor-geral da OMS, que presidira a Conferência de Alma-Ata, esteve em Brasília e discursou na Cerimônia de Abertura da 7ª CNS. Reiterou que as

> [...] decisões políticas dos governos – isto é, dos governos como um todo e não só do setor saúde ou dos ministérios da saúde – devem traduzir-se em processos que comprometam, desde suas etapas iniciais, todos os setores econômicos e sociais mais relacionados com a problemática de saúde, assim como todos os níveis da estrutura político-administrativa nacional.

E rejeitou as concepções de APS como uma espécie de

> [...] atenção primitiva, de segunda ou terceira classe, para os pobres das zonas urbanas e as populações rurais. Pelo contrário, deve ser

---

[144] MELLO, 1981.

[145] BRASIL. 7ª Conferência Nacional de Saúde. *Anais...* Brasília: Centro de Documentação do Ministério da Saúde, 1980.

sempre considerada como o ponto de primeiro contato entre o sistema de saúde e a comunidade local e como a porta de entrada universal – isto é, para todos os grupos da população – para outros níveis do sistema de saúde. Em consequência, não pode nem deve ser um programa paralelo e independente do sistema de saúde, mas uma parte perfeitamente integrada [a ele].

Incumbido da palestra sobre o tema central da 7ª CNS, Carlyle Guerra de Macedo conceituou o que no Brasil se vinha considerando "serviços básicos de saúde" (que além do nível de "atendimento primário" incluía uma parte do "atendimento secundário") e propôs que o país criasse um "programa de serviços básicos" que incluísse, parcialmente, o "atendimento terciário". Propôs, em resumo, que fossem reunidos e integrados, em um programa nacional que deveria ser tratado com prioridade pelo governo brasileiro, os recursos dos ministérios da Saúde e da Previdência Social no Programa Nacional de Serviços Básicos de Saúde (PREV-SAÚDE). O Sistema Nacional de Saúde, que fora criado em 1975 pela lei 6.229, constituía a base institucional que viabilizaria o PREV-SAÚDE. Mas o programa sonhado por Guerra de Macedo jamais sairia do papel, fulminado pelos interesses privados que hegemonizavam a política nacional de saúde. Foi "um natimorto", escreveu Carlos Gentile de Mello.[146]

De tudo, restou, porém, o original conceito de "atenção básica" que amplia a perspectiva da APS e, em face das características institucionais e da tradição assistencial que marca a experiência da saúde pública no Brasil, nos anos seguintes se consolidaria em nossa institucionalidade sanitária, dando origem a uma Política Nacional de Atenção Básica que aspira a exercer um papel estratégico na coordenação do cuidado integral em saúde.[147]

---

[146] MELLO, 1981.

[147] BRASIL. Ministério da Saúde. Secretaria de Atenção Básica. Departamento de Atenção. Política Nacional de Atenção Básica, v. 25, *American Journal of Human Genetics*. Brasília, DF: Ministério da Saúde, 2006. p. 457-458.

11
Saúde e democracia

Diretas Já!

No cartaz de papelão feito sem maiores cuidados estéticos, sustentado no alto por um cano de plástico branco que as mãos de uma mulher de uns 30 anos seguram firmemente na Praça Charles Miller, em frente ao Estádio Municipal do Pacaembu, está escrito, com letras vermelhas: "Arroz, feijão, saúde e educação. Diretas na eleição". É uma tarde de domingo em São Paulo, com nuvens esparsas e temperatura agradável, girando em torno de 22ºC. O dia é 27 de novembro de 1983, e eu estou na praça, a vários metros da mulher, na parte de trás de um aglomerado de gente que reúne perto de 15 mil pessoas. No palanque, construído no lado oposto ao dos portões de entrada do famoso estádio paulistano, discursam lideranças políticas, ali reunidas por mais de 70 entidades civis, entre elas a Arquidiocese de São Paulo, a Ordem dos Advogados do Brasil, a Central Única dos Trabalhadores, a Federação dos Trabalhadores da Agricultura, a Associação Nacional dos Docentes do Ensino Superior, a Associação Brasileira de Imprensa e a União Nacional dos Estudantes. Por volta das 17h30, um locutor anuncia a morte do senador alagoano Teotônio Vilela, que se notabilizara por, migrando da base política da ditadura para a oposição ao regime militar, se dedicar intensamente à luta pela anistia aos presos políticos e à redemocratização, ainda que padecesse de um câncer. O epíteto "O menestrel das Alagoas", que ganhara ao percorrer o país nessas atividades políticas, motivaria os compositores Milton Nascimento e Fernando Brant a lançarem, em setembro de 1983, uma canção com esse título. Ao lado de "Coração de estudante", outra parceria de Milton Nascimento, desta vez com Wagner Tiso, a música se transformaria numa espécie de trilha sonora da campanha das Diretas Já!, que da praça paulistana se espalharia em seguida para todo o Brasil, buscando que fosse aprovada a Emenda Dante de Oliveira, uma modificação nos artigos 74 e 148 da Constituição de 1967 que reinstituiria a eleição direta para a presidência da República, interrompida em 1964 pelo Ato Institucional n. 1. O anuncio da morte de Teotônio Vilela foi saudado, no ato do Pacaembu, por Fernando Henrique Cardoso: "Não poderia haver homenagem maior a Teotônio do que esta manifestação pelas eleições diretas".[148]

No dia anterior, sábado, 26 de novembro, o governador Franco Montoro reunira oito governadores no Palácio dos Bandeirantes, sede do governo paulista, para o lançamento do documento "Fala, Brasil – A nação tem o direito de ser ouvida". Foram signatários, além do próprio Montoro, Leonel Brizola (RJ), Tancredo Neves (MG), José Richa (PR), Íris Resende (GO), Jader Barbalho (PA), Gilberto Mestrinho (AM), Gérson Camata (ES). Os governadores Nabor Júnior (AC) e Wilson Martins (MS) enviaram representantes. Em um artigo publicado na *Folha de S.Paulo* em 27 de novembro de 1983, Franco Montoro repetiu o que dissera ao tomar posse como governador paulista:

> A eleição direta dos governadores foi resultado do longo combate do povo brasileiro pela democracia. A eleição direta dos gover-nantes em todos os níveis, do prefeito municipal ao presidente da República, é o anseio que a Nação deseja agora ver realizado, como o próximo passo dessa longa caminhada.[149]

---

[148] MANIFESTAÇÃO de 15 mil exige a volta das diretas. *Folha de S.Paulo*, 28 nov. 1983.

[149] MONTORO, Franco. A Nação tem o direito de ser ouvida. *Folha de S.Paulo*, 27 nov. 1983. p. 3. 1º caderno. Seção: Tendências/Debates.

No dia seguinte, os jornais contariam que havia sido frustrada a expectativa de reunir na praça "mais de 100 mil pessoas", na "festa comício" em defesa de eleições diretas para a presidência da República. Lamentariam a ausência de Franco Montoro, temeroso de ser criticado em praça pública, o pouco empenho dos sindicatos em chamar os trabalhadores para o ato e diriam que alguns líderes políticos estavam sendo "sectários", pois seus partidos não estariam focando no que importava naquele momento: conquistar as eleições diretas.

Ainda não era, logo se percebe, o vigoroso movimento que entraria para a história brasileira como a campanha das Diretas Já!, o processo político que culminaria com a instituição de um Estado Democrático de Direito pela Constituição de 1988 e se constituiria, para muita gente, como a verdadeira instauração da República no Brasil 99 anos após sua proclamação, esvaziada de participação popular, em 15 de novembro de 1889. Registre-se, a propósito, que a Constituição que seria promulgada em 8 de outubro de 1988 determinou que em 7 de setembro de 1993 fosse realizado um plebiscito para definir a forma e o sistema de governo do país. A Emenda Constitucional n. 2, de 25 de agosto de 1992, alterou essa data, e, em 1993, o plebiscito ocorreu em 21 de abril. Os eleitores decidiram que o regime seria republicano, e o sistema, presidencialista, com 86,6% e 69,2% dos votos, respectivamente.

Nas semanas que se seguiram ao pouco expressivo e frustrante domingo paulistano, houve, porém, manifestações com o mesmo propósito em algumas cidades do interior paulista e em várias grandes cidades, como Olinda, Curitiba, Salvador, Vitória e Porto Alegre. O sentimento de frustração da praça Charles Miller foi dando lugar a um otimismo que aumentou ainda mais quando o comício de Curitiba reuniu mais de 50 mil pessoas em 12 de janeiro de 1984 e uma multidão de mais de 300 mil pessoas lotou a Praça da Sé, no centro de São Paulo, em 25 de janeiro daquele ano. Logo se seguiram atos massivos em outras capitais e grandes cidades do país, como João Pessoa, Maceió, Belém, Rio de Janeiro, Cuiabá, Rio Branco e Manaus, entre outras, apesar de a maioria da imprensa silenciar sobre a campanha. Naquele contexto histórico, sem internet, redes sociais e telefones celulares, a imprensa jogava um papel muito importante nas comunicações sociais, sobretudo a TV aberta, cuja liderança de audiência era detida pela Rede Globo.

O ato do Pacaembu não foi formalmente a primeira reunião pública com o objetivo político, explícito, de alterar a Constituição vigente à época para que fosse possível realizar eleições diretas para a presidência da República. No emblemático dia 31 de março, em 1983, o município pernambucano de Abreu e Lima, localizado na região metropolitana de Recife, com o apoio do governador Miguel Arraes, realizara com esse objetivo o primeiro ato público de que se tem notícia. Ainda em junho daquele ano, o governador goiano Iris Resende apoiara a realização, em Goiânia, de um comício com o mesmo objetivo, reunindo cerca de cinco mil pessoas. Atos públicos semelhantes, todos registrando um pequeno número de participantes, ocorreram em seguida em Teresina e outras cidades. Contudo, apesar do silêncio da mídia, o ato da capital paulista foi o de maior impacto político para os eventos que comporiam a que ficou conhecida como campanha das Diretas Já!, que a partir do Pacaembu se espalharia rapidamente para todo o país, até seu desfecho na madrugada do dia 26 de abril de 1984 com a rejeição da Proposta de Emenda Constitucional (PEC) 05/1983, de autoria do deputado mato-grossense Dante de Oliveira, apresentada à Câmara dos Deputados em 2 de março de 1983. Porém, os efeitos políticos da campanha das Diretas Já! seriam projetados por muitos anos mais, e muito fortemente, sobre a Assembleia Nacional Constituinte, cujos trabalhos foram encerrados em 8 de outubro de 1988, pondo fim à série de atos institucionais e decretos-leis iniciados em 1964 e sepultando a Constituição de 1967, outorgada pelo mal denominado "regime militar".

O Ato Institucional n. 1 (AI-1), baixado em 9 de abril de 1964, estabelecera que os cargos de presidente e vice-presidente da República seriam ocupados por titulares eleitos indiretamente até 1965, quando eleições diretas restabeleceriam o calendário eleitoral. Mas, em 27 de outubro de 1965, o AI-2 extinguiu o pluripartidarismo, impôs o bipartidarismo e tornou permanente a eleição indireta, do presidente e do vice-presidente da República, por um colégio eleitoral.

Os atos institucionais, sobretudo, mas também os decretos-leis foram os principais dispositivos jurídicos exóticos adotados pela junta militar para consolidar seu poder político e governar o país. Autodenominando-se "Comando Supremo da Revolução", a junta militar pôde fazê-lo, pois com a vitória do golpe civil-militar em 1º de abril de 1964 autoinvestiu-se de Poder Constituinte, o qual, argumentava o tal "comando supremo" e seus acólitos, "se legitima por si mesmo". Autoatribuindo-se a insólita condição de único representante "do interesse e da vontade da Nação", editou 17 atos institucionais, entre 1964 e 1969, e 2.485 decretos-leis, no período de 1965 a 1988, para se manter no poder até 8 de outubro de 1988. Cassou o mandato parlamentar de 9 senadores da República e 177 deputados federais. O paroxismo do regime imposto ao país em 1964 se dera com a edição, em 7 de dezembro de 1966, do AI-4, pelo qual o marechal Humberto de Alencar Castelo Branco, no cargo de presidente da República, convocou o Congresso Nacional para, interrompendo o recesso de verão, se reunir extraordinariamente durante 50 dias, de 12 de dezembro de 1966 a 24 de janeiro de 1967, para a "discussão, votação e promulgação" de um "projeto de Constituição" que lhe seria apresentado por ele. A promulgação, derivada de um processo como esse, não passou de um "sonho de verão" com características de delírio político. A Constituição de 1967, outorgada e não promulgada, como pretendeu legitimá-la a Junta Militar, seria vigorosamente repudiada interna e externamente. O paroxismo de 1966 atingiria seu clímax dois anos depois quando, em 13 de dezembro de 1968, a edição do AI-5 jogaria o país no transe político cuja agonia duraria uma década e cessaria apenas com a anistia, em 1979. Nesse período, a ditadura civil-militar mostraria suas entranhas,[150] de onde emergiram monstros a perseguir, torturar, matar, fazer desaparecer ou atormentar pessoas até o fim de suas vidas.

Vinte anos após a edição do AI-5, viria a Constituição de 1988.

Mas ela não existiria sem aquele ato do domingo de primavera em frente ao campo de futebol, pois ele desencadeou o maior movimento de massas da história do país e criou as condições políticas que

---

[150] GASPARI, 2002.

tornaram possível escrever a Carta Magna de 1988. Sem computar as centenas de pequenas manifestações em todo o território brasileiro, estima-se que apenas nas grandes cidades aproximadamente 5 milhões de pessoas tenham ido às ruas, entre 27 de novembro de 1983 e 18 de abril de 1984, em cerca de 50 eventos políticos organizados exclusivamente com esse objetivo: conquistar eleições diretas para a presidência da República.

Na reta final da campanha, em abril de 1984, comícios gigantescos ocorreram no Rio de Janeiro, no dia 10, e em São Paulo, no dia 16. Ao evento do Rio de Janeiro, realizado na Candelária, acorreram cerca de 1,2 milhão de pessoas que ocuparam as avenidas Rio Branco e Presidente Vargas, formando a maior manifestação política da história da cidade.[151] Na semana seguinte, São Paulo reuniu cerca de 2 milhões de participantes que, a partir da Praça da Sé, lotaram as ruas ao redor, chegando ao Viaduto do Chá, ao Anhangabaú e à avenida São João. O delegado Romeu Tuma, da Polícia Federal, informou seus superiores em Brasília de que "o verde do Anhangabaú foi coberto pelo vermelho das bandeiras dos partidos de esquerda".[152] No encerramento da manifestação, fogos de artifício escreveram no céu escuro daquela noite fria de São Paulo: "Diretas *Já!*".

A Emenda Dante de Oliveira foi discutida e votada na Câmara dos Deputados na sessão de 25 de abril de 1984, tendo sido encerrada, contudo, apenas na madrugada do dia 26. Havia enorme expectativa quanto à sua aprovação, uma vez que uma pesquisa de opinião realizada pelo Instituto Brasileiro de Opinião Pública e Estatística (IBOPE) indicava que essa era a vontade de 84% da população. O quórum requerido para a aprovação da PEC era de dois terços dos parlamentares da Câmara dos Deputados, o que correspondia a 320 votos. Mas ainda que apenas 65 deputados tenham votado contrariamente, os 298 votos favoráveis não foram suficientes, pois 113 deputados não compareceram ao plenário para votar e 3 se abstiveram. Com isso, faltando-lhe 22 votos, a PEC

---

[151] CIDADE faz por diretas seu maior comício. *O Globo*, 11 abr. 1984.

[152] SÃO PAULO faz o maior comício. *Folha de S.Paulo*, 17 abr. 1984.

foi recusada pela Câmara e nem chegou a ser enviada à apreciação do Senado Federal.

O objetivo da campanha das Diretas Já! de realização de eleições diretas para a presidência e a vice-presidência da República, em 1985, não foi atingido. Nesse sentido, a campanha foi derrotada. Mas, em termos políticos, é tida como bem-sucedida por seus efeitos a médio e longo prazos, uma vez que produziu alterações relevantes nos alinhamentos das lideranças políticas daquele período. Basta mencionar que 55 dos 120 votos dos deputados federais governistas foram favoráveis à Emenda Dante de Oliveira, apesar das enormes pressões exercidas sobre esses parlamentares. Não se tratava, contudo, de divergências menores, específicas, relacionadas com interesses imediatos das bases desses parlamentares, os chamados "interesses paroquianos", como é comum nos parlamentos. Os votos dissidentes decorriam, bem ao contrário, de divergências profundas sobre os rumos políticos do país, seu futuro e o destino da democracia no Brasil. Mais do que pequenas fraturas, portanto, o desalinhamento indicava rupturas significativas que se expressariam nos meses seguintes como desdobramentos daquela votação.

A consequência imediata foi a manutenção da eleição presidencial de 1985 por um colégio eleitoral constituído pelos deputados federais e senadores. O governo, mas também setores oposicionistas registraram divisões sobre participar ou não, naquela conjuntura, de uma eleição indireta. A votação aconteceu em 15 de janeiro de 1985. Foram candidatos à presidência da República o ex-governador paulista Paulo Maluf, indicado pela articulação política governista, e, pela oposição, Tancredo Neves, ex-governador de Minas Gerais e ex-primeiro-ministro no governo de João Goulart. Tancredo foi eleito com 480 votos, dos quais 166 lhe foram dados por congressistas filiados ao partido governista que se recusaram a apoiar Paulo Maluf, que registrou apenas 180 votos.

Mas Tancredo Neves foi internado em 14 de março, véspera de sua posse, e permaneceu hospitalizado até falecer em 21 de abril. Foi substituído pelo vice, José Sarney, que assumiu como presidente da República em 15 de março de 1985 e governou até 15 de março de

1990, quando foi substituído no cargo por Fernando Collor, eleito diretamente pelo voto popular em 17 de dezembro de 1989.

Arroz, feijão, saúde e educação

Não era sem razão que, no cartaz de papelão erguido na Praça Charles Miller, o "Diretas na eleição" tenha sido precedido de "Arroz, feijão, saúde e educação". Para a maioria das pessoas que saíram de suas casas para engrossar as manifestações que pediam por Diretas Já!, a possibilidade de eleger diretamente o presidente da República correspondia a uma perspectiva de tomar em suas mãos, de algum modo, os rumos do país, das políticas econômicas e sociais, das instituições públicas.

O contexto em que a campanha se desenvolveu foi marcado pelo descontrole da inflação, que chegara a 239% ao ano em 1983, acompanhada de uma profunda recessão econômica. Essa situação econômica corroía o poder aquisitivo dos salários, que se mantinham arrochados por decisões do governo federal. Eram crescentes as dificuldades para conseguir acesso a suprimentos básicos, como o arroz e o feijão. E serviços públicos, como os de saúde e educação, não estavam disponíveis para todos e, quando havia, não eram de boa qualidade. O descontentamento com a situação política e as restrições aos direitos de votar, manifestar-se, fazer greves se necessário aumentava entre os trabalhadores. Nesse cenário, a reivindicação por "Diretas na eleição" presidencial era percebida como a possibilidade de, ao votar, promover mudanças que melhorassem a qualidade de vida. Parecia haver algo de incorreto na conhecida frase de Getúlio Vargas, segundo o qual "Voto não enche barriga, porque os trabalhadores estão interessados em benefícios concretos, e não em eleições". Nesse caso, pelo menos, os trabalhadores pareciam querer benefícios concretos, ou seja, exercer direitos, mas queriam também votar.

A insatisfação, crescente, generalizava-se em toda a sociedade, por todo o país. No documento "Fala, Brasil – A nação tem o direito de ser ouvida", divulgado em São Paulo por governadores de Estado na véspera da "festa comício" na praça do estádio do Pacaembu, dizia-se que "a eleição direta do presidente da República é o caminho para a superação da nossa crise econômica, política e social. É a possibilidade de novos rumos para a economia brasileira, com a reafirmação de nossa soberania e o primado do mercado interno".[153]

O governo perdia, mês a mês, enquanto se desenvolvia a campanha pelas eleições diretas e mesmo após a derrota da Emenda Dante de Oliveira, apoios importantes, sua unidade e força política. A derrota de Paulo Maluf no colégio eleitoral indicou um significativo esboroamento da governabilidade e marcou, simbolicamente, o fim do período aberto pela edição do AI-1 em abril de 1964.

Luz de lamparina na noite dos desgraçados

Como desdobramento de sua eleição indireta como vice-presidente de Tancredo Neves, que assumira durante a campanha eleitoral o compromisso de convocar uma Assembleia Nacional Constituinte (ANC), José Sarney, investido no cargo de presidente da República, fez gestões e conseguiu a aprovação da Emenda Constitucional 26, de 1985, que previa convocar a ANC, cujos membros seriam eleitos em 1986.

A ANC foi instalada no Congresso Nacional em 1º de fevereiro de 1987 com a tomada de posse de 559 parlamentares, sendo 72 senadores e 487 deputados federais, cuja missão, não exclusiva, foi elaborar uma nova Constituição para o Brasil. Encerrou seus trabalhos em 22 de setembro de 1988. A "Constituição Cidadã", como a ela se referiu o deputado Ulysses Guimarães, que presidiu ANC, foi promulgada pelo Congresso Nacional em 8 de outubro. A Carta instituiu um "Estado Democrático de Direito" e definiu o Brasil como "uma República Federativa, formada pela união indissolúvel dos Estados e Municípios e do Distrito Federal".[154]

Ao apresentar à nação a "Constituição Cidadã", Ulysses Guimarães reconheceu que não se trata de um documento perfeito e que poderia, e deveria, ser aprimorado. "Quanto a ela, discordar, sim. Divergir, sim. Descumprir, jamais. Afrontá-la, nunca", afirmou, assinalando que "a

---

[153] GOVERNADORES lançam hoje o manifesto pelas diretas. *Folha de S.Paulo*, 26 nov. 1983, p. 5.

[154] BRASIL, 1988, p. 5.

corrupção é o cupim da República", sendo imperioso que governantes sigam o "primeiro mandamento da moral pública" que impõe "não roubar, não deixar roubar, pôr na cadeia quem roube". E reiterou: "Não é a Constituição perfeita, mas será útil, pioneira, desbravadora, será luz ainda que de lamparina na noite dos desgraçados".[155]

Alguns raios da "luz de lamparina" a que se referia Ulysses Guimarães reluziram na 267ª Sessão da Assembleia, realizada em 17 de maio de 1988. Naquela reunião, os constituintes tomaram a decisão de criar o Sistema Único de Saúde (SUS). Um acordo histórico com o "centrão", um bloco parlamentar conservador que hegemonizou a ANC, viabilizou politicamente a proposta, e o sistema foi criado. Foram 472 votos favoráveis, 9 contrários e 6 abstenções. Entre os votos contrários estavam, surpreendentemente, os de parlamentares filiados ao Partido Comunista do Brasil, o PCdoB. Não que os comunistas do PCdoB fossem contra a criação de um sistema universal de saúde, mas não queriam a aprovação do SUS sem que houvesse a fixação de uma fonte orçamentária de recursos para financiá-lo.[156] Esse problema seria resolvido apenas 24 anos depois, quando, em 2012, a lei complementar 141, de 13 de janeiro de 2012, fixou valores mínimos a serem aplicados em saúde, anualmente, pela União (o valor investido no exercício anterior, acrescido da variação nominal do PIB do ano anterior), os estados (12% da sua arrecadação fiscal) e os municípios (15% da sua arrecadação fiscal). Mas esta solução seria desestabilizada em 2016, quando um golpe jurídico-midiático levou à deposição de Dilma Rousseff da presidência da República, destituindo-a do mandato que lhe fora conferido pelas urnas, democraticamente, em 2014.

Não haveria Assembleia Nacional Constituinte, nem a Constituição de 1988, tal como ela se efetivou historicamente, sem a campanha das Diretas Já!. E não haveria, portanto, o SUS sem a campanha das Diretas

---

[155] GUIMARÃES, Ulysses. Pronunciamento no Congresso Nacional. Sessão Solene de Promulgação da Constituição da República Federativa do Brasil. 5 de outubro de 1988.

[156] NARVAI, P. C. A doença do financiamento da saúde. *Folha de S.Paulo*, 2 nov. 2009, A3.

Já!, pois se é correto afirmar que o SUS foi concebido pelo movimento da Reforma Sanitária nos anos 1970 é igualmente correto reconhecer que sua gestação se deu entre a 8ª Conferência Nacional de Saúde (8ª CNS), em março de 1986, e a 267ª Sessão da Assembleia, vindo à luz em 17 de maio de 1988. Mas a 8ª CNS não teria sido o que foi se antes, em 1983 e 1984, o chão do país não tivesse sido sacudido pelas manifestações de milhões de brasileiras e brasileiros que pediam para eleger diretamente o presidente da República.

As Diretas Já! foram o pai da Constituinte e a mãe do SUS. A chama que acendeu a lamparina de Ulysses Guimarães, que ilumina, de algum modo, a noite dos desgraçados, em busca de, pelo menos, "arroz, feijão, saúde e educação".

12
Constituinte e SUS

Oitava

A 8ª Conferência Nacional de Saúde, ou a "Oitava" – como a ela se referem com uma certa intimidade quem é familiarizado com as temáticas da participação social em saúde –, realizada em 1986, é um importante divisor de águas e um marco na gestão participativa na administração pública brasileira. Não há exagero nessa afirmação.

A aprovação da lei 378, em 1937, instituiu as conferências de saúde e de educação no Brasil. A primeira conferência foi realizada, porém, apenas em 1941. Da primeira à oitava, as conferências nacionais de saúde caracterizavam-se por serem eventos promovidos pelo governo federal dos quais participavam apenas especialistas, técnicos dos quadros governamentais e convidados especiais. Os temas, para os quais eram requeridas as contribuições de vozes qualificadas, referiam-se a questões de interesse estritamente sanitário. Foi assim até 1986, quando a oitava edição da conferência mudou tudo.

A começar pela concepção da estrutura e da dinâmica da conferência, que deixou de ser apenas um evento de alguns dias na capital da República e se transformou em um processo de vários meses que, ao longo de um ano, organiza e viabiliza a participação de milhares de cidadãos em assuntos de saúde, indo dos níveis mais locais, submunicipais, até o nível nacional. Essa concepção de conferência-processo é um legado da "Oitava" que se mantém ainda hoje com um detalhado mecanismo de eleição de delegados nas etapas municipal e estadual de cada edição da conferência, os quais, reunidos na etapa nacional, aprovam propostas com ou sem amparo na legislação existente, buscando por meio delas dialogar com o Estado e a própria sociedade sobre os rumos que o país deve seguir na saúde. E, se for o caso, propor mudanças na legislação.

Não era assim até a "Oitava", e ela poderia ter sido apenas mais uma conferência nacional de saúde se não tivesse sido imediatamente antecedida pela companha das Diretas Já!. Sérgio Arouca enfatizou que

> [...] esta conferência não podia ser igual às outras que a antecederam [pois tem] natureza e caráter absolutamente distintos. Ela não podia ser uma conferência de funcionários, uma conferência de empresários. Esta é uma conferência da população brasileira [pois] pela primeira vez se encontram o setor saúde e a sociedade. [157]

Foi, portanto, o vigor daquele movimento das Diretas Já! que tornou possível, na "Oitava", o delineamento de uma conferência de saúde em novos moldes e novas bases, abrindo-se, de modo inédito, à ampla participação da sociedade. O relatório final da 8ª CNS registra que a etapa nacional foi precedida de "pré-conferências" municipais e estaduais e reuniu, em Brasília, aproximadamente 4 mil pessoas e mais de mil delegados. Consta do referido relatório que

> [...] o documento apresentado para aprovação em plenária era o relato consolidado das discussões havidas durante três dias, nos 135 grupos de trabalho (38 de delegados e 97 de participantes), onde foram discutidos os temas: Saúde como Direito, Reformulação do Sistema Nacional de Saúde e Financiamento Setorial.

Quatro aspectos foram enfatizados pela comissão relatora na abertura do relatório da 8ª CNS: 1) as "modificações necessárias ao setor saúde transcendem os limites de uma reforma administrativa e financeira, exigindo-se uma reformulação mais profunda, ampliando-se o próprio conceito de saúde e sua correspondente ação institucional, revendo-se a

---

[157] AROUCA, A. S. da S.. *Cerimônia de Abertura da 8ª Conferência Nacional de Saúde*. Brasília, 17 mar. 1986.

legislação que diz respeito à promoção, proteção e recuperação da saúde, constituindo-se no que se está convencionando chamar a Reforma Sanitária"; 2) a natureza do sistema de saúde a ser criado no Brasil, "se estatizado ou não, de forma imediata ou progressiva. A proposta de estatização imediata foi recusada, havendo consenso sobre a necessidade de fortalecimento e expansão do setor público. Em qualquer situação, porém, ficou claro que a participação do setor privado deve-se dar sob o caráter de serviço público 'concedido' e o contrato regido sob as normas do Direito Público"; 3) a "Previdência Social deveria se encarregar das ações próprias de 'seguro social' (pensões, aposentadorias e demais benefícios), e a saúde estaria entregue, em nível federal, a um único órgão com características novas" e "financiado por várias receitas, oriundas de impostos gerais e incidentes sobre produtos e atividades nocivas à saúde"; e 4) sobre o financiamento setorial, "a Previdência Social deveria destinar os recursos, que ora gasta com o INAMPS, para o novo órgão e ir retraindo-se na medida do crescimento das novas fontes".[158]

A realização da 8ª CNS e o seu Relatório Final foram decisivos para a Seção II, Da Saúde (Capítulo II, Da Seguridade Social; Título VIII, Da Ordem Social), combinando-se com várias manifestações públicas e "emendas populares" pelo direito à saúde que tinham os constituintes como destinatários.

Por esses motivos, é frequente encontrar nos registros sobre a criação do SUS menções ao importante papel político da campanha das Diretas Já!, da "Oitava" CNS e das emendas populares colhidas em abaixo-assinados que em todo o país mobilizaram a cidadania, naquele período histórico, para a conquista do SUS e do direito universal à saúde.

Nascido para morrer

Tanto o modelo "campanhista" da saúde pública quanto o "liberal-privatista" da medicina previdenciária foram duramente criticados na "Oitava", cujo processo foi marcado pela confluência e disputa democrática de várias propostas e perspectivas para um reordenamento

---

[158] BRASIL, 1986.

setorial da saúde no Brasil, no contexto da instauração de um Estado Democrático de Direito.

O movimento conhecido como Reforma Sanitária agregou um conjunto dessas propostas, formuladas nos movimentos sociais, entidades sindicais e associativas e em setores acadêmicos, que se estruturou em torno da redemocratização e propunha que nesse reordenamento a nova institucionalidade setorial deveria estar integrada ao sistema de seguridade social e contemplar o conceito de saúde relacionado com a perspectiva social, política e econômica, à saúde como um direito social, ao Estado como ente garantidor do exercício desse direito por todos, à coordenação das ações e ao provimento dos cuidados às pessoas sob responsabilidade de um sistema que deveria ser único, descentralizado, com assistência integral e participação assegurada à comunidade organizada em entidades e movimentos sociais democráticos. Em certo sentido, o movimento pela Reforma Sanitária retomava, em outro contexto e sobre novas bases, a estratégia para o setor da saúde delineada pelo projeto nacional-desenvolvimentista. Várias lideranças da Reforma Sanitária, como David Capistrano Filho e Sérgio Arouca, entre outras, mais de uma vez se referiram à 3ª Conferência Nacional de Saúde (3ª CNS) e a Mário Magalhães da Silveira ao defender a municipalização da saúde.

O contexto histórico em que se deu a criação do SUS marcou fortemente esse sistema.

Foi um período em que se punha fim à União Soviética, Estado que emergiu da revolução russa, e também em que, na Europa Ocidental, nos Estados Unidos e no Japão, direitos sociais duramente conquistados ao longo dos séculos XIX e XX começavam a ser retirados dos trabalhadores. Margaret Thatcher, na Inglaterra, e Ronald Reagan, nos Estados Unidos, lideravam o que os historiadores chamaram de "avalanche neoliberal", um modelo econômico marcado pela desregulamentação do fluxo de capitais e pela retirada de direitos sociais.

No Brasil, apesar da resistência dos movimentos sociais e de parte dos trabalhadores da saúde, o neoliberalismo moldou o SUS que temos hoje, marcado pelo subfinanciamento crônico de suas ações, por ambientes e condições de trabalho insatisfatórias, precarização dos vínculos e relações de trabalho e enormes dificuldades de acesso da população, mesmo às ações básicas de saúde. O resultado é que a realidade da saúde está ainda muito distante do ideal indicado pelo texto constitucional de 1988.

As origens dessa situação podem ser identificadas no fato de que o projeto político e social do neoliberalismo, hegemônico no Brasil, não foi capaz de solucionar nossas profundas desigualdades sociais. Ao mesmo tempo, o Estado brasileiro não vem sendo capaz de organizar e coordenar o setor privado de saúde, que opera também como polo de acumulação e reprodução de capital. Essa característica mercantil do setor privado produz efeitos nocivos ao setor público, induzindo práticas de saúde que não reconhecem o cuidado em saúde como um direito.

Por esses motivos, o SUS encontra dificuldades crescentes para cumprir sua missão constitucional, uma vez que é pressionado simultaneamente tanto pela falta de recursos quanto pela concepção predominante na sociedade de que ações e serviços de saúde não são direitos, mas mercadorias.

É por essas características históricas do contexto em que o SUS foi criado, em que se propunha institucionalizar no Brasil um sistema universal de saúde nos marcos de um Estado de Bem-estar Social que se encontrava sob ataque neoliberal nos países em que havia surgido no pós-Segunda Guerra Mundial, que muitos críticos da decisão expressavam pessimismo quanto ao que o SUS poderia ser. "Não vai vingar", ou algo assim, me disse um colega no dia seguinte à criação do SUS pela Assembleia Nacional Constituinte (ANC) naquela longínqua terça-feira, 17 de maio de 1988.[159]

Não foram poucas as pessoas que, no nascedouro do SUS, dado o contexto em que ocorria, admitiam que se tratava de um sistema "nascido para morrer". Mas o rebento sobreviveu, ainda que agora, adulto, siga sendo fustigado diuturnamente pelos que não querem que ele cumpra a missão para a qual foi criado.

---

[159] NARVAI, P. C. SUS: 30 anos de resistência e contra-hegemonia. *ABRASCO*, 17 maio 2018. Disponível em: <https://bit.ly/3HTo9Cb>. Acesso em: 1 jan. 2022.

SUSistas e SUScidas: uma guerra sem fim

No ato mesmo de criação do SUS já se percebia que nada seria fácil. Os poucos votos contrários à decisão não iludiam os mais atentos. A asfixia financeira se anunciava na negativa em vincular recursos orçamentários rotineiros ao seu funcionamento, e logo o ministro da Previdência lançou-se, faminto, à parte que historicamente correspondia à "medicina previdenciária".[160] Quase um terço do orçamento da Previdência Social, que vinha até então financiando a assistência médica proporcionada pelo Instituto de Assistência Médica da Previdência Social (INAMPS), ficou retido no ministério da Previdência, deixando o SUS à mingua, contrariando dispositivos constitucionais e rompendo acordos políticos no âmbito do governo federal, tendo à frente José Sarney e, em seguida, Fernando Collor.

O período que vai de outubro de 1988 a dezembro de 1990 seria marcado por uma disputa feroz entre os que defendiam a municipalização como estratégia para fazer cumprir o preceito constitucional da descentralização do sistema (art. 198, I) e os que, sendo contrários, empenhavam-se em manter tudo centralizado no governo federal. Um dos atores sociais que protagonizaram o enfrentamento com o governo Collor foi o Conselho Nacional de Secretarias Municipais de Saúde (CONASEMS), que organizou municipalistas em torno da consigna "Saúde: municipalização é o caminho!". Além de coerente com o que havia sido proposto na 8ª CNS, o CONASEMS reagia ao ataque ao SUS desferido por Fernando Collor, em cujo governo foi aprovada a lei 8.080, que regulamentou os dispositivos constitucionais sobre a saúde e o SUS. Collor se recusou, inicialmente, a assegurar a participação popular no planejamento e na gestão do SUS e reagiu ao financiamento compartilhado por União, estados e municípios, no âmbito da Seguridade Social, com transferência regular e suficiente de recursos para os entes federativos. Embora tenha cedido às pressões de estados e municípios, de entidades de saúde e movimentos sociais e tenha sancionado a lei 8.080 e, meses depois, a lei 8.142, avançando

---

[160] NARVAI, 2009.

na regulamentação do SUS, fez de tudo para que o SUS não saísse do papel, centralizando ações e reagindo à desconcentração do poder. Desde então, tem sido muito difícil manter o financiamento do sistema, embora no plano institucional tenha sido possível desenvolver, no setor saúde, um padrão de relações interfederativas que vem sendo modelo para outras áreas da gestão pública no Brasil, com a criação de comissões de gestão envolvendo as representações da União, de estados e municípios e conselhos que asseguram, na saúde, a participação da comunidade. Porém, o SUS vem perdendo recursos a cada orçamento anual, comprometendo-se o cumprimento de sua missão pela asfixia crescente dos recursos que o financiam.

Naquele cenário dos primeiros anos que se seguiram à criação do SUS, na última década do século XX, apareceram como protagonistas, sempre envolvidos em disputas e luta renhida, *SUSistas* e *SUScidas*, dois neologismos que utilizo para caracterizar pessoas e grupos segundo suas posições políticas frente ao SUS.

A referência central para essa caracterização, comum às várias dimensões desse complexo processo político que é a construção e a consolidação do SUS, é a afirmação constitucional de 1988, inscrita nos artigos 6º e 196, de que a saúde é um direito social e que compete ao Estado assegurar seu exercício.[161] É justamente nessa pedra angular sobre a saúde, sua concepção e as possibilidades de usufruí-la como um direito humano que se dá a distinção entre os que querem o SUS e os que a isso se opõem, de modo frontal e aberto ou dissimuladamente.

SUSistas são todas as pessoas que se identificam com a saúde como direito social e com a afirmação de que, nas sociedades contemporâneas, cabe ao Estado assegurá-la a todas e todos, sem qualquer distinção ou condição, pois a saúde de cada um interessa a toda a sociedade.

SUScidas são, por exclusão, os que consideram que saúde é o oposto de doença e que esta, decorrente de causas naturais ou sobrenaturais, é um problema de cada indivíduo e que cabe apenas a cada pessoa ou, no máximo, à sua família decidir, com ou sem auxílio de profissionais, sobre o que fazer para lidar com a enfermidade que lhe acomete, não

---

[161] BRASIL, 1988.

cabendo, portanto, ao Estado imiscuir-se nesses assuntos, salvo em situações previstas em leis sobre o exercício profissional, a segurança pública e os direitos do consumidor.

Muitas dessas batalhas entre *SUSistas* e *SUScidas* foram travadas antes mesmo da criação do SUS, a partir de 1979, quando o sistema foi concebido e posto ao debate público no I Simpósio sobre Política Nacional de Saúde, realizado pela Câmara dos Deputados, com a apresentação pelo Centro Brasileiro de Estudos de Saúde (CEBES) do documento "A questão democrática na *área* da saúde", que constatou "a mercantilização da medicina promovida em forma consciente e acelerada por uma política governamental privatizante, concentradora e antipopular", alinhada com as "linhas gerais de posicionamento socioeconômico do governo: privatizante, empresarial e concentrador da renda, marginalizando cerca de 70% da população dos benefícios materiais e culturais do crescimento econômico", e propôs, originalmente, que o país criasse um sistema universal de saúde, o SUS.[162]

SUSistas e *SUScidas* colidiriam em 1986, frontalmente, na 8ª CNS. Para os primeiros, a saúde é um direito social umbilicalmente vinculado à democracia, indo sua produção muito além da dimensão biológica e das alterações patológicas, que apenas expressam nos corpos as condições gerais de existência de cada pessoa e, portanto, o modo como ela se insere nos processos de produção a apropriação de bens e serviços em qualquer sociedade. Para os *SUScidas*, ao contrário, a saúde é uma condição individual, e corresponde ao seu oposto: a enfermidade. Por essa razão, sendo o enfrentamento da enfermidade em cada indivíduo dependente de ações e operações que requerem o emprego de pessoal, materiais e equipamentos, lidar com saúde equivale a lidar com doença e, no máximo, com parâmetros biológicos, ajustando-os para que estejam em conformidade com o padrão da espécie humana. Tudo se resumiria, portanto, a administrar organizações que, adotando tecnologias apropriadas, independentemente de questões políticas mais gerais, atendam pessoas e solucionem seus problemas de doença. Concebida a produção de cuidados de saúde como a prestação de um serviço como qualquer

---

[162] CEBES, 1980.

outro, produzi-los deveria ser atribuição não do setor público, mas de empresas privadas a operar segundo as leis de mercado. Ao desvincular saúde de direito social, democracia e política, não viam sentido na criação de um sistema de saúde como o SUS. Eram, portanto, *SUScidas*, antes do SUS existir. Derrotados na 8ª CNS, abandonaram-na antes do seu encerramento e foram buscar outras trincheiras, de onde jamais deixaram de fustigar o SUS, muitas vezes agredindo-o com espalhafato, outras vezes, de modo tão ou mais eficaz, silenciosamente.

Desde a 8ª CNS, as disputas pelos rumos da saúde e do sistema de saúde brasileiro se intensificaram, e as batalhas sobre isso, travadas em várias dimensões, transformaram-se em verdadeira "guerra", nas palavras de David Capistrano Filho, para quem "o combate por um novo sistema de saúde no Brasil é também um combate pela gestação de uma nova cultura sanitária. É uma batalha institucional e, ao mesmo tempo, uma batalha política e de ideias".[163] Para o ex-presidente nacional do CEBES, ex-secretário de saúde e ex-prefeito de Santos (SP),

> [...] nosso trabalho é uma guerra contra as consequências, no campo da saúde, da miséria, da fome, da ignorância, dos ambientes de trabalho insalubres e inseguros, de toda uma forma de organização social violenta, cruel, geradora de desigualdades brutais. Numa palavra, nós travamos uma guerra em defesa da saúde e da vida, contra o rastro de sofrimento e de morte com o qual o capitalismo brasileiro marca a existência de milhões de pessoas.[164]

As batalhas travadas entre *SUSistas* e *SUScidas* são, portanto, lutas cotidianas que se expressam em múltiplas dimensões, como enfrentamentos sem tréguas de uma guerra sem fim que requer, por suas características, a compreensão de que se trata de uma luta permanente.

---

[163] CAPISTRANO-FILHO, D. *Da saúde e das cidades.* São Paulo: Hucitec, 1995. p. 11.

[164] *Idem*, p. 37.

13

Paradoxos da saúde: profilaxia, prevenção e cuidado inverso

Paradoxo da profilaxia

Uma das possibilidades para a representação gráfica do processo saúde-doença é a imagem do gradiente. Nela, um registro de situação oscila, como se fosse um "ponteiro", entre dois extremos, nos quais se localizam as situações de máximo de doença, que corresponde à morte do organismo, e o máximo de saúde, que expressa uma condição ideal de máximo bem-estar biopsicossocial, equivalente a sentir-se no paraíso, no nirvana ou algo assim. Na maior parte do tempo, porém, as pessoas oscilam entre "alguma saúde" e "alguma doença" e nem se dão conta disso, pois se há "alguma saúde" há, simultaneamente, "alguma doença", mas essas condições nada representam para as pessoas em termos clínicos. Elas nada sentem de anormal, nem exibem qualquer sinal de alteração relevante de seu estado vital. Nessas situações, o registro do gradiente, que pode ser imaginado como um ponteiro analógico ou um marcador qualquer, estaria situado no meio do intervalo definido para o gradiente, delimitando 50% para cada lado. Quando, porém, há "mais doença do que saúde", o indicador se desloca dessa posição central e se aproxima mais ou menos do extremo que demarca o máximo de enfermidade. Dependendo do grau desse deslocamento do registro, da posição central em direção ao extremo do máximo de doença, o autocuidado pode ser suficiente para restabelecer a normalidade, e o indicador do gradiente retorna à posição aproximadamente central. Mas dependendo do grau do deslocamento, se for muito intenso, por exemplo, o autocuidado pode não bastar para a resolução do problema e o retorno à normalidade. Nessas situações, a ajuda de terceiros é necessária. A assistência é indispensável, pois a tendência é que sem terapêutica adequada se produza situações caracterizadas pelo aumento da dor, do sofrimento e, no extremo máximo, pela morte. No cotidiano das pessoas, o gradiente se expressa pelo conjunto de sinais percebidos por terceiros e sintomas sentidos pelo indivíduo que indicam se tudo vai bem ou se, ao contrário, há algum problema.

Esse esquema (pois é um esquema, claro; a vida é bem mais complexa...) pode ter alguma utilidade para compreender o ditado popular que diz que mais vale prevenir do que remediar. Prevenção, no caso, é tudo o que se possa fazer para, de algum modo, evitar que o registro, "o ponteiro" do gradiente, desloque-se do espaço que delimita a área que corresponde à saúde para a área que indica haver doença ou enfermidade. As ações realizadas para evitar essas situações e, portanto, manter o indicador do gradiente no espaço de saúde são definidas como ações preventivas, pois se referem a medidas cautelares e apresentam duas vantagens substantivas: 1) seus custos são, de modo geral, muito menores do que os das ações e operações realizadas quando a doença ou enfermidade está instalada; e 2) sua abordagem corresponde a uma opção ética, pois não é justo que, podendo ser prevenidas, as doenças ou enfermidades ocorram e produzam dor, sofrimento e morte.

Não há dúvida, portanto, de que ações preventivas são preferíveis em relação a ações terapêuticas, cuja finalidade é, frente a um quadro patológico identificado por diagnóstico conclusivo, reabilitar ou reparar a saúde perdida. Os termos "prevenção" e "terapêutica" correspondem, na imagem do gradiente, às ações realizadas quando o ponteiro se localiza, respectivamente, nas áreas correspondentes à saúde e à doença. Não faz sentido, portanto, nessa perspectiva, falar em "terapêutica preventiva" ou em "prevenção terapêutica".

Alguns autores distinguem, ainda, os termos "prevenção" e "precaução".

O termo "prevenção" deve ser utilizado para qualificar uma determinada ação cuja execução ocorre quando não há um quadro patológico definido nem, portanto, diagnóstico, e a ação se fundamenta em evidência científica sobre um ou mais fatores de risco conhecidos e, portanto, previsíveis. A ação pode ser específica para produzir um determinado efeito em relação a uma doença ou enfermidade, como no caso de vacinas, ou inespecífica, quando sua função preventiva se efetiva ao agir, simultaneamente, sobre um ou mais fatores de risco comuns a vários desfechos, como no caso da água tratada.

Hugh Leavell e Edwin Gurney Clark sintetizaram, em 1953, um conjunto de proposições derivado de análises sobre a ocorrência e a evolução de doenças feitas por pesquisadores interessados em identificar possíveis padrões naturais no fenômeno patológico, relacionados ao indivíduo, ao meio em que vive e à exposição a fatores causais. Leavell e Clark adotaram, para a síntese que produziram, a denominação de "história natural da doença", muito difundida entre os que vinham se ocupando do assunto, e a publicaram, em meados do século XX, em um livro de grande impacto na medicina preventiva e na saúde pública. Na referida síntese, os autores apresentam conceitos ainda hoje bastante utilizados na área da saúde, como os que classificam as medidas preventivas em "prevenção primária, secundária e terciária", e os cinco "níveis de prevenção" identificados para esses tipos de prevenção. A prevenção primária é por eles subdividida em "promoção da saúde" e "proteção específica". A prevenção secundária é a que se ocupa do "diagnóstico precoce", que tem início quando o processo patológico rompe o que denominaram "horizonte clínico" – quando há sinais e sintomas. Para esses autores, é possível desenvolver uma perspectiva preventiva em qualquer nível de prevenção, razão pela qual propõem que se interponham "barreiras preventivas" em qualquer momento da evolução da doença, em qualquer dos cinco níveis de prevenção. Eles veem a possibilidade de agir preventivamente até mesmo no quinto nível de prevenção, que se ocupa das medidas que buscam reabilitar o doente.[165]

A palavra "precaução", ou a expressão "princípio da precaução", deve ser empregada para se referir à execução de uma ação para a qual

---

[165] LEAVELL, H.; CLARK, E. G. *Medicina preventiva*. São Paulo: McGraw-Hill, 1977.

não há conhecimento científico consistente que a embase de modo específico. Quando não há, portanto, evidência científica sobre um ou mais fatores de risco que estariam implicados na ocorrência de um certo desfecho, mas cuja execução deve ocorrer apoiando-se na prudência e na experiência pregressa.

Embora esteja caindo em desuso dado o notável avanço dos conhecimentos científicos no mundo contemporâneo, o termo "profilaxia" era bastante utilizado para caracterizar situações em que as ações de saúde tinham como fundamento mais a precaução do que, propriamente, a prevenção tal como a conceituamos atualmente. Na medida em que foram sendo mais e mais aprofundados os conhecimentos sobre os diferentes quadros patológicos, mais e mais tem sido possível agir preventivamente e não apenas de modo profilático. Contudo, ainda hoje fala-se em profilaxia com a acepção de preventivo. Em muitos contextos, como na linguagem jornalística, esses termos são utilizados como sinônimos.

A precaução é frequentemente referida em contextos em que há comprometimento ou diminuição da biodiversidade, exposições a radiações ionizantes, substâncias químicas, alimentos transgênicos e inovações tecnológicas, entre outros, em que as consequências são incertas. Ainda hoje, por imprevisíveis ou desconhecidos, muitos fenômenos da natureza são enfrentados, pela saúde pública, com base apenas no princípio da precaução, na perspectiva da profilaxia, pois não é possível estimar os riscos de que ocorram. O princípio da precaução deve ser observado, em saúde, também naquelas situações em que se almeja obter ou preservar algum benefício coletivo resultante de uma ação com impacto sobre populações ou ambientes, mas em que, ao mesmo tempo, deve-se agir de modo prudente frente a efeitos desconhecidos e potencialmente graves ou irreversíveis, decorrentes da ação.

A todos parece lógico, racional, portanto, que tudo o que se possa fazer para prevenir doenças seja feito. Afinal, conforme propuseram Leavell e Clark, é possível interpor barreiras preventivas em qualquer nível de prevenção. Parece sensato também que, para essa finalidade, sejam destinados todos os recursos disponíveis em cada sociedade.

Parece lógico, racional e sensato, mas há aspectos que complicam bastante as coisas para quem, como é o caso da saúde pública, busca fazer da opção preventiva a opção preferencial. Alguns desses aspectos são abordados neste capítulo.

Uma conhecida dificuldade de quem trabalha com prevenção em saúde é a invisibilização do sucesso. Quando um clínico é bem-sucedido ao prescrever uma terapia, o êxito é reconhecido: desaparecem sinais e sintomas e tudo volta ao normal. O mesmo ocorre quando um cirurgião é bem-sucedido numa operação qualquer: o resultado é sentido pelo operado. Nessas duas situações, a do clínico e a do cirurgião, há reconhecimento do valor do trabalho realizado pelos profissionais e equipes. Mas da eficácia das ações preventivas que dão bons resultados, paradoxalmente, não decorre nada visível, ou perceptível de algum modo, que possa ser atribuído ao pessoal de saúde nem às suas habilidades e competências. O trabalho realizado não é, de modo geral, valorizado. Como as condições de saúde da pessoa beneficiada ou das populações protegidas por ações preventivas eficazes não se alteram, a percepção das pessoas é a de que, por razões diversas, nada de mau lhes ocorreu. Entre as razões dessa percepção, se incluem fatores metafísicos, crenças variadas, intervenções sobrenaturais, desígnios divinos. Isto, decerto, não motiva maiores considerações ou reflexões sobre o valor do trabalho preventivo. O estar no mundo das pessoas beneficiadas segue inalterado, e o trabalho preventivo resta invisibilizado. A enfermidade é percebida, mas a saúde, não.

Eis o paradoxo da profilaxia, em que o êxito, o sucesso implica o seu próprio ocultamento. Nessas situações, porém, não há muito o que fazer além de produzir e divulgar dados confiáveis e, com base neles, manter ações e programas preventivos apoiados, sempre que possível, pela melhor evidência científica disponível e seguir embasando nesses conhecimentos e nas medidas de precaução as decisões tomadas nessa área.

Outra dificuldade para fazer da opção preventiva a opção preferencial, para a qual seria sensato "carrear todos os recursos disponíveis", é que as ações preventivas raramente são potentes o suficiente para evitar totalmente a ocorrência de novos casos, e ainda porque, frente às situações de dor, sofrimento e possibilidade de morte, agir terapeuticamente, com medicamentos e cirurgias é um imperativo ético e, para isso, são necessários recursos.

O termo "integral" é utilizado, frequentemente, para designar as situações em que se reconhece a importância de agir preventivamente, mas, também, terapeuticamente, de modo equilibrado e levando em conta os conhecimentos sobre o processo saúde-doença-cuidado, referido a cada situação concreta. Ao se referir às "ações e serviços públicos de saúde", a Constituição de 1988 afirma (art. 198, II) que uma das diretrizes do SUS é o "atendimento integral, com prioridade para as atividades preventivas, sem prejuízo dos serviços assistenciais".[166] A lei 8.080/1990 define a "integralidade da assistência", como um "conjunto articulado e contínuo das ações e serviços preventivos e curativos, individuais e coletivos, exigidos para cada caso em todos os níveis de complexidade do sistema" (art. 7º, II). Aparentemente simples, esta diretriz e a definição contida na lei requerem, contudo, a rigorosa observação do significado de cada termo que as compõem.

Paradoxo da prevenção

Outro paradoxo, com o qual estão familiarizados muitos especialistas em saúde pública, é conhecido como "paradoxo da prevenção" e foi formulado por Geoffrey Rose, num estudo clássico da área, intitulado "Strategy of Prevention: Lessons from Cardiovascular Disease" ("Estratégia de prevenção: lições de doenças cardiovasculares").[167] Ao analisar dados populacionais sobre condições cardiovasculares, taxas de mortalidade e indicadores de risco em diferentes países, Rose constatou que um número maior de óbitos se originava da parcela de indivíduos que apresentavam baixo risco de adoecer e morrer, e não o contrário. Comparando situações, propôs que não se deveria adotar estratégias de intervenção cujas ações são direcionadas aos indivíduos que apresentam alto risco, pois essa "focalização" não era a melhor opção. Para Rose, o melhor a fazer seria utilizar o que denominou de estratégia populacional, em que as ações são dirigidas a toda a população e não

---

[166] BRASIL, 1988.

[167] ROSEN, G. Strategy of Prevention: Lessons from Cardiovascular Disease. *British Medical Journal*, v. 282, p. 1.847-1.851, 1981.

apenas para os indivíduos com alto risco. Se esse enfoque é adotado com o objetivo de obter melhores resultados preventivos, a intervenção resulta malsucedida.[168]

A proposição de Rose foi testada por muitos pesquisadores que, em diferentes localidades e abordando as mais diversas situações de riscos e desfechos, confirmaram a correção do enunciado. O paradoxo da prevenção, segundo o qual um maior número de desfechos indesejáveis não se origina de indivíduos com maior risco, se consolidou como conhecimento científico, consagrando as expressões "enfoque de alto risco" e "estratégia populacional" para caracterizar essas duas possibilidades de organizar intervenções de saúde. A primeira recomendando separar dos demais os indivíduos de alto risco, e a segunda visando a que as ações a desenvolver possam abranger toda a população.

O paradoxo é, portanto, de grande importância para sistemas e políticas de saúde, pois contraria o senso comum e, por isso, requer a atenção de profissionais envolvidos com o planejamento e a administração em saúde.

O enfoque de alto risco, que não dirige ações para quem apresenta risco considerado pouco significativo, ou seja, "não faz parte do grupo de risco", é atraente para administradores por implicar quase sempre uma menor alocação de recursos. É bem recebido também pelas pessoas, de modo geral, por não lhes importunar com consultas, exames, testes. Para o senso comum faz sentido, também, que as ações sejam dirigidas apenas para as pessoas que necessitam especificamente delas, e não para "todo mundo", incluindo "quem não precisa".

Aplicar os recursos disponíveis no grupo de alto risco, como propõe esse enfoque, soa como algo "lógico e racional". Mas esta é a pior decisão, pois acaba deixando todos mais vulneráveis e, ao atuar sobre indivíduos e não sobre as populações, altera pouco ou nada os indicadores de saúde que se busca melhorar.

A literatura científica registra vários exemplos em que esse paradoxo foi testado, aplicado a diversas condições de saúde, além das doenças

---

[168] ROSEN, G. Sick Individuals and Sick Populations. *International Journal of Epidemiology*, v. 14, n. 1, p. 32-38, 1985.

coronarianas que deram origem ao estudo pioneiro de Rose. As características do meio em que o indivíduo leva sua vida são decisivas para as estratégias populacionais, pois têm grande peso nas escolhas das pessoas, como os hábitos alimentares e de higiene, sendo pouco vulneráveis às orientações individuais, que tendem a fracassar. Alterar hábitos, ou enfrentar empresas que produzem ou comercializam produtos nocivos à saúde é muito difícil, mas estratégias populacionais com essa finalidade são mais efetivas do que ações isoladas, focalizadas, dirigidas a pessoas em situação de risco mais elevado. Do mesmo modo, reorientar políticas públicas, por seu alcance, pode funcionar melhor com vistas à universalização de benefícios em saúde.

Paradoxalmente, porém, a esmagadora maioria das pessoas beneficiadas por ações em que se aplicam estratégias populacionais não sente os efeitos dessas ações, nem as percebe de algum modo. Com isso, tendem a não lhes atribuir valor nem lhes dar importância.

Paradoxo do cuidado inverso ou Lei de Hart

As sociedades organizam sistemas e serviços e desenvolvem ações para lidar com seus problemas de saúde-doença-cuidado de acordo com as explicações predominantes sobre as causas das doenças. Para isso, levam em conta os conhecimentos disponíveis em cada contexto histórico e os recursos que a sociedade esteja disposta a utilizar com essa finalidade.[169] Mas as sociedades o fazem reproduzindo seus padrões, de acordo com cada formação social específica. Seus sistemas de saúde expressam, portanto, suas singularidades históricas, reproduzindo suas características mais gerais.[170] Frustram-se, por essa razão, as expectativas altruístas de que os avanços científicos e as conquistas tecnológicas possam beneficiar a todos, indistintamente, tão logo a humanidade logre obtê-las. Deveria ser assim. Mas a realidade não se rege, espontaneamente,

---

[169] ANDRADE, F. R. de; NARVAI, P. C. Inquéritos populacionais como instrumentos de gestão e os modelos de atenção à saúde. *Revista de Saúde Pública*, v. 47, supl. 3, p. 154-160, 2013.

[170] NARVAI; FRAZÃO, 2012.

pelo que "deve ser". Para que isso ocorra é preciso agir, mobilizando e organizando as comunidades interessadas em usufruir desses avanços, para que elas lutem politicamente por eles. Sem pressões da sociedade organizada alterando essa dinâmica, o processo segue o rumo que lhe é imposto pelos segmentos dominantes em cada sociedade. Foi a esta conclusão que chegou o médico inglês Julian Tudor Hart, após trabalhar durante vários anos na comunidade mineira de Glyncorrwg, no País de Gales, Reino Unido.

Alan Julian Macbeth Tudor Hart nasceu em 1927 em Londres e morreu na capital inglesa em 2018. Fez carreira no Serviço Nacional de Saúde, o NHS, inglês. Graduando-se em Cambridge em 1952 e, após ter trabalhado na capital por alguns anos, foi em 1961 para o interior do país. Em Glyncorrwg vivenciou, como clínico geral do NHS, o impacto dos processos de trabalho utilizados na mineração sobre a saúde da população. Nessa condição de médico de família e do trabalho em uma pequena comunidade do interior do Reino Unido, foi testemunha do colapso econômico da cidade – abatida pelas transformações que atingiram o carvão como fonte de energia e as mudanças políticas que vieram com o neoliberalismo de Margaret Thatcher –, cujo auge ocorreu entre 1966 e 1986. Hart, de certo modo, vivenciou em sua prática clínica, antes de Geoffrey Rose tocar no assunto, o significado da expressão "estratégia populacional", pois analisava caso a caso os agravos à saúde da população de Glyncorrwg e, ao mesmo tempo, analisava as condições de saúde da população tomada em seu conjunto.[171]

Mas Hart ficou conhecido mundialmente por sua *Inverse Care Law*, ou Lei de Cuidados Inversos, formulada em 1971 após ele ter analisado o acesso a serviços de saúde, tanto os do NHS quanto os existentes anteriormente à criação do sistema, registrados em dezenas de publicações e relatórios feitos em diferentes partes do território britânico e em diversos contextos, por vários autores. Sua conclusão foi a de que a disponibilidade de cuidados médicos de boa qualidade

---

[171] MOORHEAD, R. Hart of Glyncorrwg. *Journal of The Royal Society of Medicine*, v. 97, n. 3, p. 132-136, 2004.

tende a variar inversamente à necessidade deles pela população.[172] Esse padrão, segundo Hart, expressa-se de modo menos intenso quando se consegue agir contra ele, e de maneira tão mais evidente quanto mais livremente operam no contexto apenas as forças do mercado. A distribuição feita pelo mercado de recursos de saúde, incluindo médicos e demais profissionais, se faz inexoravelmente segundo o lucro auferido, e nunca segundo o grau de necessidade desses recursos em cada sociedade. É uma "forma primitiva" de distribuição e acesso aos cuidados, dizia. Quem mais precisa, menos acessa. É o paradoxo do cuidado inverso. Quanto maior a necessidade, menor o acesso e pior a qualidade dos serviços. Repete-se tanto, e em tantas áreas da saúde, que essa regularidade é considerada uma "lei", em termos estatísticos: a "Lei de Hart".

O brasileiro Cesar Victora coordenou uma equipe de pesquisadores que, desenvolvendo e aprofundando a "Lei de Hart", propuseram em 2000 o que denominaram de "hipótese da equidade inversa", após analisar três conjuntos de dados epidemiológicos para tendências temporais nas iniquidades em saúde infantil no Brasil.[173] Cautelosos, preferiram não falar em "lei", mas em "hipótese", e confirmaram o paradoxo do cuidado inverso. Constataram que também as inovações em saúde, representadas pela incorporação de novas tecnologias e medicamentos, entre outras, tendem a ser ofertadas e beneficiar, primeiramente, segmentos sociais que se situam em posições socioeconômicas privilegiadas. Comparativamente, porém, paradoxalmente, tais segmentos apresentam menores taxas de morbidade e mortalidade. Em curto prazo, argumentaram, as inovações produzirão o aumento das desigualdades em saúde, mensuradas sob diversos aspectos. Gradativamente, porém, as inovações deixam de sê-lo e são passíveis de acesso por outros segmentos, até que, após certo período, apenas os segmentos sociais muito desfavorecidos não os acessam. Ficam para trás. Há, contudo, um limite para o aprofundamento dessas desigualdades que corresponde à situação

---

[172] HART, J. T. The Inverse Care Law. *The Lancet*, v. 297, n. 7.696, p. 405-412, 1971.

[173] VICTORA, C. G. *et al*. Explaining Trends in Inequities: Evidence from Brazilian Child Health Studies. *The Lancet*, v 356, n. 9.235, p. 1.093-1.098, 2000.

em que todos os indivíduos do segmento mais privilegiado acessaram a inovação. Então, mas apenas então, o segmento que ficou para trás começa a ter acesso à respectiva inovação, e a desigualdade diminui. A hipótese da equidade inversa foi comprovada em um estudo em que se avaliaram partos hospitalares registrados em 286 inquéritos epidemiológicos, em 86 países de baixa e média renda.[174] Os autores concluíram que as desigualdades decorrentes do acesso inicial pelos segmentos mais privilegiados requerem o controle e o ajuste das políticas públicas para atenuar seus efeitos, e que os subgrupos deixados para trás devem ser objeto de intervenções específicas nessas políticas.

Universalização é direito e necessidade social, não privilégio

"Juiz manda prender o secretário da saúde", diz a manchete. A notícia informa que a polícia havia detido, em sua residência, logo de manhã, o secretário de Saúde que se recusara a cumprir a decisão judicial que determinava a compra de um medicamento de que necessitava um menino de 9 anos de idade, com câncer. A favor do secretário, apenas o fato de que o medicamento receitado pelo médico não constava entre os aprovados pela Agência Nacional de Vigilância Sanitária (ANVISA) e incorporados na lista adotada pelo SUS. Do ponto de vista jornalístico e da "opinião pública", tudo jogava contra a autoridade sanitária e a decisão que tomara. Detido, o secretário respondeu perguntas da imprensa que cobria a atuação policial. Disse que a pasta não dispunha do produto, que não havia recursos orçamentários, específicos, destinados à compra daquele medicamento ou similares e que o preço pedido pela empresa fornecedora, a única do país, não era razoável. Sobre a situação clínica do garoto, respondeu que a análise feita por assessores indicava que não havia justificativa para a prescrição e a compra determinada pelo juiz, pois não havia mais perspectiva de êxito terapêutico. Algumas horas depois, o secretário foi solto. Cinco dias depois, a criança faleceu.

---

[174] VICTORA, C. G. *et al*. The Inverse Equity Hypothesis: Analyses of Institutional Deliveries in 286 National Surveys. *American Journal of Public Health*, v. 108, n. 4, p. 464-471, 2018.

O caso, verídico, com nomes e local deliberadamente omitidos, indica a dificuldade com que se defrontam gestores do SUS frente a casos específicos, envolvendo dor, sofrimento e morte. Nesse caso, concretamente, o médico prescritor sabia que a compra não implicaria qualquer benefício, nem alteraria o desfecho fatal. Por que, então, prescreveu? Por compaixão, sem avaliar as consequências do seu ato para o orçamento da instituição pública. Ao magistrado, porém, não importam as razões pelas quais o médico prescreveu. Ele o fez e isso basta, pois o juiz, nesse e em casos similares, decide de acordo com o determina a lei: a saúde é um direito de todos, portanto, de cada um. Isto significa, para ele, que tudo o que se relaciona com o exercício desse direito, incluindo a garantia de acesso aos medicamentos necessários, deve ser protegido por sua decisão.

A prescrição do médico e o mandado de prisão expedido pelo juiz revelam a complexidade envolvida na gestão de um sistema de saúde e das definições do que é, nesse caso, um problema de saúde, as necessidades que se articulam ao caso, a eleição de prioridades e a alocação de recursos públicos em ações de saúde. De certo modo, esse caso resume os dilemas com que se defrontam indivíduos e grupos que têm de decidir sobre saúde-doença-cuidado.

Uma coisa é alguém buscar por cuidado profissional, por sua conta, em um serviço privado de saúde. Nesse caso, se quem demanda o cuidado pode pagar pelos serviços de que necessita, em princípio tudo o que a ciência e a tecnologia atuais disponibilizam aos profissionais pode ser realizado. Os limites são o que se pode fazer para atender a uma necessidade em saúde e o quanto quem demanda o cuidado se dispõe a pagar por isso.

Outra coisa, porém, bem diferente é quando não se trata de um contrato entre particulares para a prestação de um serviço, mas de cuidados em saúde que um sistema de saúde deve ofertar para toda a população em respeito ao direito de todos à saúde.

Um exemplo: se alguém que perdeu todos os seus dentes procura um profissional especializado e pede que todos os dentes sejam repostos por implantes dentários, isso pode ser feito, atualmente. Há um grau razoável de segurança sanitária, e a possibilidade de sucesso da operação é bastante provável. Se essa relação entre uma pessoa e um profissional (ou uma empresa) se dá segundo a lei e as regras do mercado, o ajuste do preço da compra e venda do serviço ocorre entre as partes envolvidas e tudo se resolve conforme a decisão tomada por essas partes. Mas suponha que, em um sistema de saúde, se tome a decisão de realizar implantes dentários em todas as pessoas que perderam seus dentes. O que isso implicaria para o sistema de saúde e para todas as pessoas a quem o sistema deve atender? Qual o custo dessa decisão para o orçamento do sistema? Os recursos disponíveis para a assistência devem ser alocados à realização desse ou de outros procedimentos e operações?

Estas não são perguntas triviais.

As respostas a essas questões e a outras são simples apenas aparentemente, pois elas remetem aos conceitos, distintos, de "problema de saúde" e "problema de saúde pública", têm impacto sobre a sustentabilidade econômica do sistema de saúde e, portanto, sobre a possibilidade de todos exercerem o direito à saúde. No exemplo dos implantes dentários, os custos inviabilizariam a oferta desses cuidados a todos os que necessitariam repor seus dentes perdidos. Além disso, esta opção terapêutica para solução do problema inverte o que os conhecimentos científicos sobre a causas das perdas dentárias recomendam fazer: investir em prevenção primária e secundária e evitar que as pessoas percam seus dentes naturais. Porém, caso um adolescente tenha perdido um ou mais de seus dentes, o sistema de saúde pode criar um protocolo de cuidados que contemple realizar o procedimento (implante dentário) com recursos do sistema de saúde. Ofertar o procedimento para todos, indiscriminadamente, é possível, mas, por várias razões, inadequado, pois gerador de privilégios, na medida em que não é possível realizar implantes dentários em toda a população. Mas realizá-lo em conformidade com um protocolo, segundo critérios tais que seja possível ofertá-lo para todos os que dele necessitem em condições similares é possível, justo e adequado. Viabiliza, portanto, o exercício do direito à saúde. Assim, não é a ação, operação ou procedimento, em si, que define se é possível universalizar o acesso a ela, mas os recursos disponíveis para isso e a política pública de saúde da qual é parte em cada contexto específico.

Um sistema de saúde não deve, portanto, fazer tudo o que a ciência e a tecnologia afirmam ser possível realizar sem avaliar se pode proporcionar o referido procedimento, ação ou operação para todas as pessoas que dele necessitam. Se é possível assegurar o "acesso universal e igualitário às ações e serviços para sua promoção, proteção e recuperação" a que se refere (art. 196) a Constituição de 1988, com todos e cada um exercendo seu "direito à saúde", então isso deve ser feito. É muito importante considerar, a esse respeito, que o acesso universal inscrito na Carta Magna deve ser igualitário. Universal e igualitário formam, portanto, uma díade em que um termo se liga indissoluvelmente ao outro. Não basta, reitera a lei 8.080/1990 (art. 7º, IV), que o acesso seja universal: ele precisa ser igualitário e assegurado a todos "sem preconceitos ou privilégios de qualquer espécie". Isso nada tem a ver com a ação, a operação ou o procedimento em si, se é factível ou não, mas com a viabilidade de que todos possam se beneficiar de modo igualitário. Se, ao contrário, é reivindicado, inclusive judicialmente, o direito de acesso a uma ação, operação ou procedimento violando a condição de igualdade inerente à universalidade do acesso, então não se trata de direito, mas de privilégio, que se caracteriza justamente quando o que é reivindicado por alguém, por suas características intrínsecas ou pelas condicionantes que estejam implicadas em cada contexto, não é passível de ser assegurado a todas as pessoas, sob condições similares. Afasta-se da condição de direito e adentra-se a seara pantanosa dos privilégios.

O dilema que por vezes é posto a gestores e tomadores de decisão no âmbito do SUS, requerendo discernir entre direito e privilégio, impõe que, para sua adequada solução, sejam considerados, simultaneamente, pelo menos os conceitos de saúde, necessidades em saúde, problema de saúde, problema de saúde pública, prioridades em saúde, paradoxos da profilaxia, da prevenção, do cuidado inverso ou Lei de Hart e hipótese da equidade inversa. Uma tarefa nada fácil, decerto.

A Constituição de 1988 reconheceu que "a assistência à saúde é livre à iniciativa privada" (art. 199), mas estabeleceu que ações e serviços de saúde "são de relevância pública" (art. 197). Isto significa que, neste caso, a liberdade de agir concedida à iniciativa privada não é autoaplicável, mas requer norma legal complementar que a regule. Uma das dificuldades, porém, para fazer coexistirem as condições de relevância pública dada à saúde e à liberdade de empreender reside, justamente, no conceito de saúde. Em outros capítulos, vimos que há muitas ideias sobre o que é saúde, um termo cercado de múltiplos entendimentos e significados. Então, o que é mesmo de "relevância pública"? E a liberdade de empreender, por empresas de propriedade de particulares, diz respeito à liberdade de fazer, exatamente, o quê?

É essa ambiguidade que acaba por, de certo modo, diluir tanto o "direito" mencionado no art. 196 da Constituição Federal de 1988 quanto a sua "relevância pública", pois, sendo polissêmico, o termo "saúde" presta-se a todo tipo de manipulação quando se trata de utilizá-lo para fazer valer a exigibilidade do exercício do direito e, também, o reconhecimento da mencionada relevância. Abre-se, portanto, o terreno às especulações e deformações do direito social à saúde e ao questionamento do dever do Estado em assegurar ambos: o direito e a relevância.

14

Participação e controle social no SUS

Do Pacaembu à Esplanada dos Ministérios

Em meio às cerca de 15 mil pessoas que foram à Praça Charles Miller, no Pacaembu, naquele domingo de novembro de 1983 reivindicar eleições diretas para presidente da República, estavam participantes do Movimento de Saúde da Zona Leste (MSZL) de São Paulo. O movimento foi um dos que mais se destacaram entre as centenas de organizações similares que se constituíram nos anos 1970-1980, em nível local, em todo o Brasil para lutar pelo direito à saúde, reagindo abertamente às restrições impostas pela ditadura civil-militar. Naqueles anos, muitos militantes políticos, tanto os que lutavam por "liberdades democráticas" quanto os que defendiam que apenas a "luta armada derruba a ditadura", e ativistas da campanha pela "Anistia ampla, geral e irrestrita" somaram-se a ativistas de comunidades eclesiais de base, da igreja católica, de oposições sindicais que combatiam o peleguismo e militantes partidários que investiam tempo e energia em "trabalho político de base" junto a entidades populares e lideranças comunitárias para apoiá-las e organizá-las politicamente para lutar por melhores condições de vida. Isto incluía, decerto, a luta por saúde, saneamento, além da moradia e questões específicas de cada comunidade. Foi assim com o MSZL e centenas de movimentos similares em todo o país.[175]

---

[175] GOUVEIA, R.; PALMA, J. J. SUS: na contramão do neoliberalismo e da exclusão social. *Revista de Estudos Avançados*, v. 13, n. 35, p. 139-146, 1999.

As lutas eram locais, mas o objetivo era, também, conseguir mudanças mais amplas, de abrangência nacional, pois havia o entendimento de que sem democracia, sem leis que amparassem as reivindicações populares pouca coisa mudaria. Não se alimentava, contudo, ilusões quanto à eficácia de leis e outros recursos formais, aprovados no Congresso Nacional, em Assembleias Legislativas e Câmaras Municipais, para mudar a situação em nível local. Essa compreensão se expressa em palavras de ordem variadas, entre as quais uma das mais significativas é "Saúde é luta. Luta saúde". Buscava-se desenvolver a consciência de que sem organização política, mobilização e luta em torno de objetivos concretos não se produz mudanças relevantes e não se resolve problemas.[176]

Naqueles anos 1970-1980, foram sendo criados gradativamente em São Paulo fóruns de articulação como os Conselhos Populares de Saúde, autônomos e independentes de instituições estatais, com conselheiros eleitos diretamente pela população nos bairros e regiões; a Plenária Estadual de Saúde, reunindo entidades e movimentos ligados ao setor popular; as Plenárias Municipais; a União dos Movimentos de Saúde, articulando entidades de usuários, categorias profissionais, representantes de portadores de necessidades especiais, religiosos, entre outros.[177] Fenômeno similar ocorreu em muitas capitais estaduais e grandes cidades brasileiras.

A lei 6.229 que em 1975 criou um "Sistema Nacional de Saúde" foi acompanhada do lançamento, no ano seguinte, do Programa de Interiorização das Ações de Saúde e Saneamento do Nordeste (PIASS) e, em 1980, do Programa Nacional de Serviços Básicos de Saúde (PREV-SAÚDE), que Carlos Gentile de Mello diria, em um artigo publicado na *Folha de S.Paulo* em 20 de novembro de 1980, tratar-se do "Priv-Saúde", tamanha a descaracterização que lhe foi imposta pelo setor privado.[178] Essas iniciativas do governo ditatorial para produzir alguma resposta às

---

[176] SPOSATI, A.; LOBO, E. Controle social e políticas de saúde. Cadernos de Saúde Pública, v. 8, n. 4, p. 366-378, 1992.

[177] *Idem.*

[178] MELLO, C. G. de. Críticas ao Priv-Saúde. *Folha de S.Paulo*, 20 nov. 1980.

demandas populares pelo direito à saúde, ainda que falhassem em seus objetivos, indicavam que surtiam efeito as pressões políticas organizadas a partir da base da sociedade em direção ao que viria na 8ª Conferência Nacional de Saúde (8ª CNS) e, sobretudo, com a Constituição de 1988, ou seja, o reconhecimento da saúde como direito de todos e dever do Estado. É nesse contexto que se deve compreender o lançamento, em 1980, do Plano de Reorientação de Assistência à Saúde no âmbito da Previdência Social, o chamado "Plano CONASP", que visava conter os custos crescentes da medicina previdenciária prestada pelo INAMPS, o Instituto Nacional de Assistência Médica da Previdência Social, que o caixa da previdência não conseguia mais sustentar. Aprofundava-se a crise da previdência, piorava o acesso e a qualidade da assistência à saúde, tanto no setor previdenciário quanto na saúde pública, e isso fazia aumentar ainda mais a organização dos movimentos sociais em luta por saúde. O governo preparava o caminho para abandonar a medicina pre-videnciária, ainda que essa estratégia contrariasse interesses encastelados no governo federal e apresentasse muitas contradições. O programa de Ações Integradas de Saúde (AIS), cujo objetivo formal era "fortalecer e articular os serviços públicos de saúde" através de convênios celebrados entre a Previdência Social e as Secretarias de Saúde, foi o dispositivo encontrado pelo governo federal para desenvolver sua estratégia, em 1984, após a posse dos governadores eleitos diretamente em 1982.

Em 3 de fevereiro de 1982, em um contexto marcado pela retomada das eleições diretas dos governadores, fora criado o Conselho Nacional de Secretários de Saúde (CONASS), sob a liderança de Adib Jatene, à época secretário de Estado da Saúde de São Paulo. A entidade passaria a ser um ator político de importância estratégica no período entre o lançamento do Plano CONASP e a regulamentação do SUS, durante a vigência das AIS e do Programa de Desenvolvimento de Sistemas Unificados e Descentralizados de Saúde nos Estados (SUDS), instituído em 1987 após a realização da 8ª CNS. O SUDS marcou uma transição institucional na saúde que seria concluída em 1990 com as leis 8.080 e 8.142, abrindo caminho à implantação do SUS no período entre a 8ª CNS e a regulamentação das disposições constitucionais sobre o sistema universal de saúde brasileiro.

Com a conquista do Estado Democrático de Direito e o começo da construção do SUS, após sua institucionalização em 1988 os movimentos sociais de saúde foram em todo o país ocupando espaços em conselhos municipais e estaduais de saúde. Em nível federal, o Conselho Nacional de Saúde, que fora criado no governo de Getúlio Vargas pela lei 378 de 13 de janeiro de 1937 como um "órgão de cooperação" com o então Ministério da Educação e Saúde Pública (art. 67), e que sempre havia sido composto por técnicos do governo e especialistas, teve sua composição e missão alteradas em 1990.[179] Como desdobramento da Constituição de 1988, que instituiu (art. 198, III) a "participação da comunidade" como uma das diretrizes do SUS a serem observadas pelos entes federativos, a lei 8.142/1990 regulamentou essa participação e reorientou a atuação dos conselhos de saúde.

Também a representação política institucional dos municípios ganhou impulso na segunda metade dos anos 1980. Durante o período em que a Assembleia Nacional Constituinte desenvolveu seus trabalhos, representantes das Secretarias Municipais de Saúde reuniam-se periodicamente em Brasília para acompanhar o destino das proposições aprovadas na 8ª CNS, notadamente as relacionadas com a descentralização e municipalização do SUS. Essas atividades foram o embrião do atual CONASEMS, o Conselho Nacional de Secretarias Municipais de Saúde, e, nos estados, dos respectivos conselhos estaduais, os COSEMS. O de São Paulo, por exemplo, foi fundado em 19 de março de 1988 com a finalidade de congregar representantes de todas as secretarias municipais de saúde paulistas. Os COSEMS, de modo articulado aos CONASEMS, participaram ativamente da implantação do SUS e da sua consolidação em todo o país, tendo, atualmente, papel estratégico no sistema de governança do SUS.

A finalidade da participação social em saúde é possibilitar que cidadãos participem, individualmente ou por meio de entidades e movimentos sociais, de decisões da esfera pública que, no âmbito

---

[179] SILVA, B. T. da; LIMA, I. M. S. O. Análise política da composição do Conselho Nacional de Saúde (2015/2018). *Physis*, v. 29, n. 1, p. 1-15, 2019.

institucional e na sociedade, lhes afetam de algum modo, indo além da representação parlamentar e das ações profissionais de órgãos de controle administrativo.

A lei 8.142/1990 regulamenta essa participação, fixando as competências de conselhos e conferências de saúde. Essa lei estabelece que os conselhos de saúde funcionam como um órgão colegiado "em caráter permanente e deliberativo", devendo ser "composto por representantes do governo, prestadores de serviço, profissionais de saúde e usuários" para "atuar na formulação de estratégias e no controle da execução da política de saúde na instância correspondente, inclusive nos aspectos econômicos e financeiros, cujas decisões serão homologadas pelo chefe do poder legalmente constituído em cada esfera do governo". Por essa razão, além do Conselho Nacional de Saúde, integrado por 48 membros titulares, cada um com 2 suplentes, com mandatos de três anos, permitida uma recondução e sem remuneração, há 26 conselhos estaduais de saúde e mais o conselho distrital de saúde, no Distrito Federal. Todos os municípios brasileiros contam com seus conselhos municipais de saúde. Estima-se, porém, que mais da metade desses conselhos funciona precariamente, seja por falta de recursos e até mesmo de instalações adequadas, seja por serem desfigurados por práticas políticas de clientelismo e nepotismo. Ainda assim, contribuem para o exercício da cidadania para além da representação parlamentar. Expressam, como não poderia deixar de ser, o grau de organização e a capacidade da sociedade civil de aprofundar a democracia e desenvolver a cultura democrática em nosso meio.

Não há hierarquia entre os conselhos, que se inter-relacionam por meio de fóruns e instâncias ditas horizontais. Em 2003, a Resolução n. 333 do Conselho Nacional de Saúde fixou diretrizes para criação, reformulação, estruturação e funcionamento de Conselhos de Saúde, e, em 2006, o Decreto n.º 5.839 dispôs sobre a organização, as atribuições e o processo eleitoral do Conselho Nacional de Saúde.

Os conselhos, nos seus respectivos âmbitos, analisam e deliberam sobre documentos obrigatórios segundo a lei 141/2012, como o Plano de Saúde, a Programação Anual de Saúde (PAS), o Relatório Anual de Gestão (RAG) e os Relatórios Quadrimestrais de Gestão, entre outros de interesse de cada conselho. Esses documentos precisam ser compatíveis com o que dispõem o Plano Plurianual (PPA), a Lei de Diretrizes Orçamentárias (LDO) e a Lei Orçamentária Anual (LOA). As atividades dos conselhos de saúde são desenvolvidas de modo articulado com as atribuições que competem aos Tribunais de Contas, às Controladorias-Gerais e ao Ministério Público.

São muitos os desafios encontrados pelos conselhos de saúde para executar sua missão, destacando-se os mencionados problemas de nepotismo e clientelismo que marcam a administração pública brasileira, ainda fortemente influenciada pela herança patrimonialista. São permanentes as disputas pela agenda dos conselhos, com relação às definições sobre o que deve ser discutido em cada reunião, as lutas e dificuldades para ter acesso a dados e para poder compreendê-los. Não é nada fácil realizar a missão de cada conselho, com seus membros lutando para que haja respeito aos seus membros e para o desenvolvimento de práticas participativas nos marcos de uma cultura democrática, preservando-se e valorizando-se a diversidade.

Os conselhos e conferências de saúde são uma importante conquista da cidadania, marcam institucionalmente o Estado brasileiro, e devem, portanto, ser preservados, valorizados e aprimorados. Mas não esgotam, decerto, tudo o que pode ser feito pelas pessoas, movimentos sociais e entidades nessa área, em suas inter-relações e suas relações com instituições públicas, tendo como referência a democracia contemporânea, em que o direito a ter direitos e conquistar novos direitos amplia, permanentemente, essas possibilidades. Conforme enfatiza Márcia Mulin Firmino da Silva,

> [...] conselhos são escolas de cidadania, na medida em que possibilitam a explicitação de diferentes interesses que são contrapostos ao que se entende como sendo o interesse público. Surgem conflitos que, como dizia Paulo Freire, têm função pedagógica e ajudam a formar cidadãos ativos.[180]

---

[180] SILVA, Márcia Mulin Firmino da. 2012. *O Controle Social no SUS*. 1 vídeo (45min11s). Publicado pelo caal Observatório de Saúde da RMSP. Disponível em: <https://youtu.be/GsHg1wb1dB0>. Acesso em: 17 fev. 2022.

Controle social, isolamento e quarentena

No contexto brasileiro de afirmação da participação social em saúde como um valor democrático e uma conquista da cidadania, foi se desenvolvendo entre conselheiros de saúde um jargão que deu à expressão "controle social" um sentido específico, que se opõe ao significado atribuído a essa expressão pelas ciências sociais. Os conselheiros de saúde se veem como exercendo "controle social" sobre as instituições do Estado. São frequentes e muito difundidas frases que se iniciam com a expressão "controle social" com esse significado, como: "Nós do controle social..."; "É preciso valorizar o controle social...". Fala-se, com essa acepção, em "vigilância" pelo "controle social", com o sentido de vigilância que a sociedade deve fazer sobre as ações do Estado.[181]

Mas, a rigor, "controle social" é a denominação que se dá a qualquer forma de exercício do poder sobre um grupo social, ou mesmo sobre toda a população, em cada sociedade, com o consentimento da maioria dessa sociedade para realizar algo que, supostamente, interessa e protege a sociedade como um todo. Quando o poder judiciário sentencia alguém à pena de detenção, o indivíduo fica sob a tutela do Estado para que não produza algum dano a outros indivíduos, ou sobre si mesmo. Alguém nessa condição, ou dezenas, centenas, milhares de pessoas nessa condição de privação da liberdade estão, tecnicamente, sob controle social.

Práticas de controle social são, portanto, anteriores à emergência do Estado contemporâneo e ocorrem ainda hoje em formações sociais que desconhecem a forma Estado. Entre povos indígenas que vivem em território brasileiro, o poder é exercido sobre indivíduos com a finalidade de fazer controle social, como no caso do infanticídio.[182] O controle social visa proteger a população, e o pressuposto, intuitivo e culturalmente aceito, é o de que os indivíduos atingidos pelas

---

[181] SPOSATI; LOBO, 1992.

[182] SAVIOLO, A. C. Religião e política: a bandeira da luta contra o infanticídio indígena e o controle de corpos de mulheres e crianças indígenas. *Tempo e Cultura*, v. 16, n. 1, p. 110-123, 2021.

medidas de controle ameaçam, de algum modo, o presente e o futuro dos demais indivíduos do grupo social. Em *Quebrando o silêncio*, a jornalista e documentarista Sandra Volf, também conhecida como Sandra Terena, registra episódios de infanticídio. Tendo entrevistado mais de trezentas mulheres de diferentes povos indígenas, ela afirmou em entrevista ao jornal *O Estado do Maranhão*, em 24 de abril de 2010, ter percebido que

> [...] os parentes querem mudar. Mas os mais velhos resistem. A maioria das mulheres e das lideranças quer mudar. Mas não há políticas públicas para dar suporte à mudança. Um cadeirante dificilmente viveria hoje em dia em uma aldeia no alto Xingu. [O tratamento de] Uma criança que precisa fazer hemodiálise três vezes por semana sai muito caro [...]. Então é fácil dizer: "Isso é da cultura, não vamos interferir".[183]

O isolamento e a quarentena são dispositivos tradicionais utilizados pela saúde pública para enfrentar epidemias. Mas são formas de controle social.

Dubrovnik, na Croácia, é tida como a cidade que "inventou a quarentena", na Idade Média, com a finalidade de tentar impedir a transmissão de epidemias. Porto importante, quando havia alguma suspeita de possibilidade de transmissão de doença infecciosa, Dubrovnik não permitia que navegantes desembarcassem e, de imediato, tivessem contato com os moradores. As marcas urbanísticas daquele período, e que permanecem preservadas em Dubrovnik, comprovam, ao lado de mapas da cidade no período medieval, o pioneirismo. Daquela região, que também integrou o principado de Veneza, a prática foi levada para a hoje cidade italiana, de onde se difundiu para toda a Europa e o planeta.

Também o isolamento de pessoas comprovadamente enfermas, impedindo-lhes o contato com outros indivíduos suscetíveis ao contágio, constitui prática de controle social, sendo largamente utilizada em todo o mundo.

---

[183] DOCUMENTÁRIO discute prática do infanticídio entre os índios. *O Estado do Maranhão*, 24 abr. 2010, p. 5.

Quarentena e isolamento são tanto mais efetivos, ainda hoje, quanto maiores forem as dificuldades para prevenir e tratar doenças transmissíveis. O ebola, uma doença viral com alta transmissibilidade, foi enfrentado com a adoção de isolamento de doentes na epidemia que atingiu países da África Ocidental nas primeiras décadas do século XXI, pois à época não havia tratamento por medicamentos.

Quarentena, isolamento, prisão de pessoas são, portanto, formas de controle social. Mas, no contexto brasileiro, é preciso cautela com essa expressão, uma vez que ela pode também significar o controle do SUS pela sociedade.[184]

Governar a saúde para cidadãos, com a participação cidadã

Muitos críticos do SUS argumentam que em muitos municípios "o sistema não funciona" porque os conselhos de saúde, que deveriam "fiscalizar as autoridades" estão "emperrando a gestão", criando "dificuldades" motivadas por "corporativismo" e "pautas defendidas por pequenos grupos de interesses". Outros reclamam que os "profissionais de saúde não têm representação", ou ainda porque os conselhos "deliberam sobre o que não conhecem tecnicamente". Pode ser e, certamente, há situações em que uma ou mais dessas razões pode ocorrer e, de fato, prejudicar o desenvolvimento das atividades. Ainda assim, a contribuição dos conselhos e conferências de saúde ao SUS é de inestimável valor, contribuindo para seu aprimoramento e desenvolvimento institucional, mesmo reconhecendo-se que, muitas vezes, os conselhos são vítimas de nepotismo, clientelismo, corrupção e práticas antidemocráticas.

De modo geral, há um amplo reconhecimento de que os conselhos: a) deliberam sobre todos os programas de saúde em desenvolvimento no âmbito municipal; b) têm representantes dos trabalhadores, por meio de sindicatos e associações, movimentos sociais de saúde e as entidades que defendem os interesses dos portadores de doenças crônicas; c) contam com todos os tipos de profissionais de saúde representados por conselheiros eleitos democraticamente; d) deliberam a partir dos

---

[184] NARVAI, 2007.

conhecimentos dos seus membros, com apoio de comissões e grupos de trabalho *ad hoc*; e) exercem as competências que lhes confere a lei 8.142/1990, e, durante suas reuniões plenárias, frequentemente ocorrem conflitos que podem opor, circunstancialmente, representantes de usuários e gestores. No exercício de sua missão constitucional, os que dão vida à "participação da comunidade" nas coisas públicas da saúde por certo defendem seus legítimos interesses específicos, mas isso não significa que impõem, autoritariamente, suas posições.

A própria noção de "participação da comunidade" implica, necessariamente, a negação do autoritarismo, embora não seja imune aos mecanismos de dominação política e exercício arbitrário do poder. Mas se a participação social é vulnerável a essas manifestações, ou se é violada pelo exercício da força, tais ações não estão mais se dando no campo da democracia, mas de suas deformações que precisam ser enfrentadas e sanadas. Nada justifica, portanto, quando há efetivamente compromisso com a democracia e apreço ao desenvolvimento de uma cultura democrática, desqualificar o conselho e a conferência de saúde transformando esses canais de participação social na saúde em simulações, caricaturas que falseiam a gestão pública participativa e que, portanto, não têm como referência o interesse público e a saúde da população.

Sposati e Lobo assinalam a relevância de colocar as questões relacionadas com a organização e a dinâmica do "controle social não em um patamar burocrático, mas sim em um patamar político", com vistas ao desenvolvimento da "cultura política democrática que, ao democratizar as decisões, traga a alteridade", e propõem que se busque ultrapassar a concepção restrita de participação, cuja finalidade se esgotaria em "vigiar uma burocracia". Com a noção de alteridade, o que se busca é "marcar a presença de um sujeito que se contrapõe, que tem força e presença para pressionar e ter protagonismo, isto é, ser sujeito, e não sujeitado", contrapondo-se a quem detém o poder institucional e desprivatizando-o de interesses particularistas, e exercer o "direito de tornar o Estado efetivamente coisa pública".[185]

---

[185] SPOSATI, 1992, p. 373.

A efetivação da alteridade para Sposati e Lobo não corresponde apenas

> [...] à presença física das pessoas, dos representantes. Estes têm que ter a capacidade de influir, de se contrapor, o que significa ter informações, ter opinião, na perspectiva da defesa de interesses coletivos. Em outros termos, as representações têm que dominar as condições e os instrumentos para serem, de fato, protagonistas, sujeitos da ação, e não meros complementos.[186]

Se esse protagonismo não é exercido, a alteridade é negada, seja por cooptação, decorrente de fragilidade ou cumplicidade que leva o representante a se afastar dos representados, seja por subalternização ou tutela, quando "a relação é de deferência de quem tem o poder pela 'visita que chega'. O espaço não é do *alter*, mas dos 'donos do poder'". Nesses casos, alertam, há "grande risco" de "infantilização, tratando os representantes populares como crianças", ou ainda de tutela por "segmentos técnicos que se entendem identificados com os interesses populares e que terminam por ocupar o espaço da interlocução para si, criando um vazio de alteridade popular por 'advogar a causa' e tomar o lugar do '*alter* popular'".[187]

A lei 8.142/1990 estabelece (art. 1º) que as conferências de saúde devem ser realizadas "a cada quatro anos, com a representação dos vários segmentos sociais, para avaliar a situação de saúde e propor as diretrizes para a formulação da política de saúde nos níveis correspondentes".[188]

Os conselhos e conferências de saúde são, portanto, mais do que apenas instâncias de fiscalização ou de controle das ações do Estado, espaços institucionais em que tudo o que disser respeito à saúde-doença-cuidado, em qualquer território, pode e deve ser levado ao debate

---

[186] SPOSATI; LOBO, 1992, p. 373.

[187] *Idem*, p. 374.

[188] BRASIL. Lei n.º 8.142, de 28 de dezembro de 1990. Dispõe sobre a participação da comunidade na gestão do Sistema Único de Saúde: SUS e sobre as transferências intergovernamentais de recursos financeiros na área de saúde e outras providências. *Diário Oficial da União*, 28 dez. 1990. Seção: 99.438.

público, para a avaliação democrática da situação e a identificação do que deve ser feito por toda a sociedade, incluindo o Estado, para enfrentar e resolver problemas que afetam a todos. Assim, conselhos e conferências de saúde não devem restringir seu olhar, seu alcance e suas ações apenas às políticas públicas e às ações dos governos, em qualquer nível.

Por essa razão, conselhos e conferências são espaços que devem ser controlados pela cidadania ativa, pela sociedade organizada, para que neles sejam colocadas em pauta as questões que, dizendo respeito à esfera pública, sejam de propriedade estatal ou particular, afetem o interesse público na saúde, pois a saúde coletiva é mais do que serviços de saúde e porque o governo da saúde deve ser exercido para todos os cidadãos, com a participação cidadã e democrática de todos.

A participação social em saúde melhora a qualidade da democracia, possibilitando aprofundá-la, radicalizando-a no que lhe é essencial, como uma forma de governo em que o poder político deve se distribuir entre os cidadãos e não se concentrar em autocratas ou em formas oligár- quicas. Ao mesmo tempo, apenas na democracia a participação social se efetiva, consolida, aprofunda e protege a cidadania, reconhecendo e valorizando, como riqueza, o exercício de direitos. Uma e outra são inseparáveis, uma é condição *sine qua non* para a outra, pois democracia sem participação social é mera formalidade, apenas um espetáculo ritualístico cuja finalidade é tão somente encobrir o efetivo exercício do poder por interesses que não são os populares.

A saúde precisa da democracia, pois esta é o oxigênio da cidadania.

15

Governança e gestão do SUS

Jabuticaba

A defesa de "uma autêntica participação democrática da população nos diferentes níveis e instâncias do sistema, propondo e controlando as ações planificadas de suas organizações e partidos políticos representados nos governos, e assembleias e instâncias próprias do Sistema Único de Saúde", defendida no documento "A questão democrática na área da saúde", apresentado pelo Centro Brasileiro de Estudos de Saúde (CEBES)[189] em 1979, daria origem a uma jabuticaba que moldaria não apenas o sistema de saúde, público, controlado pelo Estado, que se buscava implantar, mas viria a exercer, anos depois, uma influência positiva, decisiva sobre a administração pública em vários setores em que o Estado brasileiro exerce seu papel institucional.

No SUS, ao contrário de outros sistemas universais de saúde, a participação institucionalizada da sociedade, por meio de entidades, movimentos e organizações variadas, é exercida em todos os níveis de funcionamento do sistema por conselhos e conferências de saúde. Isto ocorre desde o nível local, com os conselhos gestores, que podem existir em unidades básicas de saúde, hospitais, ambulatórios de especialidades, até os níveis municipais, estaduais e em nível nacional, com seus respectivos conselhos de saúde, estes obrigatórios por lei.

---

[189] CEBES, 1980.

Para o movimento da Reforma Sanitária, conforme o documento do CEBES, o objetivo dessa participação

> [...] visa por um lado maior eficácia, permitindo uma maior visualização, planificação e alocação dos recursos segundo as necessidades locais. Mas visa sobretudo ampliar e agilizar uma autêntica participação popular a todos os níveis e etapas na política de saúde.

Para os reformistas da saúde, a possibilidade da participação popular, cujo conceito foi ampliado para "participação da comunidade" na Assembleia Nacional Constituinte, era

> [...] talvez o ponto fundamental desta proposta, negador de uma solução meramente administrativa ou 'estatizante'. Trata-se de canalizar as reivindicações e proposições dos beneficiários, transformando-os em voz e voto em todas as instâncias. Evita-se, também, com isto, uma participação do tipo centralizador tão cara ao espírito corporativista e tão apta às manipulações cooptativas de um estado fortemente centralizado e autoritário como tem sido tradicionalmente o Estado brasileiro.[190]

Efetivada amplamente no âmbito do SUS, não sem muitas contradições e conflitos,[191] essa participação da comunidade por meio de conselhos e conferências foi logo percebida por autoridades, gestores públicos e pela própria cidadania organizada como uma boa solução para a implementação de políticas públicas asseguradoras do exercício de direitos sociais, em uma república federativa cujos entes são autônomos e que se espraia por um vasto território de dimensões continentais como o Brasil, e com tão rico e diversificado patrimônio cultural.

A maneira como o SUS foi institucionalizando um *modus operandi* para a gestão do direito social à saúde, republicano, federativo, democrático e transparente, viabilizando a participação cidadã, foi se consolidando no país e, ao mesmo tempo, se tornando um modelo para

---

[190] *Idem.*

[191] COTTA, R. M. M. *et al.* O controle social em cena: refletindo sobre a participação popular no contexto dos conselhos de saúde. *Physis*, v. 21, n. 3, p. 1.121-1.1372, 2011.

outros setores da administração estatal. E isto haja vista os sistemas que se estruturaram para a gestão da assistência social e da segurança pública, áreas em que se vêm desenvolvendo esforços importantes para dotá-las de sistemas únicos, unificadores e integradores de várias organizações e instituições que operam em diferentes esferas de gestão, tanto do Estado quanto da sociedade civil, por meio de organizações sem fins econômicos. O modelo vem também exercendo influência relevante nos setores de educação e cultura.

Essa característica do SUS, de viabilizar a participação social em saúde e fazer disso um fator estratégico para o desenvolvimento da gestão participativa, é algo singular, único, que não se verifica em outros países cujos sistemas universais de saúde têm suas ações controladas apenas pelos mecanismos clássicos de controle da coisa pública, como os poderes Legislativo e Judiciário e órgãos de controle de contas e atos administrativos. Por essa razão, a "participação da comunidade", tal como se efetiva no SUS, é vista como uma espécie de jabuticaba, essa "fruta que só existe no Brasil".

Atribui-se ao economista, também engenheiro, professor e banqueiro Mário Henrique Simonsen a afirmação de que "se só existe no Brasil e não é jabuticaba, é besteira". Ex-ministro da Fazenda no governo do general Ernesto Geisel, e do Planejamento no governo de João Figueiredo, o último general presidente, Simonsen tinha grande intimidade com a administração pública e reagia com essa frase ao tomar conhecimento de alguma solução heterodoxa que lhe parecesse despropositada. Seriam invencionices de pessoas profissionalmente inexperientes, que tendem a simplificar processos complexos e a buscar soluções com base não em conhecimentos técnicos, mas no famoso "jeitinho brasileiro". É provável que Simonsen não tenha criado a frase, muito difundida, mas é certo que ele a popularizou.

Não há consenso, entre os especialistas, sobre a afirmação de que a jabuticabeira só existe no Brasil, pois além da Mata Atlântica, de onde seria originária, a árvore ocorre em vastas áreas da Bolívia, Uruguai, Paraguai e Argentina – e foi identificada até mesmo no México. Mas está comprovado, isto sim, que a palavra jabuticaba provém da língua tupi.

Jabuticaba ou não, a "participação da comunidade" no SUS é uma das fortalezas do nosso sistema universal de saúde.

Governança do SUS

O governo de Fernando Collor reagiu como pôde à implantação do SUS.[192] Pressionado por setores conservadores e agentes econômicos encantados com as ideias neoliberais que Ronald Reagan (Estados Unidos) e Margaret Thatcher (Inglaterra) vinham difundindo, o primeiro presidente eleito pelo voto direto após a conquista do Estado Democrático de Direito desconfiava da Constituição de 1988, a base político-jurídica que tinha viabilizado sua própria eleição. Ele fazia coro aos que viam na Carta de 1988 um excesso de direitos, cujos encargos para o Estado apenas aumentariam a dívida pública e pressionariam a inflação. O que queria, efetivamente, era manter o sistema de saúde centralizado no governo federal para aprofundar sua privatização, sem ter de negociar com estados e municípios. Na lei aprovada pelo Congresso Nacional que regulamentava as disposições constitucionais sobre o SUS, vetou os artigos que tratavam das transferências de recursos financeiros da União para os demais entes federativos e os artigos que se referiam à participação da comunidade. A lei 8.080 foi sancionada com cortes feitos por Collor em julho de 1990, mas ele teve de recuar em suas pretensões centralizadoras. Meses depois, ainda naquele ano, em dezembro, sancionou a lei 8.142. Tudo poderia estar em uma só lei. Mas Collor supôs que teria força para fazer o que quisesse. Apostou e, sendo derrotado, teve de ceder. Foi pressionado pelas entidades e movimentos sociais que lutavam pela descentralização do sistema de saúde e, sobretudo, pelos setores municipalistas, que saíram muito fortalecidos da Assembleia Nacional Constituinte. Sob a consigna "Saúde: municipalização é o caminho!", o Conselho Nacional de Secretarias Municipais de Saúde (CONASEMS) pressionou muito e venceu a batalha da descentralização. Teve um aliado importante: o Conselho Nacional de Secretários de Saúde (CONASS). Ainda assim Fernando Collor conseguiu adiar por dois anos a realização da 9ª Conferência Nacional de Saúde (9ª CNS), que deveria ter ocorrido em 1990 e que

---

[192] NARVAI, 2018.

se realizou apenas em agosto de 1992, com o tema "Municipalização é o caminho", já nos estertores da sua presidência, pois seria destituído em dezembro daquele ano. Collor mutilou o SUS o quanto pôde, dando início a um processo que não cessou até hoje, com o sistema debatendo-se entre a asfixia financeira, seu esquartejamento territorial por concessionários privados quase sempre mais interessados no acesso aos recursos públicos do que com a saúde das populações, e o deliberado sucateamento dos serviços públicos do SUS, entre outros males crônicos.

Ao contrário do que muitos pensam, talvez induzidos pelo termo "Único" da identificação do sistema público de saúde brasileiro, o SUS não é uma megaorganização que, de modo vertical, realiza ações em todo o país. No complexo arranjo federativo do Brasil, com os entes federativos gozando de autonomia frente à União, o governo federal não exerce função de mando sobre estados, e, estes, sobre os municípios.

Às leis, sim, há uma hierarquia, com leis municipais não podendo se contrapor a leis estaduais, e estas não podendo se opor à legislação federal. Mas, no âmbito da administração pública, a gestão das políticas públicas, entre as quais a de saúde, requer pactuações entre os entes federativos, nos termos da legislação.

No caso da saúde, a lei 8.080/1990 dedica todo o capítulo III (art. 8º a 14) à regulamentação da organização, direção e gestão do SUS: reafirma que o sistema tem direção única em cada esfera de governo e cria comissões intersetoriais para diversas áreas de gestão, subordinando-as ao Conselho Nacional de Saúde (CNS).

A lei 12.466, de 2011, reconhece como "foros de negociação e pactuação entre gestores, quanto aos aspectos operacionais do SUS", as comissões intergestoras bipartite e tripartite, nos âmbitos estadual e nacional, respectivamente, compostas por representantes de municípios, estados e do governo federal. Essas comissões foram instituídas em 1993 pela Norma Operacional Básica n. 1 do SUS, aprovada pela Portaria 545, do Ministro da Saúde, e têm poder de decisão sobre os aspectos operacionais, financeiros e administrativos da "gestão compartilhada do SUS, em conformidade com a definição da política consubstanciada em planos de saúde, aprovados pelos concelhos de saúde". A lei 12.466/2011 confere estatuto legal às comissões intergestoras e lhes atribui competência para "definir diretrizes, de âmbito nacional, regional e intermunicipal, a respeito da organização das redes de ações e serviços de saúde, principalmente no tocante à sua governança institucional e à integração das ações e serviços dos entes federados". Cabe também às comissões bi e tripartites "fixar diretrizes sobre as regiões de saúde, distrito sanitário, integração de territórios, referência e contrarreferência e demais aspectos vinculados à integração das ações e serviços de saúde entre os entes federados".

CONASS e CONASEMS, reconhecidos legalmente como entidades representativas dos entes estaduais e municipais, integram a comissão intergestora tripartite – que é composta, paritariamente, por quinze membros, sendo cinco indicados pelo Ministério da Saúde, cinco pelo CONASS e cinco pelo CONASEMS – em nível nacional. Ambos, CONASS e CONASEMS, distribuem seus cinco representantes pelas cinco macrorregiões. As comissões intergestoras tomam decisões por consenso e não por votação e exercem, nos seus respectivos âmbitos, funções de direção do SUS, pois muitas competências e atribuições dos entes federativos são compartilhadas entre essas esferas. Cabe ao CNS exercer o controle público do SUS e, portanto, aprovar ou rejeitar as decisões tomadas pelas comissões intergestoras.

O modelo de governança criado e desenvolvido no SUS, nos marcos do federalismo brasileiro, vem contribuindo para fortalecer e agilizar a administração pública, projetando efeitos sobre o funcionamento de toda a máquina pública. Em 2017, foi editado o decreto n.º 9.203, que define "governança pública" como o conjunto de mecanismos de liderança, estratégia e controle postos em prática para avaliar, direcionar e monitorar a gestão, com vistas à condução de políticas públicas e à prestação de serviços de interesse da sociedade. A liderança, diz o decreto, refere-se às práticas de natureza humana ou comportamental exercidas nos principais cargos das organizações e implica integridade, competência, responsabilidade e motivação. A estratégia diz respeito à definição de diretrizes, objetivos, planos e ações, além de critérios de priorização e alinhamento entre organizações e partes interessadas, para que os serviços e produtos de responsabilidade da organização alcancem o resultado pretendido. O controle compreende os processos estruturados para mitigar os possíveis riscos, com vistas ao alcance dos objetivos institucionais e para garantir a execução ordenada, ética, econômica, eficiente e eficaz das atividades da organização, com preservação da legalidade e a adoção de critérios economicamente aceitáveis para a aplicação de recursos públicos.

Gestão da saúde pública

As bananeiras, diz o povo, nascem com data certa para morrer. Duram no máximo uns dois anos, dão uma safra e acabou. Após "dar cacho", precisam ser cortadas, cedendo o lugar para que outra árvore seja gerada por uma nova muda. As jabuticabeiras duram mais, vivem até 100 anos. Demoram uns dez anos para começar a dar frutos, mas têm vida longa.

Volto à metáfora da jabuticaba para assinalar que se a participação social em saúde é mesmo um fruto singular, que confere ao SUS uma especificidade quanto à governança, não se pode dizer o mesmo dos meios utilizados para a gestão das ações e serviços públicos de saúde.

Também entre nós, desde a criação do SUS, foi se desenvolvendo na opinião pública um sentimento de que, justificando-se ou não, a administração direta e, portanto, a prestação de serviços de saúde por "funcionários públicos" não é uma boa solução para o SUS. Ano após ano, sobretudo nas primeiras décadas do século XXI, foi se consolidando uma tendência fortemente privatizante da prestação de serviços públicos de saúde. É como se a administração direta e o provimento de serviços, como saúde e educação, por servidores públicos estatutários fossem bananeiras que deram cachos e que precisam ser extirpadas. Foi se criando na opinião pública uma imagem, falsa, de que servidores públicos são trabalhadores privilegiados e que não cumprem com suas obrigações. A mitologia sobre o "funcionalismo público" é alimentada diariamente por veículos de comunicação que, como se sabe, são financiados por publicidade de empresas privadas interessadas na projeção de uma imagem distorcida dos "serviços estatais", porque isto lhes interessa comercialmente. A área de segurança pública, bastante deformada pelas pressões que são exercidas sobre ela por empresas privadas de segurança, interessadas em vender proteção para seus clientes particulares, é apenas o exemplo mais eloquente da promiscuidade que pode marcar as relações público-privado em algumas áreas. Quando nesses setores estão implicados, de um lado, os direitos humanos e a proteção social, e, de outro, interesses econômicos que envolvem muito dinheiro, como são os casos da saúde e da educação, toda cautela é pouca.

Nesse contexto, uma forma de gestão emergiu com grande poder persuasivo sobre autoridades públicas e formadores de opinião: a organização social de saúde (OSS), um tipo de pessoa jurídica de direito privado, de propriedade de particulares formalmente sem fins econômicos que, por meio de contratos com entes federativos, assumem a gestão de serviços de saúde em determinado território, com as relações entre os partícipes sendo regidas por contratos de prestação global de serviços, ações e procedimentos. De modo geral, as OSS contratam pessoal de saúde de acordo com a Consolidação das Leis do Trabalho (CLT). A gestão por meio de OSS se dá, portanto, de modo concorrente com a gestão realizada por órgãos públicos da administração direta, cujo servidores públicos são admitidos para o exercício de cargos e funções públicos após aprovação em concursos públicos.

A modalidade de gestão do SUS por OSS tem se disseminado por todo o país. Em cidades como São Paulo, essa participação é superior a 80% dos serviços do SUS. Segundo o Instituto Brasileiro de Geografia e Estatística (IBGE), no final da segunda década do século XXI havia 3.013 serviços públicos de saúde, como hospitais e unidades básicas, administrados por particulares nos 5.570 municípios brasileiros. Esse número correspondia a 73% dos serviços públicos, sendo 58% geridos por OSS e os outros 15% por empresas privadas, com fins lucrativos, segundo o modelo de parcerias público-privadas, as PPP.

As primeiras OSS foram constituídas no Brasil ainda na segunda metade do século XIX, por grupos étnicos, sob a liderança de membros que não aceitavam as condições de vida a que aquelas comunidades estavam expostas, sem proteção social, incluindo saúde e educação públicas. Criadas em uma época histórica em que o Estado brasileiro era do tipo liberal clássico e negava tudo aos trabalhadores, essas entidades eram criadas para organizar pessoas e grupos para cobrar ações do poder público e, na ausência de respostas efetivas, substituir o Estado. Sem direitos (aposentadorias, pensões, auxílios...) e sem proteção social confiável, os trabalhadores, notadamente os de imigração recente e seus descendentes, trataram de organizar entidades beneficentes para lhes proporcionar o que o Estado lhes recusava. Combinavam essas organizações com lutas gerais por direitos sociais, conforme é amplamente conhecido. As primeiras OSS reuniam portugueses, espanhóis, italianos. Logo vieram sírio-libaneses e israelenses. Foi este movimento que deu origem, em São Paulo, ao Hospital de Beneficência Portuguesa (1859), ao Hospital Matarazzo (1878), à Sociedade Beneficente de Senhoras, embrião do Hospital Sírio-Libanês (1921), e um pouco mais tarde, já no contexto do pós-Segunda Guerra Mundial, à Sociedade Beneficente Israelita Brasileira Albert Einstein (1950). Essas entidades, identificadas como organizações filantrópicas, obtinham fundos em sorteios, festas, bingos, doações. Ganharam terrenos e equipamentos. Conta-se que Hans, filho de Albert Einstein, doou dinheiro e um relógio do pai para ajudar nos esforços de consolidação daquela OSS. Por todo o país, esses grupos ergueram hospitais e maternidades, sobretudo em grandes cidades. Construíram o que hoje se qualifica como capital social e contribuíram para o desenvolvimento do país. A lei 9.637, de 15 de maio de 1998, especifica as condições para que uma organização seja qualificada como uma OSS.

Hoje, porém, muitas OSS se transformaram em empresas com fins econômicos. Outras viraram uma espécie de caricatura de si mesmas, e os membros das comunidades que lhes deram origem não as reconhecem. Perderam organicidade social e não há mais vínculos comunitários. Muitas foram capturadas por particulares, cujos grupos, poderosos, mandam e desmandam, perdendo-se os elos que possibilitavam o exercício de algum controle dos membros sobre os dirigentes.

Outras OSS, criadas no final do século XX, nada têm ou tiveram de comunitárias ou sociais. São apenas empresas, de propriedade de particulares, que, sediadas em algum município, operam onde querem e sem qualquer controle público além daquele exercido pelos órgãos de Estado com essa atribuição institucional, como tribunais de contas e o Ministério Público.

Embora estejam muito disseminadas em todo o país, as OSS são objeto de muito debate e questionamentos por lideranças sindicais, movimentos sociais e autoridades públicas, incluindo gestores de saúde do SUS. O motivo fundamental do dissenso são as denúncias de infiltrações de organizações criminosas em OSS e sua transformação em "empresas de gaveta", utilizadas para lavagem de dinheiro e outras ações criminosas.[193] Em muitas OSS, são rotineiros o emprego de mecanismos conhecidos de malversação de recursos públicos, como os acordos com prestadoras de serviços para que superfaturem preços de produtos, ou a emissão de notas fiscais frias para serviços não executados. Também o "calote trabalhista" vem sendo denunciado, quando a OSS deduz encargos trabalhistas dos valores pagos aos profissionais de saúde, mas não os recolhe nos termos legais. Muitas OSS são de origem obscura, sem história social e de propriedade nebulosa, e amealham dinheiro público em operações de gestão sem transparência e à margem de qualquer controle efetivo pelos conselhos de saúde. São OSS picaretas, que têm donos, os quais não veem conflito ético em fazer negócios com o cuidado em saúde. Não as move o princípio ético da caridade, da proteção por meio da filantropia. São, conforme o jargão dos gestores da saúde, entidades "pilantrópicas".

O que justifica, por exemplo, que uma OSS com sede em São Paulo assuma a gestão de serviços, e até mesmo de sistemas municipais de saúde em locais tão distintos e distantes de sua sede como o são cidades do interior paulista e mineiro, e mesmo Recife, Porto Alegre, Rio de Janeiro e Natal? Podem até ser organizações que lidam com saúde, mas "sociais"?

Há, porém, quem considere que os problemas vinculando OSS com práticas criminosas são também dificuldades encontradas por órgãos da administração pública direta, argumentando que o problema não é o modelo de OSS, mas a desonestidade de muitos gestores públicos ou seu despreparo técnico para o exercício dessas funções.

O município é a base operacional do SUS. É nessa esfera de governo que ações e serviços de saúde são desenvolvidos. A produção

---

[193] GODOY, M.; FILHO, V. H. PCC usa rede de empresas para se infiltrar em prefeituras de ao menos três Estados. *O Estado de S. Paulo*, 9 nov. 2020.

de cuidados de saúde implica, reconhecidamente, uso intensivo de pessoal. A força de trabalho em saúde corresponde a cerca de 75% a 95% dos custos de produção dos cuidados. Equipamentos, sobretudo, mas também materiais, embora envolvam muitas vezes grande incorporação tecnológica e, portanto, altos custos, são amortizados em longo prazo, diluindo custos. A remuneração do trabalho é sempre o que mais onera a produção de ações e serviços de saúde. Mas essa característica do trabalho em saúde é ignorada por muitos planejadores e tomadores de decisão sobre políticas públicas, como acontece com a "Lei de Responsabilidade Fiscal" (LRF), a lei complementar 101, de 4 de maio de 2000, que atinge duramente a administração pública ao fixar um teto orçamentário, para os municípios, de 54% para gastos com pessoal. Esse teto também existe para a União e os estados/o Distrito Federal, de 37,9% e 49%, respectivamente. Mas a União e os estados/DF, como não são a base operacional do SUS, não sentem tanto os efeitos perversos da LRF.

Para fugir, ou tentar fugir, dessa restrição, muitos municípios optam por terceirizar o SUS e fazê-lo por meio de OSS vem sendo a opção preferencial. Questionado em 1998 sobre a legalidade dessa solução por meio da Ação Direta de Inconstitucionalidade (ADI) n.º 1.923, o Supremo Tribunal Federal (STF) decidiu, em 16 de maio de 2015, que é constitucional que recursos públicos sejam transferidos para organizações sociais. Por 7 votos a 2, os ministros entenderam que entidades da área de saúde e educação, por exemplo, podem receber dinheiro do governo para auxiliar na implementação de políticas nas áreas em que atuam. A decisão do STF encerrou um debate que se estendeu por quase duas décadas. Para o STF, basta que os entes federativos observem, em suas relações com OSS, os princípios constitucionais da legalidade, impessoalidade, moralidade, publicidade e eficiência para ações da administração pública, direta ou indireta. A decisão reiterou as competências do Ministério Público e do Tribunal de Contas da União (TCU) para fiscalizar a aplicação dos recursos transferidos às OSS. O Acórdão relativo à ADI n.º 1.923 afirma que as relações público-privadas devem ser regidas por "contrato de gestão" e que "por integrarem o Terceiro Setor, não fazem parte do conceito constitucional de Administração Pública, razão pela qual não se submetem, em suas contratações com terceiros, ao dever de licitar".

As leis 13.019, de 31 de julho de 14, e 13.204, de 14 de dezembro de 2015, atualizaram o marco regulatório das parcerias entre a administração pública e as Organizações da Sociedade Civil (OSC) e definiram parceria como um

> [...] conjunto de direitos, responsabilidades e obrigações decorrentes de relação jurídica estabelecida formalmente entre a administração pública e organizações da sociedade civil, em regime de mútua cooperação, para a consecução de finalidades de interesse público e recíproco, mediante a execução de atividade ou de projeto expressos em termos de colaboração, em termos de fomento ou em acordos de cooperação (art. 2º, III).

Essas leis definem também o que são "atividades" (art. 2º, III-A) e "projetos" (art. 2º, III-B) no contexto das relações público-privadas. Para o STF, e de acordo com as leis 13.019 e 13.204, OSS podem "executar atividades e projetos", mas não se constituem em instâncias competentes para atuar como "gestoras" do SUS. Isso decorre do fato, elementar, de que uma OSS não pode ser, simultaneamente, executora (de atividades e projetos) e agir como órgão de controle e fiscalização. Portanto, controlar e fiscalizar o cumprimento dos termos dos contratos de gestão cabe ao Estado, ou seja, ao SUS, em conformidade com o modelo de governança federativo por ele desenvolvido e nos marcos da Constituição Federal de 1988 e a legislação vigente. Mas, na imensa maioria dos municípios brasileiros, o SUS se depara com enormes dificuldades para exercer plenamente suas competências regulatórias, vale dizer, de fiscalização e controle.

Não obstante, o que as OSS significam para o controle público que a sociedade deve exercer sobre o SUS? As OSS seriam a melhor opção para organizar um sistema de saúde como o SUS? O que significa transferir dinheiro público para pessoas jurídicas de propriedade particular? Quem são essas pessoas jurídicas, em cada localidade?

OSS são um "jeitinho" de contornar a LRF. O "jeitinho" seduz *SUSistas* (aqueles que de fato agem para viabilizar o sistema) e *SUScidas* (aqueles que desde a criação do SUS o sabotam sempre que podem).

Mas um sistema como o SUS pode ser gerido com base em "jeitinho"? Com serviços e trabalhadores precarizados? Que tipo de edificação social se constrói com base em tais "puxadinhos" organizativos?

O discurso e as análises sobre gestão do SUS acabam, por vezes, sendo truncados em razão do uso superficial ou mesmo inadequado de termos que na linguagem coloquial assumem muitos, e até mesmo opostos, significados. Alguns desses termos são analisados em outros capítulos deste livro, mas aqui é indispensável falar de estatal, público, privado, particular e privativo sob a perspectiva da área de gestão em saúde – reconhecendo, decerto, que há muitos significados para esses termos, em diversas disciplinas e áreas de conhecimento. Na área de gestão, as dimensões da "propriedade" e do "tipo de uso" são muito importantes para a adequada comunicação do conteúdo que se pretende transmitir. Assim, os termos "estatal" e "particular" remetem à dimensão da propriedade, pois é a propriedade que é estatal ou pertence a algum particular. Mas, para a gestão, além da propriedade importa, e muito, o tipo de uso que se faz da propriedade e do que ela produz, que pode ser público, privado ou privativo. O uso de algum recurso, bem ou serviço pode ser público para a propriedade particular (um hospital qualquer, por exemplo), pois independentemente de "quem é o dono": qualquer cidadão pode, segundo regras públicas e amparadas em legislação, ter acesso e fazer uso do referido recurso. Mas o uso pode ser privativo para a propriedade estatal (um hospital militar, por exemplo), pois embora a propriedade seja "de todos", por meio do Estado, para ter acesso e fazer uso do referido recurso, um cidadão precisa atender a requisitos específicos, que o tornam privativo. É o caso do hospital militar deste exemplo: para usufruir dos benefícios que presta, o usuário precisa ser militar ou dependente. Em plena pandemia de covid-19, por exemplo, com escassez de leitos para internação de doentes graves, hospitais militares se recusaram a internar não militares e não dependentes.[194] É por isso que, no âmbito da gestão, o oposto de estatal não

---

[194] SASSINE, V. Hospitais das Forças Armadas reservam vagas para militares e deixam até 85% de leitos ociosos sem atender civis. *Folha de S.Paulo*, 6 abr. 2021.

é, necessariamente, privado, mas particular, pois é isso que diz respeito à forma que a propriedade assume. Há, também, propriedades estatais que deveriam ser de uso público, mas que acabam sendo apropriadas por usuários privados, como é o caso de alguns trechos de praias, ilhas fluviais e marítimas que, ilegalmente, são ocupadas por poderosos que se valem dessas propriedades do Estado como se fossem propriedade particular e que as tornam de uso privado e até mesmo privativo, ou exclusivo. O SUS é, por definição, um sistema do Estado brasileiro. Nesse sentido, ele é estatal. Mas, como se sabe, o SUS é uma organização complexa, que se constitui em rede, comportando e articulando serviços cujas propriedades podem ser estatais ou particulares. As ações e os cuidados prestados são, contudo, sempre, de acesso e uso públicos, segundo regras e normas operacionais.

Mais recentemente vem se intensificando o debate sobre a necessidade de se criar instrumentos que tornem viáveis instâncias regionais de gestão do SUS, que se ocupem de redes de atenção e outros problemas de gestão impostos pela integralidade do cuidado e o enfrentamento dos gargalos relativos à atenção secundária e terciária, em situações que envolvem, necessariamente, conjuntos de municípios. O Brasil conta com cerca de quinhentas regiões que podem e devem operar como polos regionais de saúde que requerem a estruturação de órgãos igualmente regionais de gestão, envolvendo autoridades sanitárias da União, estados e seus respectivos municípios e a representação dos conselhos municipais de saúde das cidades que compõem essas regiões. Este é um problema estratégico de gestão que ultrapassa, em muito, a "solução-puxadinho" representada pelo "jeitinho" das OSS. Para que as OSS éticas e efetivamente sociais possam participar do SUS, contribuindo para desenvolvê-lo, é indispensável que sua atuação fique restrita à assistência à saúde e que os serviços por elas gerenciados se constituam em espaços de formação e atualização profissional, como locais de estágios curriculares e especialização. Mas muitas OSS vêm avançando sobre a área de gestão e extrapolando suas atribuições e competências. Com isso, causam problemas e ampliam as dificuldades de gestão do sistema. Para conter essa tendência, em que OSS passam a agir como empresas em uma espécie de "mercado público da saúde", o Congresso Nacional precisa produzir legislação complementar sobre a gestão do SUS, de modo a preservar e assegurar seu caráter sistêmico e conter a fragmentação e a desorganização que a voracidade de OSS-empresas vem impondo ao SUS.

Uma importante distinção entre "gestão" e "gerência", feita pela Norma Operacional Básica do SUS (NOB-SUS 01/1996), ajuda a compreender por que OSS não podem assumir a gestão do SUS em diferentes âmbitos. Para a NOB-SUS 01/1996, "gerência" diz respeito à "administração de uma unidade ou órgão de saúde (ambulatório, hospital, instituto, fundação etc.) que se caracteriza como prestador de serviços ao SUS". Mas "gestão" é muito mais do que isso, muito mais do que gerência, pois corresponde à

> [...] atividade e a responsabilidade de dirigir um sistema de saúde (municipal, estadual ou nacional) mediante o exercício de funções de coordenação, articulação, negociação, planejamento, acompanhamento, controle, avaliação e auditoria. São, portanto, gestores do SUS os secretários municipais e estaduais de Saúde e o ministro da Saúde, que representam, respectivamente, os governos municipais, estaduais e federal.

Muitos municípios que têm constitucionalmente a missão de comandar o SUS no seu âmbito não estão dispostos, por várias razões, entre as quais a precariedade da administração direta a fazer a gestão do sistema. Muitos sequer dão conta da gerência dos serviços públicos de saúde. Por essa razão, tem sido aventada a possibilidade de serem criadas instituições que proporcionem ao SUS condições adicionais para cumprir sua missão constitucional. Fala-se, por exemplo, em criar uma autarquia federal, com diretoriais regionais que cumpram essa função de apoiar os municípios e as regiões de saúde em que estão inseridos a melhorarem o desempenho na gestão do SUS. Isto inclui, dentre outras funções de apoio, a gestão de uma Carreira de Estado do SUS, interfederativa, para profissionalizar os trabalhadores do SUS, superando a precarização e o amadorismo que vêm caracterizando o trabalho no SUS em muitos municípios.

Desde a criação do SUS, está aberto o debate sobre a necessidade de se criar e consolidar uma Carreira Nacional do SUS, com os trabalhadores da saúde vinculando-se efetivamente ao sistema e não a esta ou aquela prefeitura, a este ou aquele governo estadual, a esta ou aquela OSS. Mas atualmente são prefeituras e governos estaduais, ou OSS, que pagam os salários desses profissionais, que se sentem, na maioria das vezes, "funcionários da prefeitura" ou da OSS, e não do SUS. Por outro lado, prefeitos e governadores fogem dessa conversa sobre Carreira de Estado do SUS "como o diabo foge da cruz", conforme diz o ditado popular. Este é outro problema estratégico de gestão, crônico, que também ultrapassa, em muito, a "solução-puxadinho" representada pelo "jeitinho" das OSS.

Segue tendo apoio de muitos cidadãos, gestores e profissionais do SUS a perspectiva de um sistema universal de saúde cujos serviços sejam, integralmente, de propriedade estatal. Mas a ideia de um SUS 100% estatal é vista com desconfiança, também, por muita gente. Há quem tema que isso faça perder os esforços autenticamente filantrópicos e a perspectiva caridosa que mobiliza muitas pessoas e as coloca em ação para fazer o que consideram ser o bem. São pessoas honestas, dizem – e com razão. Sentimentos variados mobilizam seres humanos para a ação em defesa de outros seres humanos ou causas que lhes pareçam justas. Pessoas assim se organizam em entidades filantrópicas e fortalecem o chamado "capital social" em cada comunidade. Não há motivos, em princípio, para que entidades com tais características não possam se relacionar formalmente com instituições do SUS e participar do sistema, assumindo a gestão de serviços próprios, com objetivos específicos, nos termos da legislação e sempre sob controle dos órgãos de Estado e de conselhos e conferências de saúde. OSS éticas são compatíveis com os princípios e diretrizes do SUS.

O que é essencial no SUS desde as lutas que lhe deram origem, na segunda metade do século XX, é a rejeição ética da transformação de cuidados de saúde em mercadorias e a desvinculação da saúde do conjunto de ações intersetoriais e políticas econômicas e sociais que devem produzi-la no interior da sociedade, não a reduzindo a um fenômeno meramente biológico e individual.

Para o movimento da Reforma Sanitária e o ideário do SUS, a produção de ações e serviços de saúde, nesse âmbito, deve estar sempre sob total controle público, em processos gerenciais compatíveis com a gestão compartilhada por usuários, trabalhadores da saúde e autoridades sanitárias nomeadas por detentores de mandatos escolhidos democraticamente e com orçamento participativo. Todos os recursos do SUS, em cada território e em cada instituição que integre o sistema, devem ser publicizados pelos canais competentes e aplicados com transparência e sob gestão participativa. Sem que esses requisitos sejam atendidos, qualquer privatização (ou estatização) não assegura que o sistema seja, de fato, estatal, público e com participação da comunidade, conforme determina a Constituição de 1988.

16
Sistema e cobertura universal de saúde

Alma-Ata, Almaty e Astana, ou melhor, Nur-Sultã

Quarenta anos depois da histórica Conferência Internacional sobre Cuidados Primários de Saúde realizada em Alma-Ata, a Organização Mundial da Saúde (OMS) organizou em 2018, no mesmo Cazaquistão, agora não mais a outrora República Socialista Soviética, um evento planejado para ser uma "atualização" da agenda para a saúde mundial delineada em 1978. A república do Cazaquistão tinha, agora, porém, uma nova capital, Astana, localizada no extremo norte do país, fundada em 1860. Com urbanismo e arquitetura inspirados em Brasília e em outras cidades igualmente planejadas, como Canberra e Washington, Astana foi replanejada para ser a nova capital a partir de 1997. No novo país que emergiu dos escombros da União Soviética desde 1991, Alma-Ata passou a se chamar Almaty em 1997, quando deixou de ser a capital.

Mudou o mundo, mudou o Cazaquistão, mudou Alma-Ata, mudou a agenda da OMS.

E mudou também Astana, rapidamente. Em 2019, um ano depois da realização da conferência que "atualizou a Declaração de Alma-Ata" sobre Cuidados Primários de Saúde, a nova capital cazaque mudou seu nome para Nur-Sultã, em homenagem a Nursultan Nazarbayev, líder do país por mais de trinta anos e um dos idealizadores da sua nova capital.

Se Mao Tsé-Tung e Che Guevara haviam se encontrado, simbolicamente, em Alma-Ata em 1978, e Astana-2018 foi o encontro da OMS com a agenda política neoliberal, nos rumos da saúde, sob aplausos do Fundo Monetário Internacional (FMI) e do Banco Mundial. Uma espécie de encontro simbólico entre Fidel Castro e Barack Obama.

Fidel Castro, a revolução e o sistema universal de saúde cubano

Tão logo a revolução cubana triunfou, em janeiro de 1959, e os esforços para consolidá-la e impedir a contrarrevolução se intensificaram, os dirigentes políticos, entre eles o médico Ernesto Che Guevara, se deram conta de que, na saúde, tudo seria também muito difícil. A pobreza generalizada, o predomínio da medicina privada e a precária assistência hospitalar marcavam o cenário pré-revolução. A expectativa de vida ao nascer variava entre 35 e 58 anos de idade, e a taxa de mortalidade infantil estava ao redor de 60 a cada mil nascidos vivos. Predominavam os partos domésticos com alta mortalidade materna, embora o país contasse com 97 hospitais e cerca de 28 mil leitos para uma população de aproximadamente 6,5 milhões. Unidades de saúde pública eram raras, e não se conseguia acesso sem a indicação de algum político. Havia uma faculdade de Medicina e 6.300 médicos, dos quais cerca de 3 mil saíram do país após 1º de janeiro de 1959.[195]

O programa político apresentado pelo Movimento 26 de Julho, liderado pelo guerrilheiro revolucionário Fidel Castro, tinha seis pontos, identificados como "problemas" que precisavam de soluções. Após o assalto ao quartel de Moncada, em 26 de julho de 1953, os revolucionários assumiram o compromisso de transformar em leis, assim que tomassem o poder, cada um desses pontos. Os seis "problemas" do que ficou conhecido como o "Programa de Moncada" eram: a terra, a industrialização, a habitação, o desemprego, a educação e a saúde.

No poder, após a derrota de Fulgêncio Batista em 1º de janeiro de 1959, Fidel Castro tinha de encaminhar a resolução do

---

[195] JIMÉNEZ, M. S. Evolución del sistema de salud cubano. *Revista Médica Electrónica*, v. 33, n. 4, p. 556-563, 2011.

"problema" da saúde. Mas, o que se poderia fazer se metade dos médicos debandaram?

Assim começa a história da construção do sistema universal de saúde cubano.

Ainda em 1959, criou-se uma rede de maternidades públicas e se organizou a atenção à saúde da gestante e da criança, e em 1960 foram realizadas campanhas de vacinação em massa de crianças menores de 2 anos. As coberturas superaram 99% e, rapidamente, conseguiu-se o controle sanitário da poliomielite, do tétano neonatal, da febre tifoide e uma diminuição expressiva no número de casos de sarampo, rubéola, caxumba e tuberculose. A taxa de mortalidade infantil começou a declinar, e a esperança de vida ao nascer se elevou de 35 anos em 1959 para 65 anos em 1965. Uma faculdade de Medicina foi aberta em Santiago de Cuba. Os médicos formados a partir de 1961 comprometeram-se a não exercer a medicina privada. Foram criados o Ministério da Saúde Pública e um Sistema Nacional de Saúde (SNS), institucionalizados sob os princípios da gratuidade da assistência como um direito de todos, solidariedade, igualdade da atenção independentemente de raça, cor da pele, sexo, religião, nacionalidade ou qualquer condicionalidade que viole a dignidade humana. A Constituição da República de Cuba passou a assegurar que não pode haver doente sem assistência médica.

A partir dos primeiros anos do período revolucionário, Cuba ampliou a formação de profissionais de saúde e, com base no princípio da solidariedade, concedeu ajuda sanitária em bases humanitárias para dezenas de países, em vários continentes, tanto em situações de calamidade pública, como terremotos, furacões e outros eventos naturais extremos, quanto em situações de normalidade, para suprir carências.[196]

O país conta, ao final da segunda década do século XXI, com 498 policlínicas e cerca de 20 mil consultórios médicos, de família, do trabalho e de centros educacionais para a atenção primária. A atenção

---

[196] ANTOLOGIA de autores cubanos. *Saúde e revolução: Cuba*. Rio de Janeiro: Achiamé/CEBES, 1984.

secundária é proporcionada por 219 hospitais regionais provinciais, 127 ambulatórios de especialidades, 158 centros odontoestomatológicos, 26 bancos de sangue, 156 serviços geriátricos, 338 lares maternos e 35 centros de reabilitação. A atenção terciária é oferecida, segundo protocolos de referência e contrarreferência, em hospitais especializados e 13 centros e institutos nacionais de pesquisa.[197]

A expectativa de vida alcançou 77 anos em 2009. A taxa de fecundidade é baixa (1,5 filhos por mulher). Há diminuição do crescimento populacional (de 4,6 em 1997 para -0,2 em 2007). O país registra um franco envelhecimento populacional (apenas 18,4% da população tem menos de 15 anos). A taxa de mortalidade infantil declinou de 38,7 a cada mil nascidos vivos em 1970 para 4,8 em 2009. É a mais baixa da América Latina, igualando-se à do Canadá e inferior à registrada para os Estados Unidos.[198]

O sistema universal de saúde cubano encontra-se consolidado no início do século XXI, e o país ostenta um elenco de indicadores sanitários que o colocam entre os líderes mundiais. É gratuito o acesso a todos os serviços de saúde, em todos os níveis de atenção, em todas as especialidades. Em Cuba, o Estado regula, financia e presta os serviços de saúde. Segundo a OMS, em 2008 o país investiu em saúde 11,9% do Produto Interno Bruto (PIB).

Cuba não é um paraíso sanitário, pois isso não existe. O SNS está integrado ao sistema socioeconômico do país, e são bem conhecidas as dificuldades da vida em Cuba no início do século XXI. Há problemas também no setor de saúde, com a reconhecida escassez de recursos e insumos. Não há facilidades para a incorporação de novas tecnologias e equipamentos que vem sendo feita, mas com bastante cautela e sob critérios rígidos, com vistas à preservação da sustentabilidade do sistema e à manutenção da assistência à saúde como um direito de todos.

---

[197] DOMÍNGUEZ-ALONSO, E.; ZACCA, E. Sistema de salud de Cuba. *Salud Publica de Mexico*, v. 53, supl. 2, 2011.

[198] *Idem.*

Barack Obama, o capitalismo e a universalização do seguro saúde

Desde a Declaração de Alma-Ata, de 1978, a OMS vinha enfatizando a importância de os países organizarem sistemas universais de saúde com os recursos, tecnologias e nas condições que fosse possível a cada um. Mas a consigna "Saúde para todos", a ser obtida por meio da estratégia de atenção primária para estruturar sistemas universais de saúde, arrefeceu no final do século XX. A hegemonia do pensamento neoliberal impôs importantes mudanças políticas em todas as áreas e, também, na orientação da OMS, que passou a levar em conta a estratégia GOBI (da sigla em inglês para as expressões "**G**rowth monitoring of young children", "**O**ral rehydration therapy, promotion of **B**reast feeding, e **I**mmunization", uma restrição na concepção de atenção primária, que se tornou "seletiva e focalizada, voltada à saúde infantil, em contradição com o ideário amplo de equidade e saúde como direito universal da Carta de Alma-Ata".[199] Não obstante, a estratégia de atenção primária à saúde mantinha-se como prioritária para lograr a conquista de saúde para todos, mas renunciando, porém, aos sistemas universais e passando a admitir que é suficiente a "cobertura universal em saúde". Evidentemente, sob forte influência dos Estados Unidos da América e países ocidentais ricos. Mas, também, da China.

No início do século XXI, os valores predominantes no sistema de saúde dos Estados Unidos seguiam incompatíveis com a estratégia de Atenção Primária à Saúde (APS), recomendada pela OMS em Alma-Ata, como caminho para sistemas universais de saúde, tensionando as relações entre aquele país e a OMS. No sistema dos Estados Unidos, os cuidados de saúde são mercadorias acessíveis, em consultórios, clínicas e hospitais privados, a quem pode pagar por elas, diretamente ou por meio de algum seguro que cubra as necessidades individuais de saúde.

Há mais de um século tenta-se, nos EUA, que haja acesso universal aos serviços de saúde. É de 1915 a primeira tentativa com esse

---

[199] GIOVANELLA, L. *et al*. De Alma-Ata a Astana. Atenção primária à saúde e sistemas universais de saúde: compromisso indissociável e direito humano fundamental. *Cadernos de Saúde Pública*, v. 35, n. 3, 2019. p. 1.

propósito, com a criação de um seguro de saúde para algumas categorias de trabalhadores. No pós-Segunda Guerra Mundial, quando no Reino Unido foi criado o Serviço Nacional de Saúde, o NHS, nos Estados Unidos o presidente democrata Harry Truman enviou ao Congresso um projeto de lei para tornar obrigatório um seguro-saúde para os trabalhadores assalariados e suas famílias. Eles pagariam uma mensalidade de aproximadamente 4% do seu rendimento, e a empresa seguradora pagaria os hospitais. A iniciativa beneficiaria cerca de 110 milhões de pessoas. Truman não queria um sistema estatal como o britânico. Tudo seria feito, dizia, pelo setor privado. Mas, ainda assim, os médicos se opuseram ao projeto e ele não prosperou, pois em 1946 o Partido Republicano, de oposição a Truman, venceu as eleições e assumiu o controle do Congresso.

Uma nova tentativa foi feita em 1949, quando o Partido Democrata conseguiu a maioria das cadeiras no Congresso. Uma vez mais, porém, a Associação Médica Americana se opôs. Em um contexto histórico de aumento das tensões políticas mundiais que vieram com a "Guerra Fria" e das perseguições políticas "aos comunistas" nos Estados Unidos, os representantes dos médicos diziam que a proposta de um seguro nacional de saúde era uma ideia, posteriormente comprovada como falsa, formulada pelo líder bolchevique russo Vladimir Lênin. Jonathan Oberlander, professor da Universidade da Carolina do Norte, conta que embora Lênin nunca tenha dito nada sequer parecido com essa afirmação, a campanha da entidade médica foi "a mais cara da época e se concentrou na ideia de transformar o debate sobre saúde em um debate sobre socialismo". Deu o resultado que essas entidades queriam, pois "a coalizão conservadora, formada entre republicanos e democratas do Sul do país, barrou este e outros projetos" similares, consolidando-se, desde então, a falta de racionalidade sistêmica na oferta de serviços de saúde nos Estados Unidos que Oberlander caracteriza como uma "colcha de retalhos, um não sistema".[200]

---

[200] BOWES, C. Por que os EUA foram a única potência ocidental a rejeitar o sistema de saúde universal após 2ª Guerra Mundial. *BBC News Brasil*, 27 set. 2020.

Nos Estados Unidos, quem tem seguro, tem acesso; quem não tem acesso fica dependente de iniciativas de organizações não governamentais ou de programas mantidos pelo governo, dirigidos para carentes, idosos e veteranos de guerras. O principal desses programas mantidos pelo governo federal, em associação com cada governo estadual, que decide se participa ou não, denomina-se "Medicare" e se constitui em um sistema de seguro de saúde dirigido às pessoas com 65 anos de idade ou mais. Para obter o benefício, é requerida uma contribuição nos anos anteriores ao início de recebimento da assistência. Um programa similar, o "Medicaid", é orientado a indivíduos que comprovem carência de recursos, residentes permanentemente no país, e aos portadores de alguma deficiência ou doentes crônicos graves. O governo os ajuda a pagar por um seguro de saúde.

Os programas foram criados por lei, em 1965, pelo presidente democrata Lyndon Johnson, sendo integrados à legislação que organiza o sistema de segurança social do país. Desde a criação dos programas, o Partido Democrata busca mantê-los e ampliá-los. A isso se dedicaram vários presidentes democratas, entre os quais se destacaram Bill Clinton e Barack Obama, em cujo governo se tentou universalizar a cobertura do seguro saúde. O *Affordable Care Act* – popularmente conhecido como "Obamacare", dado o empenho do ex-presidente Barack Obama em aprová-lo – foi o instrumento legal utilizado com essa finalidade. O "Obamacare" preconizava que todos os cidadãos dos Estados Unidos tivessem um plano de saúde, sob pena de multa, facultando-se a escolha de um plano oficial, a ser mantido pelo governo, ou de um plano privado. A proposta foi muito criticada pelos políticos ligados ao Partido Republicano que, sob a liderança de Donald Trump, opuseram-se ideológica e politicamente ao "Obamacare". Os argumentos para a recusa do "Obamacare" incluem seu custo, que seria crescente, com o consequente aumento na arrecadação dos impostos necessários ao seu financiamento e, também, com o que seria uma "invasão de privacidade", via saúde das pessoas, ao obrigá-las a terem um plano.

Esse debate, intensificado com o "Obamacare", é um embate que se prolonga já por algumas décadas, polarizando a opinião pública e, portanto, os eleitores dos Estados Unidos quanto à universalização dos programas governamentais.

Foi no contexto histórico desse embate nos Estados Unidos que a OMS lançou uma estratégia que vem sendo denominada Cobertura Universal de Saúde (CUS) e que, para muitos, relativiza a importância dos sistemas universais de saúde para os países.

A OMS entre Fidel e Obama

Em setembro de 2019, a CUS foi aprovada, como uma estratégia de atenção primária em saúde, pela 74ª Assembleia Geral das Organização das Nações Unidas (ONU), à qual está vinculada a OMS. A decisão decorre, diretamente, da Conferência Global sobre Atenção Primária em Saúde, realizada em outubro de 2018, em Astana, Cazaquistão – a conferência da OMS convocada para "atualizar a Declaração de Alma-Ata", de 1978. Para a direção da OMS, os países precisam aumentar os investimentos em saúde em pelo menos 1% do PIB. E não apenas os países pobres, pois nos mais ricos os custos para acessar serviços de saúde penalizam economicamente, por vezes gravemente, muitas famílias. Tedros Adhanom, diretor-geral da OMS, disse na Assembleia Geral da ONU que o foco dos países deve ser colocado na atenção primária para que os custos dos sistemas de saúde sejam economicamente sustentáveis. Para isso, é necessário priorizar a CUS como estratégia para a atenção primária, porque "precisamos fazer uma mudança radical – focar em proteger a saúde, ao invés de tratar doenças". Adhanom reiterou que os recursos colocados na saúde não devem ser vistos como gastos, mas como investimentos, pois a saúde é importante para o funcionamento da economia.

Mas Astana, dizem os críticos, piorou Alma-Ata.

A estratégia que preconiza aos países se empenharem para construir sistemas universais de saúde tem, na prestação do cuidado em saúde, não uma mercadoria a ser adquirida por quem tem condições econômicas para isto, mas o exercício de um direito humano que deve ser de acesso universal, sem condicionalidades que não derivem de possibilidades definidas pelo próprio sistema em função de seus recursos e normas.

Por essa razão ético-sanitária, há severas restrições à estratégia da CUS, na medida em que o cuidado em saúde é reduzido a uma mercadoria e, como tal, comercializado no mercado. Essa redução de um direito a uma mercadoria implica muitas consequências, tanto para a produção do cuidado em saúde quanto para quem se vale desse cuidado e, sobretudo, ao modo como o cuidado em saúde se vincula com o conjunto de variáveis que levaram à sua necessidade, que deve, igualmente, ser objeto de ações sistêmicas dentro e fora do sistema de serviços de saúde. Para a estratégia indicada em Astana, seria suficiente que se proporcionasse às pessoas a resolução de suas necessidades *de* saúde, deixando de lado o conjunto das necessidades *em* saúde. Um enorme retrocesso em relação à Declaração de Alma-Ata e a tudo que nas últimas décadas derivou daquela conferência, de modo geral indicado muito pertinentemente nas várias conferências internacionais sobre promoção da saúde.[201]

As críticas às conclusões da Conferência de Astana podem ser sumarizadas na afirmação de que o evento apontou para uma concepção restrita de direito à saúde, limitando-o a uma cesta ou pacote de serviços diferenciados conforme o plano contratado e, portanto, segmentado e diferenciado segundo grupos e classes sociais. De acordo com a Conferência de Astana, o direito à saúde não precisa ser exercido a partir de necessidades sociais e individuais em saúde, sendo suficiente que haja acesso a procedimentos de saúde a serem ofertados segundo critérios comerciais. O direito à saúde, que deve ser assegurado universalmente pelo Estado, fica reduzido ao direito de consumir procedimentos, sob regulação e controle do mercado de seguros. Na concepção de APS da Conferência de Astana, no contexto da CUS, a atenção primária não é vista como estratégia, mas como nível de atenção, e sua função não é mais estruturar e coordenar a produção do cuidado integral em saúde, e com isso, articular todos os níveis de atenção e organizar o sistema universal de saúde: basta que mantenha os hospitais esvaziados de pessoas que não deveriam estar neles. A reafirmação do direito fundamental

---

[201] SOUZA, E. M.; GRUNDY, E. Promoção da saúde, epidemiologia social e capital social: inter-relações e perspectivas para a saúde pública. *Cadernos de Saúde Pública*, v. 20, n. 5, p. 1.354-1.360, 2004.

de todo ser humano à saúde e a recusa em aceitar como inevitáveis as iniquidades em saúde são, contudo, pontos positivos da Conferência de Astana, ainda que alinhados à concepção predominante nos Estados Unidos de que esse direito se esgota no direito de acesso a cuidados assistenciais providos como mercadorias por prestadores privados. São pontos positivos, pois nem isso é aceito por setores conservadores, muitos dos quais sequer reconhecem a saúde como um direito humano.

No Brasil, o sistema de saúde oscila entre um sistema universal de saúde, tal como proposto e implementado sobretudo por Cuba sob o governo de Fidel Castro, mas com variantes como a britânica, e o modelo da "saúde suplementar", em moldes muito parecidos com o proposto por Barack Obama no *Affordable Care Act*, o "Obamacare" – para muitos a expressão mais bem acabada do que significa a estratégia da cobertura universal em saúde. Por serem diametralmente opostos, SUS e CUS são incompatíveis. O êxito de um tem como requisito o fracasso do outro, e este é um dos dilemas centrais do SUS.

Não exagera, portanto, creio, quem vê nesse cenário a metáfora de Fidel Castro e Barack Obama, disputando, cada qual com suas armas ideológicas, o presente e o futuro do sistema de saúde brasileiro, que se dilacera entre um rumo e outro.

17
Símbolo e ocultamento do SUS

A fila

"Saia da fila. Venha para a ...!" está escrito em letras azuis sobre um fundo avermelhado de uma foto com umas quinze pessoas formando uma fila, na calçada, sob o sol, em frente a uma unidade de saúde. Na fachada da unidade de saúde aparece, com destaque, o símbolo do SUS. A publicidade, no imenso cartaz, convida à compra de um "plano de saúde".

O *outdoor*, instalado em um terreno baldio numa rua movimentada próxima à unidade pública de saúde que aparece na foto, foi visto por um profissional da unidade que, superado o choque ao ver a propaganda, comunicou o fato à chefe, que avisou o secretário de saúde, que informou a prefeita, que notificou o Ministério Público, que acionou a justiça. Aconteceu em uma cidade de porte médio, no auge da pandemia da covid-19, em dezembro de 2020. A decisão do juiz importa menos do que a compreensão do fato que levou à necessidade da decisão judicial.

A lógica se repete à exaustão: quando algo feito no SUS repercute positivamente, isso se deve "aos profissionais de saúde", mas todas as notícias negativas sobre o sistema de saúde público brasileiro são, invariavelmente, atribuídas "ao SUS". A preocupação, permanente, é marcar negativamente o sistema de saúde como um valor negativo, associado à precariedade, à má qualidade do atendimento, ao anacronismo, ao clientelismo e à politicagem. As imagens utilizadas para isto – sejam fotos, sejam narrativas em áudio –, veiculadas em emissoras de rádio e TV ou em redes sociais, são sempre depreciativas de profissionais, instalações, equipamentos e qualquer objeto ou pessoas que cumpram essa função no processo comunicativo. São selecionadas e divulgadas por *SUScidas* que, permanentemente em ação, agem para impregnar a marca SUS de um valor negativo.

Mas não bastam as peças publicitárias que contrapõem a suposta excelência do setor privado à precariedade do SUS, apelando para helicópteros e equipamentos médicos de última geração, em closes ultracoloridos e imagens de internações hospitalares em ambientes que parecem suítes de luxo de hotéis cinco estrelas. Os *SUScidas* dedicam-se, além disso, de modo especial, ao ocultamento do SUS, agindo diuturnamente para ocultar o símbolo do sistema.

SUS e imaginário social

Uma das muitas batalhas travadas diariamente sobre os rumos do SUS em todo o Brasil envolve a sua marca e o seu significado no imaginário social. Este, entendido não como um "mundo oposto à dura realidade concreta", ou um processo mental que se refere a "devaneios de imagens fantásticas que permitem a evasão para longe das preocupações cotidianas",[202] mas, ao contrário, como um fenômeno articulado à realidade social e que "é constituído e se expressa por ideologias e utopias, símbolos, alegorias, rituais, mitos". O imaginário social como a dimensão em que as sociedades "definem suas identidades e objetivos" e "organizam seu passado, presente e futuro"[203] e que, por essa razão, diz respeito a qualquer "objeto de disputa por diferentes agentes, classes ou grupos sociais, que buscam, a partir de sua dominação, orientar as percepções do mundo social a partir de suas visões de mundo (objetivos, valores, modos de agir e pensar)".[204]

---

[202] BARBIER, R. Sobre o imaginário. *Em Aberto*, v. 14, n. 61, 1994. p. 15.

[203] CARVALHO, J. M. de. *A formação das almas: o imaginário da República no Brasil.* São Paulo: Companhia das Letras, 1987. p. 10.

[204] MAGALHÃES, W. L. O imaginário social como um campo de disputas: um diálogo entre Baczko e Bourdieu. *Albuquerque: Revista de História*, v. 8, n. 16, 2016. p. 107.

A batalha específica, em que o imaginário social é disputado com o emprego de sofisticadas armas de comunicação social, manejadas sempre sob orientação política, requer o entendimento de sua articulação com várias outras frentes de lutas que diariamente, em todo o país, mobilizam *SUSistas* e *SUScidas*.

Embora sejam travadas no mundo simbólico, as batalhas da disputa do imaginário social são parte de uma guerra real. Foram, e seguem sendo, batalhas de uma guerra em sentido literal, ainda que travadas sem o uso, legal e público, de armas de fogo. O motivo básico não é de difícil compreensão: trata-se da disputa por abocanhar os recursos de mais de um trilhão de dólares que giram no setor de saúde brasileiro em várias atividades econômicas e que motivam a cobiça dos mais variados interesses, dentro e fora do Brasil.

Se a batalha do financiamento é a disputa de maior importância estratégica, pois vital para a sobrevivência do SUS, outras são igualmente muito importantes nessa guerra que disputa os rumos do SUS, pois dizem respeito a aspectos cruciais do sistema universal de saúde, no plano concreto das suas realizações. Mas reconhecer a relevância dessas várias frentes de batalhas pelo SUS não deve significar, porém, desconsiderar ou subestimar a importância dos conflitos que se dão nessa dimensão imaterial que se refere à "imagem do SUS" e aos significados atribuídos a essa imagem, que expressam os modos como o SUS é percebido e reconhecido pelas pessoas. Nessa batalha, o símbolo do SUS joga com um papel relevante. Um símbolo ou signo, vale registrar, é

> [...] um estímulo ou realidade material (seja ela um som, traços, gráficos, luzes, sombras, gesso talhado, ou certos tipos de mercadorias como automóveis de luxo, cachimbos, remédios e outras) que, através de um sistema convencional ou código, exerce a função de estar-no-lugar-de ou representar algo, sempre que o representado (pela sua natureza abstrata ou mística, ou por qualquer outra razão impeditiva) não puder funcionar como representante de si mesmo.[205]

---

[205] LEFEVRE, F. A função simbólica dos medicamentos. *Revista de Saúde Pública*, v. 17, n. 6, p. 500-503, 1983.

O símbolo do SUS

O símbolo do SUS é, deliberadamente, ocultado por razões político-ideológicas. A motivação dos que investem nesse deliberado ocultamento é atingir e deformar o significado de sua marca, como uma ação política. Na base dessa motivação, está a concepção neoliberal de que tudo o que é público, ou estatal, não serve, não funciona e deve ser privatizado. Nesse campo político-ideológico em que o "teatro de operações" onde se travam as batalhas é o imaginário social, ocorrem embates renhidos, cotidianos, sem trégua, em torno a valores como direitos sociais, direitos humanos, papel do Estado na garantia de direitos, equidade, justiça e tantos outros temas que mobilizam diferentes atores e os colocam em ação e em oposição na disputa do imaginário social, desenvolvendo e empregando ferramentas que operam no mundo simbólico. Mário Scheffer considera que "o marketing negativo contra o SUS é muito bem-feito", pois

> [...] diariamente jornais, rádios e televisões mostram as filas de espera, os hospitais lotados e sucateados, o mau atendimento e a falta de remédios. Realmente existem essas mazelas, mas o lado bom do SUS é pouco conhecido, há preconceito, desinformação e até má fé de setores que lucram com a exposição negativa dos serviços públicos de saúde.[206]

As preocupações com o marketing negativo atingiram o ponto de, em 2003, a 12ª Conferência Nacional de Saúde (12ª CNS) ter proposto a oficialização de "uma logomarca nacional do SUS"[207] e em 2007 a 13ª CNS ter deliberado pela

> [...] instituição de um concurso nacional para divulgar à sociedade brasileira o SUS positivo, que não aparece e não é apresentado na

---

[206] XAVIER, J.; VASCONCELOS, W. Identidade relegada. *RADIS Comunicação em Saúde*, v. 23, n. 35, 2005. p. 9.

[207] BRASIL. 12ª Conferência Nacional de Saúde – Conferência Sérgio Arouca: Relatório Final. Brasília, DF: Ministério da Saúde; Conselho Nacional de Saúde, 2004.

mídia, instituindo campanhas pela sua identidade, iniciando pela obrigatoriedade da marca nas diversas formas de comunicação oficial realizadas por órgãos e serviços do SUS.[208]

A partir de 2007, embora três conferências nacionais de saúde tenham sido realizadas (2012, 2015 e 2019) e a logomarca do SUS não tenha sido oficializada em lei ou por alguma norma infralegal impositiva, o tema do símbolo e o ocultamento da marca do SUS não voltou a ser abordado. Mais uma vitória dos *SUScidas*.

Nessa batalha, de um lado estão *SUSistas*, buscando que os mais interessados na existência de um sistema universal de saúde compreendam as razões pelas quais o SUS lhes interessa e que, portanto, devem defendê-lo e valorizar sua marca, pois ainda que haja problemas e dificuldades, o acesso é universal, os serviços incluindo, os de vigilância, pertencem a todos e isso deve ser conhecido e amplamente divulgado. De outro, estão *SUScidas*, fazendo tudo o que podem para esconder a importância do SUS, ocultar seu símbolo e jogar os principais interessados no sistema contra os seus próprios interesses.

Ações cotidianas de desconstrução do SUS implicam a invisibilização de sua marca, pois isto é necessário ao objetivo estratégico de desvincular o sistema do conjunto de valores que lhes são inerentes, como, entre outros, a proteção social, que cabe ao Estado contemporâneo por meio da seguridade social pública e universal. O ocultamento diário, sistemático da marca do SUS não é, portanto, obra do acaso, nem resulta somente de descuido dos que devem cuidar desse assunto nos órgãos governamentais. Decorre, ao contrário, da força dos interessados em que seja assim e que impõem sua força por todos os meios ao seu dispor. A invisibilização da sua logomarca contribui para que o sistema universal de saúde brasileiro seja definido pelos que não o querem e o ocultam no ambiente urbano, fragilizando o SUS no mundo simbólico e no plano ideológico para que não atrapalhe os negócios com saúde.

---

[208] BRASIL. 13ª Conferência Nacional de Saúde: relatório final. Brasília, DF: Ministério da Saúde, 2008. p. 57.

A luta travada pelo SUS para se firmar no imaginário social como um valor positivo, o que efetivamente é, registra uma importante batalha travada no estado de São Paulo, onde se tentou, sem sucesso, aprovar a obrigatoriedade da exibição do símbolo em tudo vinculado ao sistema universal de saúde brasileiro. Em 2009, o então deputado estadual Carlos Neder apresentou à Assembleia Legislativa de São Paulo (ALESP) o projeto de lei (PL) n.º 9, que propunha a obrigatoriedade da utilização do símbolo oficial do SUS nas unidades da rede estadual de saúde. O PL obteve pareceres favoráveis dos relatores e foi aprovado nas Comissões de Constituição, Justiça e Redação e de Saúde da ALESP, mas parou no governador do estado, que, por meio da Mensagem A-n. 207/2013, apresentou veto total ao projeto, argumentando que sua aprovação criaria atribuições à Secretaria da Saúde, interferindo em domínio exclusivo do Chefe do Poder Executivo, que tem a prerrogativa de deflagrar o processo legislativo se entender ser necessária a edição da lei para concretizar a medida. Mas em São Paulo nenhum governador jamais considerou necessário tomar qualquer iniciativa sobre a matéria, remetendo-a para o nível federal para que, conforme a referida mensagem do governador, na qual ele se recusava a promulgar uma lei paulista, pioneira e inovadora, fosse possível "impedir a fragmentação de normas, com o consequente comprometimento da unicidade determinada pela Constituição".

Argumenta-se que, em nível federal, com abrangência nacional, a Portaria 2.838, de 1 de dezembro de 2011, teria baixado uma norma relativa ao símbolo do SUS e à obrigatoriedade do seu uso, tal como proposto originalmente por Carlos Neder, por meio do PL 9/2009. Mas uma mera portaria não tem, sendo uma norma infralegal, poder impositivo sobre os demais entes federativos, notadamente se não se trata da produção do cuidado de saúde em si, mas das características visuais do ambiente em que ele ocorre. Sem a imposição de uma lei, as autoridades do poder executivo, nas três esferas, não se sentem obrigadas a difundir o símbolo do SUS nem fortalecer sua marca. Ademais, a Portaria 2838/2011 é ambígua, pois fala em "programação visual padronizada" de unidades de saúde do SUS, o que pode ser interpretado como relativo apenas aos órgãos da administração direta. Em um cenário institucional em que é crescente a delegação da prestação de serviços de saúde a empresas de propriedade particular, autodenominadas "organização sociais de saúde", a obrigatoriedade legal é condição *sine qua non* para que haja exibição pública do símbolo do SUS.

A Portaria n. 2.828/2011 faz também referência às "marcas nacionais do SUS", mas nada diz sobre elas, quais são, como são, enfim, suas características, apenas remetendo os interessados para uma publicação técnica intitulada *Guia de sinalização das unidades e serviços do SUS*, que apresenta detalhes sobre a programação visual das placas das unidades e como deve ser a indicação das ações, programas e redes de saúde nessas placas. Em síntese, a Portaria n. 2.828/2011 não trata, especificamente, do símbolo do SUS, que segue sem amparo legal e sem norma do poder executivo que se ocupe dele.

Tendo em vista o cenário de omissão legal sobre o símbolo do SUS, os deputados federais Alexandre Padilha (Partido dos Trabalhadores – PT-SP) e Jorge Solla (Partido dos Trabalhadores – PT-BA) apresentaram à Câmara dos Deputados, em 2020, o PL 3.644, propondo a criação de um símbolo oficial do SUS e de sua bandeira, mediante a alteração da lei 5.700, de 1 de setembro de 1971, que dispõe sobre a forma e a apresentação dos Símbolos Nacionais, incluindo-os no conjunto formado pela Bandeira Nacional, o Hino Nacional, as Armas Nacionais e o Selo Nacional.[209] O referido PL tramitava nas comissões da Câmara dos Deputados quando este livro foi escrito.

A logomarca do SUS, o seu "símbolo", em linguagem coloquial, foi criada para o Ministério da Saúde por uma agência de publicidade em 1991 e a denominada "assinatura completa" é composta pelo logotipo, o símbolo propriamente dito e a identidade institucional. De acordo com a publicação oficial *ABC do SUS: comunicação visual,*[210] o símbolo corresponde, de modo estilizado, a uma atadura, ou um pedaço de esparadrapo azul dobrado em forma de cruz. O logotipo

---

[209] PROJETO inclui bandeira do SUS entre símbolos nacionais. *Agência Câmara de Notícias*, 6 jul. 2020.

[210] BRASIL. *ABC do SUS: comunicação visual*. Brasília, DF: Ministério da Saúde; Secretaria Nacional de Assistência à Saúde, 1991.

é a sigla do sistema ("SUS"), e pode estar localizado tanto abaixo do símbolo, quando a identidade institucional está ausente da marca (em bandeiras, por exemplo), quanto no lado esquerdo do símbolo, quando a identidade institucional está presente no lado direito. O logotipo é composto com letras na fonte Peignot Bold, e sempre minúsculas. A identidade institucional é localizada sempre do lado direito do símbolo e corresponde ao nome do sistema ("Sistema Único de Saúde"), grafado em fonte Univers 65 Bold e ocupando sempre três linhas horizontais, sendo que a primeira contém a palavra "Sistema", a segunda, a palavra "Único", e a terceira, "de Saúde", com a letra "d" minúscula. Todos os componentes da logomarca têm a cor azul, correspondente às seguintes especificações, conforme os distintos padrões de cores: RGB 0/79/159; CMYK 100/70/0/0; Pantone 287C; Pantone 287U e Web #004F9F.

A marca "SUS" corresponde, porém, a muito mais do que o símbolo ou os componentes da assinatura completa, pois ela se refere a "um vasto conjunto de atributos que tornam um produto, serviço ou organização diferente de outros. A razão de existir das marcas é produzir diferenciação perante semelhantes. E, nesse sentido, gerar valor".[211]

Como, desde a criação do SUS, *SUScidas* empenham-se diariamente em ocultar a marca e associá-la a valores negativos, políticos, de modo geral, evitam vincular seus nomes ao SUS, pois temem associar suas carreiras ao que consideram ser um valor negativo. Falam, isso sim, sempre em "saúde", em "priorizar a saúde preventiva [*sic*]", mas evitam falar em "SUS", em "defender o SUS", pois temem que, fazendo-o, possam perder votos. Publicamente, porém, jamais atacam o SUS, pois temem igualmente perder votos ao "falar mal" do sistema, uma vez que não desconhecem o que ele representa, em todo o país, para milhões de eleitores. No entanto, ao agir assim, apenas contribuem para o fortalecimento de *SUScidas* e suas ações agressivas ao SUS.

---

[211] XAVIER, C.; NARVAI, P. C. A marca invisível do SUS. *Ensaios & Diálogos em Saúde Coletiva*, 2015. p. 47.

18
Capitalismo e saúde

A função simbólica de serviços de saúde e medicamentos como mercadorias

As dificuldades encontradas para implantar o SUS delineado pela Constituição de 1988, cujo pilar doutrinário fundamental é a afirmação de que a saúde é um direito de todos e um dever do Estado, decorrem de uma sucessão de fatos que, desde meados do século XX, influenciaram a institucionalização de um sistema universal de saúde no Brasil nos marcos de um Estado de Bem-Estar Social vislumbrado pelo projeto nacional-desenvolvimentista. O golpe de Estado de 1964 abortou o conjunto de propostas oriundo da 3ª Conferência Nacional de Saúde (3ª CNS) e consolidou o caminho para uma medicina previdenciária liberal-privatista, que resistiu ao modelo antimercado preconizado pelo SUS e cuja crise financeira e de gestão levaria à extinção do Instituto de Assistência Médica da Previdência Social (INAMPS) em 1993.

Pari passu ao desenvolvimento da medicina previdenciária e da saúde pública, surgiu e se consolidou no Brasil, a partir do início dos anos 1960, um setor de seguros de saúde, popularmente designado como "planos de saúde" que, com a Constituição de 1988, passou a ser caracterizado tecnicamente como "saúde suplementar".

A "saúde suplementar" teve uma notável expansão desde as primeiras empresas que se constituíram para proporcionar assistência médica aos trabalhadores das grandes empresas multinacionais que se instalaram nas áreas industriais das regiões metropolitanas, notadamente no ABC paulista.[212] Essas empresas tiveram suas operações alavancadas por uma série de incentivos e renúncias fiscais, sobretudo no imposto de renda de empresas e de pessoas físicas. Consolidaram-se na segunda metade do século XX e, nas décadas iniciais do século XXI, beneficiadas pelo deliberado sucateamento de muitos serviços de saúde públicos, assumiram protagonismo no sistema de saúde brasileiro, com seus orçamentos superando os recursos do SUS, ainda que as coberturas que proporcionam sejam seletivas e restritas, com condicionalidades e exclusões que fazem com que essas empresas liderem os *rankings* de queixas dos consumidores.[213] A cobertura populacional que proporcionam é, de modo geral, inferior a um terço da população, com variações importantes conforme as características econômicas dos estados e regiões brasileiras. Os consumidores, insatisfeitos, reclamam muito, mas os principais acionistas dessas empresas vêm, a cada ano, amealhando fortunas. É um negócio, com ações valorizadas em bolsas de valores.

A ideia de saúde mobiliza sentimentos e recursos em todo mundo. Mas "saúde", vimos, é algo de difícil definição. É muito comum as pessoas acreditarem que um medicamento as pode proporcionar saúde.[214] Ou que, sentindo-se doente ou em vias de adoecer, uma consulta médica lhes devolverá a saúde perdida. Em situações assim, o medicamento ou o médico são vistos como equivalentes à saúde. Terá saúde quem tiver a possibilidade de acesso ao medicamento ou ao profissional.

É uma ilusão, claro. Desfrutar de boa saúde é uma condição que pode ser ajudada por remédios e profissionais, mas não há mágica. Esses recursos funcionam, mas até certo ponto. Há limites. Mas, porque funcionam, ainda que parcialmente, são buscados pelas pessoas.

Os negócios realizados dentro e fora do setor de saúde assentam-se, portanto, nas ideias de saúde, que variam muito de uma pessoa para

---

[212] MELLO, 1981.

[213] MELLO, D. Planos de saúde lideram ranking de reclamação de consumidores. *Agência Brasil*, 12 mar. 2018.

[214] LEVÈFRE, F. A função simbólica dos medicamentos. *Revista de Saúde Pública*, v. 17, n. 6, p. 500-503, 1983.

outra e têm como objeto as necessidades em saúde, que incluem as necessidades de bens e serviços "de saúde". Para funcionar como mercadorias, portanto, como "algo" com valor de troca e objeto de negócios, os cuidados de saúde e as ações necessárias para lidar com necessidades em saúde precisam ser destituídos da sua condição de direito social. Esta redução de um direito a uma mercadoria é imprescindível para que os comerciantes operem as trocas, realizando os lucros que fazem prosperar as empresas e movimentar os negócios. Sem essa redução, o negócio não funciona. Assim, não se trata de fazer a gestão de recursos para que um direito seja exercido por todos, mas de vender uma mercadoria para consumidores. As políticas públicas dão lugar, nessa concepção, à compra e venda de mercadorias. Sai de cena o cidadão que exerce um direito social; entra em cena o consumidor de uma mercadoria.

"Se funciona, é porque é bom", dizem os homens e mulheres de negócios. Se medicamentos e serviços de saúde são mercadorias porque têm valor de troca no mercado, então o negócio funciona.

Mas não funciona sempre. Funciona para os negócios, dinamiza a economia, fortalece empresas, faz acumular e reproduzir o capital. Funciona para capitalistas e nos moldes do capitalismo. Não funciona, porém, para o que importa: a saúde das pessoas. Atenção: de todas as pessoas, da população por inteiro. Funcionar para algumas pessoas faz delas pessoas privilegiadas. Mas o privilégio pisoteia direitos.

Por que funciona, ainda que parcialmente?

É significativo e ilustrativo o caso dos medicamentos, analisado, no contexto da exploração mercantil da saúde-doença, por Fernando Lefèvre, que afirma que os remédios "encurtam a distância entre o concreto e o abstrato, entre o desejo e sua realização" necessitando, porém, que "a saúde e a doença sejam reduzidas ao seu aspecto orgânico", omitindo-se os fatores causais "de natureza social e comportamental". O que torna possível equivaler "cura" a "usar um medicamento" é que, de fato, isso ocorre em muitos casos. Frente a uma doença ou um agravo qualquer, o uso de algum remédio faz desaparecerem sinais e sintomas, e isso confere eficácia simbólica aos medicamentos. "O remédio funciona" em muitos casos, e seu consumo equivale a "comprar saúde", no plano simbólico.[215] Funciona. E funciona em bases científicas. Não se trata de fé, crendice ou algo mágico, como nas "curas" religiosas ou na crença da eficácia da "canja de galinha", quando o acaso ou a remissão espontânea de sinais e sintomas ocorreria a despeito do que se tenha feito ou deixado de fazer. No caso do medicamento, não. Ele, efetivamente, age e "resolve o problema". Mas, se resolve em parte, não resolve sempre, conforme a experiência e a observação mais atentas ensinam e as evidências científicas corroboram.

O problema principal, no caso dos medicamentos, é que o seu emprego como único recurso terapêutico, seja por um breve período, seja por tempo prolongado, impede, pois colide, com a adoção de medidas preventivas, tanto as orientadas à satisfação de necessidades individuais quanto às que se dirigem à satisfação de necessidades coletivas.

São amplamente conhecidas as consequências desse fenômeno da eficácia simbólica dos medicamentos para a automedicação, um problema de saúde pública relevante em muitas sociedades, no Brasil e para o papel econômico desempenhado por empresas farmacêuticas e os interesses que elas mobilizam, com impactos que vão das bolsas de valores aos sindicatos de trabalhadores, em decorrência dos capitais que elas movimentam.

Decerto que medicamentos são um bem de grande valor no mundo contemporâneo e que o acesso a esses bens, tanto quanto às orientações profissionais para seu uso racional, são direitos que devem ser preservados e ampliados. As empresas que os produzem devem, por isso, ser consideradas capital social e, portanto, protegidas e amparadas por políticas econômicas e científico-tecnológicas, em ambientes produtivos e comerciais éticos, marcados pela transparência e regidos pelo interesse público.

De modo similar aos medicamentos, a prestação de cuidados de saúde funciona e, portanto, é desejada e buscada por todos, sobretudo quando alguma necessidade é sentida. Nem é o caso de argumentar com a obviedade dos casos de urgência e emergência. Nessas situações, atendimentos, consultas, exames, operações, instalações

---

[215] *Idem.*

de próteses e órteses aliviam dores, infecções, sofrimentos físicos e psíquicos. O cuidado em saúde funciona, pois os resultados são visíveis ou sentidos. Embora não funcione sempre, todos querem se valer desses cuidados.

Por essa razão, serviços de saúde são demandados e valorizados, pois, sendo do interesse de todos, devem ser acessíveis a todos e são um direito de todos.

Mas medicamentos e cuidados de saúde não são tudo de que se precisa, em sentido amplo, quando se trata de saúde, uma vez que lidar com a saúde de indivíduos e populações corresponde a muito mais do que lidar com doenças e necessidades sentidas.[216] Quando se pensa que tudo em saúde pode ser resolvido por médicos, incorre-se em um erro importante: o equívoco da "medicalização" da saúde.[217]

Muitos estudos e pesquisas demonstraram que apenas em uma parte muito pequena os níveis de saúde de uma população qualquer dependem do acesso a médicos e outros profissionais de saúde.[218] Tendo em vista a complexidade do conceito de saúde, que não pode ser reduzido à ideia de que se trata do oposto à doença, no sentido de que tem saúde quem não está doente, a produção da saúde em níveis populacionais requer ações em várias áreas que têm impacto sobre a saúde, mas que não são, propriamente, ações *de* saúde, como a educação, a habitação, a alimentação, as condições do ambiente e de trabalho.

Uma consequência importante da "medicalização" para a organização de sistemas de saúde como o SUS, é que é um erro grave tomar decisões sobre saúde, levando em conta apenas a dimensão do cuidado em saúde, ou seja, da assistência a indivíduos doentes ou com alguma necessidade sentida. Em outras palavras, erra quem se deixa iludir pelo senso comum e supõe ser possível reduzir saúde à dimensão orgânica, portanto biológica desse fenômeno complexo. Assistir às pessoas, fazer isso bem e de modo sustentável é indispensável para um sistema público de acesso universal. Mas a assistência não é suficiente. Não basta,

---

[216] AYRES, 2007.

[217] SCLIAR, 2007.

[218] BUSS; PELLEGRINI-FILHO, 2007.

também, assegurar a todos o acesso aos medicamentos de que necessitam, pois isto, embora importante, não é suficiente.[219]

Por essas razões, é estratégico que o SUS e as milhares de unidades de saúde de vários tipos que o constituem componham um sistema público e controlado pelo Estado, em nome do interesse público e para que as decisões que importam para a saúde da população não sejam tomadas com base em interesses orientados pela "medicalização" da saúde, ou por particulares, levando com conta interesses privados.

Como algumas necessidades em saúde não correspondem, muitas vezes, a problemas de saúde pública, indivíduos e grupos de pessoas buscam satisfazer suas necessidades buscando alternativas que lhes são oferecidas pelo mercado. Não há nada errado com isso, mas o financiamento da assistência necessária nessas situações deve ser feito pelos indivíduos e grupos de pessoas mediante contratos acordados entre prestadores e consumidores, sem envolver fundos públicos destinados à saúde, cuja alocação deve ser exclusiva às políticas públicas de acesso universal. Nessas situações, cabe ao SUS, por meio de seus órgãos de vigilância em saúde, assegurar que os serviços sejam prestados em conformidade com a preservação da saúde humana e dos profissionais envolvidos. Tal é o caso do segmento privado de prestadores particulares de serviços de saúde e, também, da saúde suplementar.

A saúde suplementar faz milionários, mas ainda assim seduz o proletariado

As listas das cinquenta pessoas mais ricas do Brasil nas duas primeiras décadas do século XXI incluem sete proprietários de empresas operadoras de planos de saúde, hospitais, laboratórios e a produção e o comércio de medicamentos, excluindo cosméticos. Uma dessas pessoas ocupa o posto de terceiro maior bilionário brasileiro. Os negócios envolvendo, de algum modo, saúde, prosperam em meio a desigualdades sociais extremas, exclusão social, fome, miséria, doenças, infecções e mortes. O capital em movimento produz esse cenário macabro.

---

[219] NARVAI; FRAZÃO, 2012.

Enquanto a Emenda Constitucional 95/2016 que congelou por vinte anos os investimentos públicos e instituiu um teto de gastos, corrigindo-os pela inflação com base em dados do orçamento de 2017 – produz efeitos nocivos e estrangula financeiramente o SUS, desfinanciando-o, a "saúde suplementar" realiza lucros crescentes, tem ações valorizadas em bolsas de valores e distribui dividendos para acionistas felizes. Os "planos de saúde" são iniciativas economicamente bem-sucedidas para seus proprietários, mas também se tornaram objeto de desejo de consumidores que veem, neles, a possibilidade de conseguir saúde para si e os seus. É o que se depreende do emblemático fato de que quando, em 2014, o Brasil construía novos estádios de futebol para realizar a Copa do Mundo da FIFA, alguns estádios, como o Maracanã, no Rio de Janeiro, foram reformados e praticamente reconstruídos. Os trabalhadores que participavam da reconstrução do legendário estádio carioca fizeram greve. Exigiram melhores salários, o que é justo. Reclamaram melhores condições de trabalho, o que também é muito justo. E acrescentaram planos de saúde, extensivos aos seus familiares, à sua lista de reivindicações, o que é bastante significativo do grau de sedução exercido pelo "seguro saúde" sobre os trabalhadores e suas famílias. Mais ainda porque, segundo um representante do movimento, eles não queriam "um plano qualquer", mas um "plano VIP". Ao defender a reivindicação do "plano VIP", o líder operário argumentou desdenhando o SUS e desqualificando-o. Mas nada disse sobre o que querem os trabalhadores para o SUS. Como se o destino do sistema público de saúde brasileiro não lhes dissesse respeito.[220]

Este aspecto de desvalorização dos serviços públicos, inclusive dos relativos à concretização de direitos sociais, como educação e saúde, foi, sem dúvida, o mais significativo do episódio dos grevistas do Maracanã. Sem o apoio dos trabalhadores, o que se pode esperar em defesa do SUS, da seguridade social mantida pelo Estado? É como se governos estivessem autorizados a não se preocupar e não investir no desenvolvimento

---

[220] NARVAI, P. C. Grevistas do Maracanã e dupla porta do SUS (on-line). IDISA – Instituto de Direito Sanitário Aplicado. 2011. Disponível em: <https://bit.ly/3uUQh4m>. Acesso em 1 jan. 2022.

e qualificação da administração pública com base em princípios universalistas e equânimes. Ao reivindicar "serviços VIP", que supostamente o mercado oferece, as lideranças dos trabalhadores parecem ignorar que o mercado transforma direitos sociais em mercadorias e reduz políticas públicas a meros negócios. Vinculando direitos sociais ao mercado, e submetendo-os ao jogo de rentistas e de toda sorte de especuladores, os trabalhadores fazem o jogo do capital financeiro e dos que não veem objeções éticas em fazer negócios com esses direitos. Acumular e reproduzir capital, à custa de doença e morte, lhes parece tão natural quanto respirar.

Ao colocar planos de saúde em suas pautas de negociação, os trabalhadores fazem o jogo do capital. Seus agentes, com satisfação, lhes estimulam a fazer isto. Seus negócios florescem com o consentimento de dirigentes sindicais de todo o espectro ideológico. Desde a central sindical mais corporativista até a mais esquerdista, a reivindicação por planos de saúde frequenta, impávida, desde meados do século passado, todas as pautas de negociação. Obter a concessão de "planos de saúde" – coisa que patrões sempre fazem sem reclamar – parece ter, simbolicamente, sabor de "conquista", de "vitória" obtida "na luta contra o capital". Mas essa "conquista" nada tem a ver com a saúde dos trabalhadores e de suas famílias, que segue sendo majoritariamente garantida pelo SUS e por outros serviços sociais.

As lideranças sindicais precisam, com urgência, reinventar suas pautas de negociação e buscar outros meios de "arrancar conquistas dos patrões". Planos de saúde não são instrumento adequado para isto: apenas iludem os trabalhadores com "planos" que nada têm de planos, e muito menos de saúde. Falar em algo "VIP" nesse contexto é piada de mau gosto. Seguir pedindo "planos de saúde", como fizeram os grevistas do Rio, é colocar os interesses dos trabalhadores no mesmo rumo dos interesses dos que fazem negócios com doença e morte.

Um gol contra foi feito no Maracanã. Aliás, não foi apenas um gol contra, mas um verdadeiro chute na cidadania.

Planos de saúde não são planos, muito menos de saúde

As empresas que comercializam os denominados "planos de saúde" operam, sobretudo, no mundo simbólico. Vendem uma mercadoria simbólica, uma marca cujo valor é produzido por meio de publicidade competente. O ditado popular que afirma que "a propaganda é a alma do negócio" acerta em cheio no caso dos "planos".

Veja-se os termos "plano" e "saúde".

Plano? Saúde? Nem uma coisa nem outra.

Plano? O que se apresenta ao consumidor como um plano é, apenas, um contrato de prestação de serviços. Nada tem a ver com algum plano, ainda que se conceitue esse termo, de modo bastante simplório, como a expressão de um processo de planejamento. Não há planejamento algum de saúde, uma vez que a empresa não tem controle sobre as variáveis envolvidas no processo saúde-doença. O único plano possível, nesse caso, é evidentemente o que trata dos aspectos administrativos por parte de uma empresa que comercializa uma mercadoria (serviços de saúde a serem virtualmente demandados e produzidos em algum momento futuro), relacionados à equação "diminuir custos, aumentar lucros". A palavra "plano" serve apenas para produzir no contratante um impacto reconfortante. "Aderir a um plano" soa diferente de, simplesmente, ser "uma das partes" de um contrato, cuja mercadoria o consumidor não recebe quando assina o contrato nem escolhe o momento em que necessitará recebê-la e, entre outras limitações de seus direitos, não se sente competente para avaliar sua qualidade nem analisar seu custo. Ademais, não consegue controlar o produtor. Falar em "plano" nessa circunstância é, simplesmente, fazer propaganda enganosa para transmitir ao consumidor a ideia, falsa, de que complexas técnicas de planejamento seriam utilizadas, meticulosamente, para protegê-lo. Mas quando o segurado precisa do plano, defronta-se frequentemente com um cipoal de cláusulas de exclusão e condicionalidades para que o serviço de que necessita seja prestado que o jogam em uma verdadeira *via crucis*. Se é cristão, põe-se a rezar. Mas fé não combina com plano, nem planejamento, pois uma e outro são expressões de diferentes dimensões da experiência humana. O termo "plano", nesse contexto, presta-se apenas à burla dos consumidores.

Saúde? Embora o termo "saúde" seja objeto de uso e abuso por parte das empresas que comercializam esse tipo de contrato, elas o fazem reduzindo a saúde à dimensão orgânica e, portanto, biológica das manifestações patológicas. Mas não há base científica para admitir que "saúde" seja apenas a manifestação de sinais e sintomas, ainda que as lesões e alterações biológicas ocorram em corpos, evidentemente. As empresas, deliberadamente, fingem aceitar que "saúde" é a mesma coisa que "serviço de saúde". Não o fazem por desconhecimento, pois elas não ignoram a diferença entre uma coisa e outra. Mas lhes é conveniente, e muito, escamotear essa diferença. Aliás, é crucial fazê-lo – para preservar seus interesses e dar continuidade aos negócios. Falar simplesmente em "contrato para pagamento antecipado e parcelado de serviços médico-hospitalares e laboratoriais" poderia não ser suficientemente convincente.

É preciso reafirmar que a expressão "plano de saúde" para caracterizar o produto comercializado é, claramente, uma fraude. Não apenas pela inadequação do termo "plano", mas igualmente pelo despropósito de falar em "saúde".

Quando um comerciante vende, parcelada e antecipadamente, uma mercadoria qualquer a ser entregue no futuro, em um prazo definido, ele obtém capital de giro para produzir ou adquirir a referida mercadoria e, sendo honesto, entrega no prazo combinado a mercadoria que vendeu. Para comercializar seu produto e vender mais, pode adotar, como estratégia de marketing, o sorteio de prêmios, vinculando-os às parcelas do pré-pagamento, entre outras técnicas de venda. Mas se prometeu a mercadoria A, entrega o produto A. O problema com as empresas que comercializam contratos "de saúde" é que elas vendem um produto, a "saúde", mas não podem produzir nem entregar saúde, pois a produção da saúde de uma pessoa e das populações não depende nem é produzida pela atuação da empresa. Assim, vendem algo que não produzem. Não podem entregar, portanto, o que vendem.

O capital em movimento

As batalhas da "guerra pela saúde" a que aludia David Capistrano Filho,[221] sejam as travadas no mundo simbólico, sejam as travadas no plano

---

[221] CAPISTRANO-FILHO, David. *Da saúde e das cidades*. São Paulo: Hucitec, 1995.

concreto da alocação de recursos públicos, decorrem do papel que o SUS assume na ordem capitalista, nas relações capital-trabalho e como setor econômico. Como classe dominante no modo de produção capitalista, a burguesia, tanto o seu segmento "nacional" quanto no plano internacional, tem seus interesses em jogo nas atividades do sistema de saúde, na prestação de serviços e, sobretudo, no setor produtivo de equipamentos, materiais e insumos em geral, com reflexos nas áreas técnico-científicas ligadas, direta ou indiretamente, à saúde. Não é pequeno o volume de capital envolvido nas atividades e necessidades em saúde, individuais e coletivas, pois o setor de saúde mobiliza, anualmente, cerca de 10% do Produto Interno Bruto (PIB) brasileiro, o que equivale a algo em torno de 1,2 trilhões de dólares. O SUS desempenha papel central nessa atividade econômica, com suas compras de equipamentos, medicamentos, materiais, serviços e pagamentos de profissionais de saúde. Seus recursos, bem como o modo como são alocados exercem poderosa influência sobre a produção de bens e serviços em vários setores, induzindo-os de diferentes modos. É basicamente essa influência sobre a economia, afetando interesses nacionais e internacionais, que incomoda *SUScidas*, dentro e fora do SUS. Quanto mais forte, visível e reconhecido pela população, tanto mais força tem e terá o SUS para influenciar os rumos da produção econômica. Por isso, fragilizá-lo, sucatear estabelecimentos de saúde como unidades básicas e hospitais, aviltar salários, desqualificar suas ações e programas, desorganizar o sistema de governança interfederativa que o SUS desenvolveu em pouco mais de três décadas, estrangulá-lo financeiramente e ocultar o sistema da população são objetivos estratégicos perseguidos pelos *SUScidas*.[222] Mas eles têm se defrontado com a oposição tenaz de *SUSistas* determinados a impedi-los, razão pela qual o SUS sobrevive, apesar de todas as agressões que sofre, e que se originam, inclusive, dos mais altos escalões da República, conforme se constatou, uma vez mais, no contexto de desenvolvimento da pandemia da covid-19 nos anos 2020 e 2021.[223]

---

[222] NARVAI, 2011.

[223] NARVAI, 2020a.

19
SUS é democracia

Medicina e saúde

Não é fácil admitir que medicina não é saúde, que a saúde da população depende mais de fatores não biológicos do que da atuação da medicina e, portanto, de fatores não relacionados diretamente com o corpo de cada pessoa. Não é fácil porque é o corpo que dói, é nele que se manifestam lesões e alterações da regularidade que indicam que algo não vai bem. É o corpo que, no limite das alterações que pode suportar, esgota suas possibilidades, entra em falência e morre. A medicina se ocupa do corpo, e busca mantê-lo vivo com todos os recursos de que possa dispor em cada momento, em cada contexto. Os modos como a medicina atua e os recursos utilizados com essa finalidade foram bem descritos pelos gênios de Hipócrates, Galeno, Avicena, Pasteur, Flemming e tantos outros.

Embora muitos considerem que a saúde pública é uma especialidade médica, ela é mais abrangente e não se confunde com a medicina. Ainda que social, a medicina restringe-se ao campo médico e, por isso, não pode ser tomada como sinônimo de saúde pública ou saúde coletiva.

Aceitar isto, contudo, não é fácil, nem para quem exerce a medicina, nem para as pessoas em geral, pois predomina em nossa sociedade a medicalização da saúde,[224] ou seja, a ideia de que a saúde da população

---

[224] MINAKAWA, M.; FRAZÃO, P. *Bases teóricas dos processos de medicalização: um olhar sobre as forças motrizes.* São Paulo: Hucitec, 2019.

como um todo depende do acesso que as pessoas tenham ao atendimento médico e suas conexões.

Se a medicina se ocupa de corpos e, quando enfermos, busca curá-los, a saúde pública se ocupa de populações e grupos populacionais e busca que, coletivamente, cada pessoa desfrute plenamente de sua vida. Não foi sempre assim para a saúde pública, que quase sempre esteve reduzida às ações de controle social em saúde, ou seja, realizando ações com a finalidade de conseguir que doenças não se disseminassem entre as pessoas. É assim, atualmente, com as proposições da saúde coletiva, que não é apenas medicina social nem saúde pública tradicional, mas que busca a afirmação de que a saúde é um direito de todos e que sua conquista e manutenção para todos requer mais do que acesso a médicos, sendo necessário, simultaneamente, lidar com todos os fatores que produzem doenças. Por esse motivo, a saúde coletiva dirige seu olhar e suas ações para todas as pessoas, doentes ou não.

Com o advento da Era da Informação, ou era digital, nas décadas finais do século XX, a sociedade contemporânea foi fortemente impactada, em escala global, pelos processos tecnológicos derivados da chamada Terceira Revolução Industrial, a generalização da informatização e a consolidação da rede mundial de computadores (internet). Técnicas de realidade aumentada, de realidade virtual e a robótica vêm alterando, profundamente, não apenas as práticas relacionadas diretamente com a produção dos cuidados de saúde, mas todo o complexo de exames relacionado como o apoio ao diagnóstico e à terapia, a produção, armazenamento, disseminação e tratamento de dados de interesse da saúde. Também o campo da vigilância em saúde, nas várias áreas que o constituem – como "as vigilâncias" epidemiológica, sanitária, ambiental, nutricional de drogas e medicamentos, entre outras –, vem sendo profundamente modificado pelo desenvolvimento de métodos de prevenção e controle de doenças que se assentam em grandes quantidades de dados de indivíduos, grupos e populações. Importantes informações sobre morbidade e mortalidade são produzidas, diariamente, a partir de bancos de dados de sistemas de saúde. Na pandemia da covid-19, para ficar em apenas um exemplo, países europeus e norte-americanos, mas também a Austrália, a Nova Zelândia, a China, o Japão, o Vietnã e a

Coreia do Sul associaram às estratégias não medicamentosas, tradicionais de saúde pública – como o isolamento e a quarentena, sobretudo no período inicial quando não estavam disponíveis vacinas contra o SARS-CoV-2 – o uso intensivo de *big data* para conter a doença em suas populações. Em situações desse tipo, fica mais evidenciado o que, por vezes, pode não se expressar com o significado que tem, o interesse público envolvido nas condições de saúde de cada pessoa e da população como um todo. Se é certo que todos têm direito à privacidade e a não ter seus dados violados, é igualmente certo que, sendo a saúde de "relevância pública", dados pessoais sobre um parâmetro biológico qualquer, uma alteração patológica qualquer interessam à sociedade como um todo, além da pessoa afetada. Em tais situações, não cabe argumentar com "segredo empresarial" ou a "propriedade particular de um negócio privado". Por essa razão, bancos, bases e sistemas de dados não são apenas conjuntos de registros e, sendo de interesse público, requerem o desenvolvimento de legislação e normas que compatibilizem o direito individual à privacidade com as necessidades sociais em saúde. Isto significa que não apenas os sistemas de informações de saúde devem ser controlados publicamente, por meio das instituições do Estado, mas quaisquer bancos, bases e sistemas de dados sobre as quais haja necessidade de acesso com vistas à proteção sanitária da população.

Fala-se em "saúde digital" para se referir a esse formidável conjunto de possibilidades trazido pela era digital, embora sejam comuns também as expressões "telemedicina" e "telessaúde". Como não poderia deixar de ser, também o complexo de governança empregado para fazer a gestão do SUS em todo o país vem sendo profundamente influenciado pelas novas tecnologias utilizadas para o processamento de dados na notável magnitude requerida por um sistema do porte do SUS.

Por suas características, esta é, além de técnica, uma relevante e estratégica questão política, que recoloca, em outras bases, os problemas derivados da crescente privatização de serviços de saúde de interesse público e os riscos inerentes à captura da gestão do sistema por interesses mercantis.

A questão política pode ser enunciada, em termos simples e diretos, da seguinte forma: trata-se de reconhecer que quem controlar dados e sistemas de informações comandará o SUS. É simples assim, e em várias disputas envolvendo diferentes setores econômicos e agrupamentos sociais pode-se detectar que está em curso uma verdadeira guerra em torno desses interesses. Como o assunto é uma questão de Estado, e não apenas algo restrito ao setor e ao sistema de saúde, é indispensável que o futuro do SUS seja colocado nessa perspectiva da segurança nacional, sendo indispensável manter políticas públicas adequadas à dimensão e ao significado do assunto, não apenas para a segurança sanitária, mas igualmente para a segurança pública e a soberania nacional. Mais do que nunca as questões de saúde envolvem o interesse público e aprofundam sua dimensão coletiva. Mais do que nunca a gestão do SUS não pode ser privatizada, não podendo ficar, portanto, sob o controle de particulares.

SUS é democracia

Cecília Meireles escreveu no *Romanceiro da Inconfidência* que, embora ninguém saiba o que é a liberdade, trata-se de "palavra que o sonho humano alimenta: que não há ninguém que explique, e ninguém que não entenda!". Todos reconhecem, mais cedo ou mais tarde, alguns imediatamente, a falta de liberdade. Winston Churchill, o premiê britânico durante o auge da luta antinazista na Segunda Guerra Mundial, afirmou em 1947, em um pronunciamento na Câmara dos Comuns, que "tem sido dito que a democracia é a pior forma de governo, com exceção de todas as demais experimentadas ao longo da história".

Liberdade e democracia, ainda que difíceis de definir e reconhecidamente imperfeitas, são o núcleo das repúblicas, os pilares que as sustentam e movem. Ninguém questiona, contudo, que as ideias de liberdade e democracia são avessas a falsificações – ou se as reconhecem ou estão ausentes, ainda que comportem, sempre, relativizações e requeiram contextualizações, dimensões que são da filosofia e da política. As falsificações da liberdade e da democracia deformam o exercício do poder e destroem as repúblicas como regimes em que o poder emana do povo e deve ser por ele exercido em benefício de todos. Quando o poder não emana livremente do povo, tomado que é de algum modo por oligarcas, não há liberdade e não se reconhece a democracia. Nessas situações, as instituições republicanas, capturadas, operam num faz-de-conta que não passa de mera formalidade. Sequestra-se a liberdade e a democracia.

No Brasil, quando na segunda metade do século XX, as liberdades estavam suprimidas e a república se via sufocada por um regime autoritário, as lutas por democracia nos legaram o SUS, entre outras conquistas importantes que vieram com a Constituição de 1988. O SUS é, portanto, um dos filhos diletos da democracia brasileira. Talvez o seu filho mais generoso e solidário. O SUS não existiria, ou seria outro sistema de saúde, com outras características, sem a democracia e nossas lutas por ela.

Mas a democracia que temos está ainda muito distante do que ela pode e deve ser, ainda que tenhamos dificuldades para delinear esse seu "deve ser". Vale, a esse respeito, parafrasear Cecília Meireles em sua reflexão sobre a liberdade, e afirmar que pode ser também difícil explicar a democracia, mas sua ausência, ou quando ela está sob ameaça é logo percebida e compreendida por todos. Tem sido proposto que melhor do que tentar definir democracia é falar em "cultura democrática", compreendida como um ambiente societário em que a democracia não é concebida como uma "ditadura" de maioria, mas como o respeito, valorização e proteção das minorias sociais, a vigência de um Estado que reconhece e assegura a todos o exercício de direitos sociais, em que eleições e plebiscitos ocorrem com regularidade, em que se buscam reduzir ou eliminar iniquidades ou desigualdades injustas, em que se valoriza e promove a diversidade e em que se assegura o direito a ter direitos e ampliá-los. Concebida com essa radicalidade, a cultura democrática é negadora da autocracia e transformadora da república, contribuindo para tirá-la do controle oligárquico e desconcentrando o poder político.

Foi com esse horizonte e nessa perspectiva que o SUS foi concebido e vem sendo construído no Brasil. Nunca se tratou, apenas, de produzir rearranjos organizativos, em novas bases administrativas. O projeto do SUS, gestado em um contexto histórico em que se buscava criar o projeto de uma nova sociedade democrática no país, era e é mais do que o restrito âmbito da administração pública a ser modernizada a que o tacanho horizonte gerencialista sempre quis reduzir o SUS.

Sérgio Arouca expressou sinteticamente que mais do que o projeto de um novo sistema de serviços de saúde, "o SUS é um projeto civilizatório".[225] Por isso se diz que o SUS é democracia. Sem ela, o SUS não existe no que é sua essência civilizatória, ainda que possa subsistir como identidade institucional. Nesse caso seria, porém, o que caracterizei como "simulacro", uma falsificação de si mesmo. Sem participação social e controle público das suas decisões e sem práticas democráticas de gestão participativa, sem publicização de seu orçamento, fundamentos da democracia *SUSista*, não seria mais o SUS, mas um simulacro de intervenção pública na saúde.[226] Impotente como projeto civilizatório, prestar-se-ia unicamente à manipulação político-eleitoral da saúde. Por essa razão o SUS é democracia, pois sua vitalidade, sua razão de ser está umbilicalmente ligada ao destino da democracia entre nós.

Democracia é SUS

A democracia brasileira precisa assegurar ao país a república e a liberdade, mas não como meras formalidades jurídico-políticas cuja finalidade é preservar o *status quo* de mandonismos, patrimonialismos, iniquidades, desigualdades socioeconômicas, racismos, preconceitos, injustiças e impunidades. Bem ao contrário, a democracia de que necessitamos é a que age em defesa da proteção da vida e do ambiente e que põe em marcha políticas públicas que resultam na produção social de melhores níveis de saúde.

É nesse sentido que se pode afirmar que democracia é SUS, pois sem o SUS faltaria um pedaço à nossa democracia. Em um contexto democrático com essas características, o SUS não poderia ser um mero ajuntamento de serviços fragmentados, simples produtores de procedimentos executados por profissionais alienados das consequências e

---

[225] SOUTO, L. R. F.; OLIVEIRA, M. H. B. de. Movimento da Reforma Sanitária Brasileira: um projeto civilizatório de globalização alternativa e construção de um pensamento pós-abissal. *Saúde em Debate*, v. 40, n. 108, p. 204-218, 2016.

[226] NARVAI, P. C. Saúde bucal no PSF: SUS ou SUSF?. *Jornal Odonto*, maio 2001.

sentidos do trabalho que realizam, mal pagos, insatisfeitos, desvaloriza-dos economicamente e não reconhecidos socialmente pelo que fazem. Para que a democracia seja o SUS, nosso sistema universal de saúde precisa ser propriedade de todos, por meio do Estado, e seu uso público, assegurado universalmente, sem condicionalidades e restrições arbitrárias e administrado de modo republicano, com efetiva participação de toda a cidadania, em qualquer parte do território.

Por isso, não basta defender o SUS, comemorar sua existência e resistência por tantos anos, a tantos e incessantes ataques. Isto é impor-tante, mas insuficiente, pois o amplo reconhecimento sobre o papel que nosso sistema universal desempenhou no enfrentamento da pandemia da covid-19, a partir de sua base local, municipal, colocou o SUS sob os holofotes. A pandemia revelou à sociedade a importância do SUS, que desfruta agora de uma credibilidade nunca vista – embora não seja possível prever por quanto tempo, dada a continuidade dos ferozes ataques que lhe são desferidos incessantemente.

O SUS não pode, porém, se afastar da democracia, ser apartado dela, pois ambos se fecundam mutuamente. Assume importância estratégica, nessa perspectiva, o enfrentamento de suas deficiências e insuficiências crônicas, à luz do referencial do sistema que está na Constituição de 1988 e que se encontra – de fato, na verdade, continua – sob a mira e as ações destrutivas de *SUScidas*. Fala-se em "modernizar" o SUS, mas conta-se, para isto, com as orientações de assessores do Banco Mundial e setores empresariais brasileiros, de vários segmentos, inclusive os do "necronegócio", que operam os mal denominados "planos de saúde". De olho na rede ambulatorial do SUS, o setor privado, incluindo o chamado "terceiro setor", que reúne organizações não governamentais e organizações sociais de saúde, quer ampliar sua participação para além do setor hospitalar, chegando à atenção básica. A criação da ADAPS, a Agência para o Desenvolvimento da Atenção Primária à Saúde, por meio da lei 13.958, de 18 de dezembro de 2019, avançou nesse rumo. Embora contrariando várias disposições constitucionais, a ADAPS vem sendo implantada e se configura como o mais brutal ataque ao SUS, privatizando a atenção básica, deformando a estratégia de atenção pri-mária à saúde, centralizando novamente o sistema de saúde no governo federal, violando o pacto federativo de 1988 e transformando a saúde complementar em núcleo do sistema público de saúde. Com isso, abre como nunca o caminho à saúde suplementar para que transforme o setor de saúde, mesmo na atenção básica, em campo de acumulação e reprodução do capital. Agudiza-se, gravemente, o conflito de interesses entre mercado e saúde coletiva.

Mas o SUS não está condenado a ser reduzido a isso em que querem transformá-lo os *SUScidas*. Há outras possibilidades para a reorientação de rumos do SUS, percorrendo caminhos para que seja, cada vez mais, uma reforma revolucionária. O SUS alinhado e coerente com o movimento da Reforma Sanitária deve estar ainda mais, e não menos, sintonizado com as deliberações das conferências nacionais de saúde, que apontaram, claramente, para onde nosso sistema universal deve ser direcionado.

Nesse processo de "modernização e fortalecimento" do SUS, assentos especiais devem ser destinados não aos assessores do Banco Mundial, do Fundo Monetário Internacional (FMI) e similares, mas, sobretudo, aos conselheiros de saúde, nacionais, estaduais e municipais e as representações dos profissionais de saúde, sem os quais simplesmente não há SUS. Nas agendas desses atores, bem ao contrário do que enfatizam setores neoliberais, há itens para o sistema que precisam ser considerados para que o sistema avance e cumpra sua missão, entre os quais estão:

a) a ampliação e estabilização do financiamento do SUS, revogando-se a Emenda Constitucional 95, de 2016, que o estrangula financeiramente;

b) a ampliação e o aprofundamento da gestão participativa em todos os serviços e instâncias de organização do sistema;

c) a criação de uma Carreira de Estado do SUS, interfederativa, multiprofissional, de abrangência nacional e que, coordenada pelo Ministério da Saúde, tenha base organizativa regional, com criação de bancos de claros, regionais, estaduais e nacional e, portanto, livre fluxo de profissionais em todo o território brasileiro, e seja gerida por comissões intergestoras nas quais tenham assento representantes dos movimentos sociais e dos trabalhadores do SUS;

d) a definição de uma política de educação permanente articulada com a estruturação do serviço civil voluntário, com bolsas vinculadas para egressos de cursos de saúde e estágios curriculares para graduandos;

e) a redefinição das relações entre o SUS e as entidades ou organizações sociais, como prestadoras de serviços de interesse do SUS em cada território, sempre sob controle dos conselhos de saúde, sendo que, em nenhuma hipótese a gestão do SUS pode ser feita por empresa de propriedade de particulares;

f) a criação e consolidação de instâncias organizativas do SUS que viabilizem a cogestão de serviços e sistemas loco-regionais de saúde, sempre em articulação com a Carreira de Estado do SUS, a partir das bases regionais de saúde; e

g) o rearranjo e desenvolvimento do parque industrial em saúde, que deve operar sob planejamento estratégico federal e assegurar a soberania do país, com fundamento em política nacional de ciência, tecnologia e inovação em saúde elaborada e implementada de modo democrático e com participação das entidades representativas dos pesquisadores brasileiros.

Esses eixos estruturantes do SUS devem viabilizar o acesso universal às ações e serviços de saúde, que devem ser organizados de modo intersetorial a partir das necessidades sociais em saúde e não segundo a oferta setorial de procedimentos, ações e operações que o mercado se disponha a ofertar, assegurando que a sua gestão seja participativa, democrática e se faça segundo o princípio ético-político de que a saúde um direito social, e não uma mercadoria.

20
República em construção

1956

Na quentíssima tarde da terça-feira, 31 de janeiro, após ser diplomado no Superior Tribunal Eleitoral, Juscelino Kubitschek de Oliveira, o JK, está no Palácio Tiradentes, sede da Câmara dos Deputados, no centro do Rio de Janeiro, onde toma posse no cargo de presidente da República perante o Congresso Nacional. Dirige-se, em seguida, para o Palácio do Catete, sede do governo federal, e recebe de Nereu Ramos a faixa presidencial, consumando a transmissão do mais alto cargo do país.[227]

Um ano antes, durante a campanha eleitoral, fora indagado, em Jataí, no sudoeste de Goiás, sobre a manutenção da promessa de construir Brasília como a nova capital federal do Brasil. Responde afirmativamente e, instalado no Palácio do Catete, no Rio de Janeiro, coloca a construção da nova cidade no planalto central como o ponto principal do "Plano de Metas" do seu governo. Em 30 de setembro daquele ano, a edição do Diário Oficial da União publica o Edital do Concurso para o Plano-Piloto, cumprindo o que determinava a Constituição de 1891, a primeira Carta Magna da República.

Quando o Brasil comemorou, em 1922, o primeiro Centenário da Independência, o presidente Epitácio Pessoa assinou um decreto que

---

[227] ESTADO, A. Legado de JK é um marco do Brasil. *Gazeta do Povo*, 28 jan. 2006.

determinava o assentamento da pedra fundamental da nova cidade, dando-lhe o nome de Vera Cruz. Era uma homenagem à denominação que os portugueses deram em 1500 ao que supunham ser apenas uma grande ilha. A pedra foi assentada em 7 de setembro daquele ano, e o sonho da nova capital federal foi gradativamente ganhando corações e mentes país afora. Em seu segundo governo (1951-1954), Getúlio Vargas tomou iniciativas para concretizar a mudança da capital para a futura Vera Cruz. Empossado presidente, JK dá continuidade ao processo, sanciona em 19 de setembro a lei 2.874 que dá à cidade o nome de Brasília e manda acelerar o ritmo de sua construção.

O nome de Brasília para a capital da República homenageou os que lutaram, entre 1821 e 1825, pela independência do Brasil. Um folheto anônimo, que circulara em 1821, referia-se à nova cidade a ser construída como capital nacional e a denominava Brasília.

Além de políticos que faziam oposição a JK, como Carlos Lacerda, muita gente pensava que seria melhor que o Rio de Janeiro continuasse a ser a capital do país. Dentre esses, alguns não apenas pensavam isso, mas começaram a agir abertamente contra a transferência da capital. Nomes como Gilberto Freyre, Eugênio Gudin e Nelson Rodrigues expressaram publicamente o que pensavam sobre a ideia de uma cidade isolada no cerrado do planalto central como centro de decisões sobre os rumos nacionais. Um dos mais ativos foi Gustavo Corção, polemista católico, conservador notório e, dado seu reconhecido prestígio, muito solicitado para palestras, entrevistas e artigos. Opor-se a Brasília foi para ele uma obsessão. Considerava que a transferência da capital ocorria "numa época inoportuna, com motivações inoportunas, com métodos inoportunos, para um lugar estupidamente inoportuno, e em prazo culposamente inoportuno".[228] Graduado em Engenharia e um dos maiores especialistas em telecomunicações do país, tendo sido fundador do curso de Eletrônica Aplicada às Telecomunicações da Universidade do Brasil, identificava problemas em tudo o que se relacionava com a construção da cidade,

---

[228] CORÇÃO, Gustavo. Preceitos constitucionais e mudança da capital. *Diário de Notícias*, 12 jan. 1960. p. 2.

desde a telefonia até mesmo o lago que se previra no primeiro esboço do que viria a ser Vera Cruz. Corção era categórico ao afirmar que, se JK inaugurasse Brasília conforme o plano de metas, não haveria nem telefones nem lago, pois não seria possível interligar Brasília ao resto do país e o lago não encheria em razão da porosidade do solo. Em artigo no *Diário de Notícias*, escreveu em 24 de dezembro de 1958 que "o governo se obstina em fingir ignorar o que todo mundo sabe, isto é, que em abril de 1960 não muda a capital".[229]

Mas JK foi em frente e, em 1956, criou uma empresa, a Companhia Urbanizadora da Nova Capital (Novacap), incumbindo-a de construir Brasília, em conformidade com o preconizado pelo arquiteto e urbanista Lucio Costa, vencedor do concurso do plano-piloto. Com a participação de Oscar Niemeyer, nomeado diretor do Departamento de Arquitetura e Urbanismo da Novacap, e de Roberto Burle Marx, responsável pelo paisagismo de edifícios e espaços públicos da cidade, o plano-piloto incluía o represamento do rio Paranoá e seus afluentes Gama, Torto, Riacho Fundo e Bananal para dar origem ao imenso lago, com uma área de aproximadamente 38 quilômetros quadrados, profundidade média de 12 metros e máxima de 48 metros, perímetro de 112 quilômetros, distância máxima entre margens de cerca de 5 quilômetros e cuja cota é de 1.000 metros acima do nível do mar. Para que o lago começasse a se formar, a barragem foi fechada em 12 de setembro de 1959, dia do aniversário de JK – ele completava, então, 57 anos.

1960

Construída em 42 meses,[230] Brasília é inaugurada por JK à zero hora do dia 21 de abril, uma quinta-feira, após receber simbolicamente a chave da cidade na tarde do dia anterior.[231] O mesmo sino, construí-

---

[229] CORÇÃO, Gustavo. Terra de disparates. *Diário de Notícias*, 24 dez. 1958. p. 5.

[230] ESTADO, 2006.

[231] JUSCELINO ASSUME A PRESIDÊNCIA. *Folha da Manhã*, n. 1, 1 fev. 1956.

do em 1750, cujas badaladas anunciaram a morte de Tiradentes, foi utilizado para anunciar a inauguração da nova capital da República.[232]

No mesmo dia, desloca-se para o Rio de Janeiro, a cidade onde, em 21 de abril de 1792, 168 antes, Joaquim José da Silva Xavier, o Tiradentes, mártir da Inconfidência e patrono cívico do Brasil, fora executado, num sábado. Às 9 horas, no Palácio do Catete, sob aplausos, fecha-lhe solenemente os portões, transformando-o no Museu da República.

Um ano depois, em 1961, após a temporada de chuvas, a segunda com as comportas fechadas, as águas do lago Paranoá finalmente atingiram a planejada cota de 1.000 metros acima do nível do mar. Então, JK enviou a Gustavo Corção um telegrama tão curto quanto irônico: "Encheu, viu?".[233] O sino que tocou para Tiradentes e Brasília está hoje na Capela do Padre Faria, em Ouro Preto.

Construção física, construção social

Iuri Alexeievitch Gagarin, o cosmonauta soviético celebrizado como o primeiro ser humano a romper a atmosfera terrestre e ver nosso planeta do espaço, no dia 12 de abril de 1961, veio ao Brasil três meses após a histórica façanha. Permaneceu por oito dias em nosso país e esteve no Rio de Janeiro, em São Paulo e em Brasília, onde foi condecorado com a Ordem do Cruzeiro do Sul. Ao ver a terra do espaço, Gagarin disse: "A terra é azul". Ao chegar em Brasília, comentou: "A impressão que eu tenho é a de estar chegando a um planeta diferente".[234]

Brasília, a cidade, é uma construção física. Uma cidade cujas edificações e logradouros foram concebidos para se localizar em jardins, em meio à fauna e à flora do cerrado. Uma cidade-parque, como dizia Lucio Costa. Um sonho ousado, tornado realidade contra o ceticismo,

---

[232] BLOCH, A. Revista "Manchete": edição especial sobre a inauguração de Brasília, v. 102, 1960.

[233] A FORMAÇÃO DO LAGO acompanha a ideia de Brasília desde o fim do século 19. *Correio Braziliense*, 3 dez. 2011.

[234] COSMONAUTA TAMBÉM VEIO ao Brasil. *Folha de S.Paulo*, 8 abr. 2001. p. A26.

a indiferença e a ferrenha oposição de muita gente. A "cidade da esperança", como a definiu JK em seu discurso de posse da presidência.[235] A expressão material mais bem acabada do projeto nacional-desenvolvimentista: uma cidade-parque no coração do Brasil, reconhecida pela Unesco como um patrimônio cultural da humanidade.[236]

O SUS, concebido como "um projeto civilizatório", é uma construção social. É, assim como foi Brasília, um sonho ousado. Mas, ao contrário da cidade, não tem a permanência das construções físicas. Como se dá com qualquer política pública, resulta do embate cotidiano de forças políticas que disputam seu rumo e querem lhe dar diferentes destinos. É, portanto, construído e desconstruído diariamente, e sua sorte depende do êxito dos que o defendem contra o ceticismo, a indiferença e a oposição, igualmente ferrenha, de muita gente. Aos que o consideraram "um natimorto" em 1988, pode-se responder, com uma ponta de ironia, parafraseando JK: "Não morreu, não, viu?". Não é exagerado afirmar que, em certo sentido, o SUS é uma expressão imaterial que tem suas raízes mais profundas no projeto nacional-desenvolvimentista para a saúde, e que se espalha por todo o país. Não sem razão, o Conselho Nacional de Saúde (CNS) chegou a propor que a Unesco o declarasse patrimônio social e cultural da humanidade. Isto ainda não aconteceu, mas é bom não desistirmos dessa boa e justa proposta.

Assim como a cidade de Brasília, que tem opositores extemporâneos ("um vexame do ponto de vista cívico"), e JK, que tem adversários *post mortem* que lhe atribuem responsabilidade política até mesmo pelo golpe civil-militar de 1º de abril de 1964, pela ingovernabilidade de Jânio Quadros e pela tão propalada quanto negada "crise da Previdência Pública",[237] o SUS tem ferrenhos opositores, que buscam desconstruí-lo

---

[235] O PRESIDENTE da República declara inaugurada a nova capital do país. *Folha de S.Paulo*, n. 1, 22 abr. 1960. p.1

[236] BRASÍLIA, Patrimônio Cultural da Humanidade. *Correio Braziliense*, n. 15, 8 dez. 1987.

[237] MANZANO-FILHO, G. Ele deixou um legado de ingovernabilidade. *O Estado de S. Paulo*, 29 jan. 2006, A8-9.

desde o interior do sistema, fazendo-se passar por *SUSistas* quando são, efetivamente, *SUScidas*.

O futuro do lago Paranoá – aquele que "encheu, viu?" –, dependerá, sabemos, dos cuidados que mulheres e homens que habitam Brasília terão com a natureza e os mananciais que lhe dão vida. Resultará de decisões que serão tomadas pelos dirigentes que os brasilienses escolherão para cuidar da cidade e, decerto, do lago. Esse futuro será resultado, também, dos padrões que se estabelecerão para as relações homem-natureza na cidade-parque idealizada por Lucio Costa.

Assim também será o futuro do SUS, que, enquanto construção social, dependerá do destino que os brasileiros derem, continuamente, à República, à democracia e ao seu projeto de nação. Sobre isto, aliás, que ninguém se iluda. Mesmo em um mundo globalizado e cada vez mais interligado e integrado a partir de cada comunidade local e de cada cidade, cada país precisará ter seu projeto de nação, preservando o que valer a pena e reinventando-se permanentemente. Mas é preciso reconhecer e valorizar: ainda que interrompido brutalmente pela ditadura de 1964, o projeto nacional-desenvolvimentista legou ao país Brasília e o SUS, com suas fortalezas e fragilidades. Ambos resultam de reformas e ambos são marcados por uma característica inegável: são construções revolucionárias.

Porém, a perspectiva de implementar reformas, ainda que articuladas a um horizonte revolucionário, é muitas vezes rechaçada por setores anticapitalistas que buscam a ruptura da ordem social que mantém o capitalismo como modo de produção. Tais segmentos, que se opõem a "reformismos" por considerá-los estéreis, quase sempre, porém, reduzem a complexidade de processos revolucionários a eventos insurrecionais de tomada do poder e vislumbram contextos históricos emergentes dessas rupturas que não teriam qualquer conexão com o período histórico antecedente. Trata-se de uma simplificação, conforme demonstram vários processos históricos, que resulta da desconsideração do princípio da superação dialética, segundo o qual o novo sempre contém elementos de permanência que, de algum modo, expressam-se no que emerge da superação, pois nenhuma mudança começa tudo do zero absoluto. Faço essa consideração para reafirmar a importância das reformas, desde que estas não se "percam pelos caminhos" das mudanças que orientam as lutas sociais por direitos. É disso que se trata no caso do SUS, razão pela qual as lutas por sua consolidação interessam a todos quantos se dedicam à radicalização da Democracia e ao aprofundamento da República entre nós.

A esse respeito, importa considerar as palavras de Antonio Candido que, em memorável entrevista ao jornal *Brasil de Fato*, quando indagado sobre se era socialista, respondeu:

> Ah, claro, inteiramente. Aliás, eu acho que o socialismo é uma doutrina totalmente triunfante no mundo. E não é paradoxo. O que é o socialismo? É o irmão gêmeo do capitalismo, nasceram juntos, na revolução industrial. É indescritível o que era a indústria no começo. Os operários ingleses dormiam debaixo da máquina e eram acordados de madrugada com o chicote do contramestre. Isso era a indústria. Aí começou a aparecer o socialismo. Chamo de socialismo todas as tendências que dizem que o homem tem que caminhar para a igualdade e ele é o criador de riquezas e não pode ser explorado. Comunismo, socialismo democrático, anarquismo, solidarismo, cristianismo social, cooperativismo... tudo isso. Esse pessoal começou a lutar, para o operário não ser mais chicoteado, depois para não trabalhar mais que doze horas, depois para não trabalhar mais que dez, oito; para a mulher grávida não ter que trabalhar, para os trabalhadores terem férias, para ter escola para as crianças. Coisas que hoje são banais. Conversando com um antigo aluno meu, que é um rapaz rico, industrial, ele disse: "O senhor não pode negar que o capitalismo tem uma face humana". O capitalismo não tem face humana nenhuma. O capitalismo é baseado na mais-valia e no exército de reserva, como Marx definiu. É preciso ter sempre miseráveis para tirar o excesso que o capital precisar. E a mais-valia não tem limite. Marx diz na *Ideologia Alemã*: as necessidades humanas são cumulativas e irreversíveis. Quando você anda descalço, você anda descalço. Quando você descobre a sandália, não quer mais andar descalço. Quando descobre o sapato, não quer mais a sandália. Quando descobre a meia, quer sapato com meia e por aí não tem mais fim. E o capitalismo está baseado nisso. O que se pensa que é face humana do capitalismo é o que o socialismo arrancou dele com suor, lágrimas e sangue.

Hoje é normal o operário trabalhar oito horas, ter férias... tudo é conquista do socialismo.[238]

Nessa mesma perspectiva, socialista, que valoriza reformas e compreende sua função transformadora revolucionária do mundo, inclui-se a ex-prefeita paulistana Luiza Erundina, que, em entrevista à revista *Marie Claire*, disse em 2020, a propósito do sentido de sua vida, que

> [...] se você perde seu projeto de vida, tudo perde o sentido. E meu projeto de vida não termina no meu tempo. Meu projeto é sonhar com outro futuro. Não quero só mudar São Paulo e Brasil, quero mudar o mundo. O meu sonho, de uma sociedade socialista, fraterna e igualitária, infelizmente não vai acontecer no meu tempo, tenho consciência disso. Mas se eu não fizer minha parte agora, esse modelo de sociedade não vai acontecer nunca.[239]

Nessa perspectiva reformista, no âmbito do capitalismo, o SUS tanto poderá atrofiar-se em arranjos institucionais conservadores, reproduzindo e aprofundando desigualdades e privilégios, quanto, ao contrário, poderá consolidar-se como uma reforma revolucionária, radical, asseguradora e protetora do direito de todos à saúde, entendida como vida plena, efetivando-se como o projeto civilizatório de que é portador e que acalenta o sonho e anima as lutas de milhares de brasileiros que, como a Luíza de *Guerra de Canudos*, querem que a República brasileira cumpra a sua promessa de dias melhores, tantas vezes feita aos seus filhos.

---

[238] TAVARES, J. O socialismo é uma doutrina triunfante. *Brasil de Fato*, ed. 435, 12 jul. 2011. Disponível em: <https://bit.ly/3sbLE3U>. Acesso em: 18 fev. 2022.

[239] CORTÊZ, N. Candidata à vice-prefeita de SP, Erundina tem pressa: "A velhice não impede o sonho". *Marie Claire*, set. 2020. Disponível em: <https://glo.bo/350dirE>. Acesso em: 1 jan. 2022.

Referências

A FORMAÇÃO do lago acompanha a ideia de Brasília desde o fim do século 19. *Correio Braziliense*, 3 dez. 2011.

ACUNA-SOTO, R.; ROMERO, L. C.; MAGUIRE, J. H. Large Epidemics of Hemorrhagic Fevers in Mexico 1545-1815. *The American Journal of Tropical Medicine and Hygiene*, v. 62, n. 6, p. 733-739, 2000.

ANDRADE, F. R. de; NARVAI, P. C. Inquéritos populacionais como instrumentos de gestão e os modelos de atenção à saúde. *Revista de Saúde Pública*, v. 47, supl. 3, p. 154-160, 2013.

ANTOLOGIA DE AUTORES CUBANOS. *Saúde e revolução: Cuba*. Rio de Janeiro: Achiamé/CEBES, 1984.

AROUCA, A. S. da S. Cerimônia de Abertura da 8ª Conferência Nacional de Saúde. Brasília, 17 mar. 1986.

AROUCA, A. S. da S. *O dilema preventivista: contribuição para a compreensão e crítica da medicina preventiva*. 197 f. 1975. Tese (Doutorado em Ciências Médicas) – Universidade Estadual de Campinas, Campinas, 1975.

ARQUIDIOCESE de São Paulo. *Brasil: nunca mais*. Petrópolis: Vozes, 1985.

ARQUIVO NACIONAL. Junta da Instituição Vacínica da Corte (on-line). MAPA – Memória da Administração Pública Brasileira. Disponível em: <https://bit.ly/3B-m2OPc>. Acesso em: 25 set. 2021.

AYRES, J. R. C. M. Uma concepção hermenêutica de saúde. *Physis: Revista de Saúde Coletiva*, v. 17, n. 1, p. 43-62, 2007.

BARBIER, R. Sobre o imaginário. *Em Aberto*, v. 14, n. 61, p. 15-23, 1994.

BARBOSA, Rui. *Obras completas de Rui Barbosa: discursos parlamentares. Volume XXXI: 1904. Tomo I*. Rio de Janeiro: Ministério da Educação e Saúde, 1952.

BARGHINI, A. Cauim: entre comida e ebriedade. *Boletim do Museu Paraense Emílio Goeldi Ciências Humanas*, v. 13, n. 3, 2018.

BARROS, P. M. de. Alvorecer de uma nova ciência: a medicina tropicalista baiana. *História, Ciências, Saúde – Manguinhos*, v. 4, n. 3, p. 411-459, 1997.

BASSO, G. Em Paraisópolis, moradores ignoram pandemia. *Deutsche Welle Brasil*, 7 abr. 2020.

BAXBY, D. Edward Jenner's Inquiry; A Bicentenary Analysis. Disponível em: <https://bit.ly/3BppXAl>. Acesso em: 1 jan. 2022.

BLANK S.; GRINTER, L. E.; MAGYAR, K. P.; WARE, L. B.; WEATHERS, B. E. *Responding to Low-Intensity Conflict Challenges*. Washington: United States Government Printing, 1991.

BLOCH, A. Revista "Manchete": edição especial sobre a inauguração de Brasília, v. 102, 1960.

BORGES, A.; LINDNER, J. Bolsonaristas que agrediram enfermeiros em Brasília são identificados e serão processados. *O Estado de S. Paulo*, 2 maio 2020. Disponível em: < https://bit.ly/3HUz3HJ>. Acesso em: 1 jan. 2022.

BOWES, C. Por que os EUA foram a única potência ocidental a rejeitar o sistema de saúde universal após a 2ª Guerra Mundial. *BBC News Brasil*, 27 set. 2020.

BRASIL. 12ª Conferência Nacional de Saúde – Conferência Sérgio Arouca: Relatório Final. Brasília, DF: Ministério da Saúde; Conselho Nacional de Saúde., 2004.

BRASIL. 13ª Conferência Nacional de Saúde: relatório final. Brasília, DF: Ministério da Saúde, 2008.

BRASIL. 7ª Conferência Nacional de Saúde: anais. Brasília: Centro de Documentação do Ministério da Saúde, 1980.

BRASIL. *ABC do SUS: comunicação visual*. Brasília, DF: Ministério da Saúde; Secretaria Nacional de Assistência à Saúde, 1991.

BRASIL. Constituição Federal de 1988. Brasília, DF: Senado Federal, 1988.

BRASIL. Lei Complementar n. 11 de 25 de maio de 1971.

BRASIL. Lei federal n. 1.920/1953. *Diário Oficial da República*, Rio de Janeiro, DF, p. 13.193, 29 jul. 1953.

BRASIL. Lei federal n. 5.889/1973. *Diário Oficial da União*, Brasília, DF, 11 out. 1973, p. 5.585.

BRASIL. Lei federal n. 5.890/1973. *Diário Oficial da União*, Brasília, DF, 11 jun. 1973.

BRASIL. *Lei federal n.º 8.142, de 28 de dezembro de 1990*. Dispõe sobre a participação da comunidade na gestão do Sistema Único de Saúde – SUS e sobre as transferências intergovernamentais de recursos financeiros na área de saúde e outras providências. *Diário Oficial da União*, 28 dez. 1990. Seção: 99.438.

BRASIL. Ministério da Saúde declara transmissão comunitária nacional. Brasília, 2020. Disponível em: <https://bit.ly/3LzAWfb>. Acesso em: 1 jan. 2022.

BRASIL. Ministério da Saúde. *8ª Conferência Nacional de Saúde – Relatório Final.* Ministério da Saúde. Brasília, DF, 1986.

BRASIL. Ministério da Saúde. Secretaria de Atenção à Saúde. Departamento de Atenção Básica. *Política Nacional de Atenção Básica.* Brasília: Ministério da Saúde, 2006. 60p.

BRASÍLIA, Patrimônio Cultural da Humanidade. *Correio Braziliense*, n. 15, 8 dez. 1987.

BREASTED, J. H. *The Edwin Smith Surgical Papyrus.* Chicago: The University of Chicago Press, 1930.

BREILH, J. La determinación social de la salud como herramienta de transformación hacia una nueva salud pública (salud colectiva). *Revista Facultad Nacional de Salud Pública*, v. 31, 2013.

BRESSER-PEREIRA, L. C. Olimpíada da democracia social. *Folha de S.Paulo*, 30 jul. 2012, A12.

BRUM. E. Pesquisa revela que Bolsonaro executou uma "estratégia institucional de propagação do coronavírus". *El País*, jan. 2021. Disponível em: <https://bit.ly/3s-GRg5o>. Acesso em: 1 jan. 2022.

BUENO, E. *Náufragos, traficantes e degredados: as primeiras expedições ao Brasil.* Rio de Janeiro: Estação Brasil, 2019.

BUSS, P. M.; PELLEGRINI-FILHO, A. A saúde e seus determinantes sociais. *Physis: Revista de Saúde Coletiva*, v. 17, n. 1, p. 77-93, 2007.

CAMARGO JR., K. T. de. A biomedicina. *Physis: Revista de Saúde Coletiva*, v. 7, n. 1, 1997.

CAPISTRANO-FILHO, D. *Da saúde e das cidades.* São Paulo: Hucitec, 1995.

CARNUT, L.; FERRAZ, C. B. Necessidades em(de) saúde: conceitos, implicações e desafios para o Sistema Único de Saúde. *Saúde em Debate*, v. 45, v. 129, p. 451-466, 2021.

CARVALHO, J. M. de. *A formação das almas: o imaginário da República no Brasil.* São Paulo: Companhia das Letras, 1987.

CEBES. A questão democrática na área da saúde. *Saúde em Debate*, v. 5, v. 9, p. 11-13, 1980.

CIDADE FAZ POR diretas seu maior comício. *O Globo*, 11 abr. 1984.

CONILL, E. M. Ensaio histórico-conceitual sobre a Atenção Primária à Saúde: desafios para a organização de serviços básicos e da Estratégia Saúde da Família em centros urbanos no Brasil. *Cadernos de Saúde Pública*, v. 24, supl. 1, p. 7-16.

CORÇÃO, G. Preceitos constitucionais e mudança da capital. *Diário de Notícias*, 12 jan. 1960.

CORÇÃO, G. Terra de disparates. *Diário de Notícias*, 24 dez. 1958.

CORTÊZ, N. Candidata à vice-prefeita de SP, Erundina tem pressa: "A velhice não impede o sonho". *Marie Claire*, set. 2020. Disponível em: <https://glo.bo/350dirE>. Acesso em: 1 jan. 2022.

COSMONAUTA TAMBÉM VEIO ao Brasil. *Folha de S.Paulo*, 8 abr. 2001.

COTTA, R. M. M. *et al.* O controle social em cena: refletindo sobre a participação popular no contexto dos conselhos de saúde. *Physis*, v. 21, n. 3, p. 1.121-1.1372, 2011.

CUETO, M. The Origins of Primary Health Care and Selective Primary Health Care. *American Journal of Public Health*, v. 94, v. 11, p. 1.864-1.874, 2004.

CUNHA, E. da. *Os sertões*. Brasília: Biblioteca Nacional, 2020.

DIAMOND, Jared. *Armas, germes e aço: os destinos das sociedades humanas*. 15. ed. Rio de Janeiro: Record, 2013.

DOCUMENTÁRIO discute prática do infanticídio entre os índios. *O Estado do Maranhão*, 24 abr. 2010, p. 5.

DOMÍNGUEZ-ALONSO, E.; ZACCA, E. Sistema de salud de Cuba. *Salud Publica de Mexico*, v. 53, supl. 2, 2011.

ESCOREL, S. *Reviravolta na saúde: origem e articulação do movimento sanitário*. Rio de Janeiro: Editora Fiocruz, 1999.

ESTADO, A. Legado de JK é um marco do Brasil. *Gazeta do Povo*, 28 jan. 2006.

ESTUDO LIDERADO PELA OMS em mais de 30 países afirma ineficácia de 4 medicamentos contra a covid-19. *G1*, 15 out. 2020. Disponível em: <https://glo.bo/3oQlBNN>. Acesso em: 1 jan. 2022.

FIGURES H. WILLIAM BEVERIDGE (1879-1963). *BBC*, on-line. Disponível em: <https://bbc.in/3Bnvjfs>. Acesso em: 1 jan. 2022.

FINKELMAN, J. *Caminhos da saúde pública no Brasil*. Rio de Janeiro: Editora Fiocruz, 2002.

FONSECA, C. M. O. Trabalhando em saúde pública pelo interior do Brasil: lembranças de uma geração de sanitaristas (1930-1970). *Ciência & Saúde Coletiva*, v. 5, n. 2, p. 393-411, 2000.

FOUCAULT, M. O nascimento da medicina social. In: FOUCAULT, M. *Microfísica do poder*. São Paulo: Graal, 1996.

FURTADO, C. *Obra autobiográfica*. São Paulo: Companhia das Letras, 2014.

FURTADO, C. Uma palavra nunca posta em dúvida porque não servia a nada além da verdade. *Saúde em Debate*, v. 11, n. 19, 1987, p. 148.

GALEANO, E. *As veias abertas da América Latina*. São Paulo: Editora Paz e Terra, 1978.

GASPARI, E. *As ilusões armadas: a ditadura envergonhada*. São Paulo: Companhia das Letras, 2002.

GIOVANELLA, L. *et al.* De Alma-Ata a Astana. Atenção primária à saúde e sistemas universais de saúde: compromisso indissociável e direito humano fundamental. *Cadernos de Saúde Pública*, v. 35, n. 3, 2019.

GODOY, M.; FILHO, V. H. PCC usa rede de empresas para se infiltrar em prefeituras de ao menos três Estados. *O Estado de S. Paulo*, 9 nov. 2020.

GOMES, L. *1808: como uma rainha louca, um príncipe medroso e uma corte corrupta enganaram Napoleão e mudaram a história de Portugal e do Brasil*. São Paulo: Editora Planeta do Brasil, 2007.

GOUVEIA, R.; PALMA, J. J. SUS: na contramão do neoliberalismo e da exclusão social. *Revista de Estudos Avançados*, v. 13, n. 35, p. 139-146, 1999.

GOVERNADORES lançam hoje o manifesto pelas diretas. *Folha de S.Paulo*, 26 nov. 1983.

GUIMARÃES, U. Pronunciamento no Congresso Nacional. Sessão Solene de Promulgação da Constituição da República Federativa do Brasil. 5 de outubro de 1988.

HAMILTON, W.; FONSECA, C. Política, atores e interesses no processo de mudança institucional: a criação do Ministério da Saúde em 1953. *História, Ciências, Saúde – Manguinhos*, v. 10, n. 3, o. 791-825, 2003.

HANLON, J. J. *Principles of Public Health Administration*. Saint Louis: Mosby, 1955.

HART, J. T. The Inverse Care Law. *The Lancet*, v. 297, n. 7.696, p. 405-412, 1971.

HOBSBAWM, E. *Era dos extremos: o breve século XX: 1914-1991*. Tradução de Marcos Santarrita. 2. ed. São Paulo: Companhia das Letras, 1995.

IANNI, O. *O colapso do populismo no Brasil*. Rio de Janeiro: Civilização Brasileira, 1975.

JECUPÉ, K. W. *A terra dos mil povos: história indígena do Brasil contada por um índio*. São Paulo: Peirópolis, 1998.

JECUPÉ, K. W. *Tupã Tenondé: a criação do universo, da terra e do homem segundo a tradição oral Guarani*. São Paulo: Peirópolis, 2001.

JIMÉNEZ, M. S. Evolución del sistema de salud cubano. *Revista Médica Electrónica*, v. 33, n. 4, p. 556-563, 2011.

JUSCELINO ASSUME A PRESIDÊNCIA. *Folha da Manhã*, n. 1, 1 fev. 1956.

KRENAK, A. *Encontros*. Rio de Janeiro: Azougue, 2015.

KRENAK, A. *Ideias para adiar o fim do mundo*. São Paulo: Companhia das Letras, 2019.

LEAL, V. N. *Coronelismo, enxada e voto: o município e o regime representativo no Brasil*. 4. ed. São Paulo: Companhia das Letras, 2012.

LEAVELL, H.; CLARK, E. G. *Medicina preventiva*. São Paulo: McGraw-Hill, 1977.

LEFEVRE, F. A função simbólica dos medicamentos. *Revista de Saúde Pública*, v. 17, n. 6, p. 500-503, 1983.

LEFEVRE, F.; LEFEVRE, A. M. C. *Promoção de saúde: a negação da negação*. Rio de Janeiro: Vieira e Lent, 2004.

LENT, H. *O massacre de Manguinhos*. Rio de Janeiro: Edições Livres, 2019.

LESER, W. *et al. Elementos de epidemiologia geral*. São Paulo: Atheneu, 1985.

LIMA, A. L. G. S. de; PINTO, M. M. S. Fontes para a história dos 50 anos do Ministério da Saúde. *História, Ciências, Saúde – Manguinhos*, v. 30, n. 3, p. 1.037-1.051, 2003.

LITAIFF, A. O sistema médico Guarani. *Revista de Ciências Humanas*, v. 14, n. 19, p. 107-115, 1996.

LOPES, P. E. da S. *et al.* Opinião de cirurgiões dentistas sobre atividades de preceptoria na formação de estudantes de Odontologia de uma universidade brasileira. *Revista da ABENO*, v. 18, n. 3, 2018.

LUIZ, O. D. C.; COHN, A. Sociedade de risco e risco epidemiológico. *Cadernos de Saúde Pública*, v. 22, n. 11, p. 2.339-2.348, 2006.

MAGALHÃES, W. L. O imaginário social como um campo de disputas: um diálogo entre Baczko e Bourdieu. *Albuquerque: Revista de História*, v. 8, n. 16, p. 92-110, 2016.

MANIFESTAÇÃO de 15 mil exige a volta das diretas. *Folha de S.Paulo*, 28 nov. 1983.

MANZANO-FILHO, G. Ele deixou um legado de ingovernabilidade. *O Estado de S. Paulo*, 29 jan. 2006, A8-9.

MELLO, C. G. de. Críticas ao Priv-Saúde. *Folha de S.Paulo*, 20 nov. 1980.

MELLO, C. G. de. *O sistema de saúde em crise*. São Paulo: CEBES/Hucitec, 1981.

MELLO, D. Planos de saúde lideram ranking de reclamação de consumidores. *Agência Brasil*, 12 mar. 2018.

MINAKAWA, M.; FRAZÃO, P. *Bases teóricas dos processos de medicalização: um olhar sobre as forças motrizes*. São Paulo: Hucitec, 2019.

MONTORO, F. A Nação tem o direito de ser ouvida. *Folha de S.Paulo*, 27 nov. 1983. p. 3. 1º caderno. Seção: Tendências/Debates.

MOORHEAD, R. Hart of Glyncorrwg. *Journal of The Royal Society of Medicine*, v. 97, n. 3, p. 132-136, 2004.

MORALES-BORRERO, C. *et al.* ¿Determinación social o determinantes sociales? Diferencias conceptuales e implicaciones praxiológicas. *Revista Salud Pública*, v. 15, n. 6, p. 797-808, 2013.

MORRE O NATURALISTA Augusto Ruschi. *Folha de S.Paulo*, p. 26, 4 jun. 1986.

MULLER NETO, J. Políticas de saúde no Brasil: a descentralização e seus atores. *Saúde em Debate*, v. 31, p. 54-66, 1991.

NARVAI, P. C. A doença do financiamento da saúde. *Folha de S.Paulo*, 2 nov. 2009, A3.

NARVAI, P. C. Carta a Osvaldo Cruz. *A Terra é redonda*, 26 out. 2020. Disponível em: <https://bit.ly/3BrtL43>. Acesso em: 1 jan. 2022.

NARVAI, P. C. covid-19 no Brasil: incúria, medo, ceticismo e resistência popular. *Margem Esquerda*, v. 35, n. 2, p. 125-130, 2020a.

NARVAI, P. C. E a Medalha Oswaldo Cruz vai para... quem?. *A Terra é redonda*, 8 ago. 2021. Disponível em: <https://bit.ly/3Jwz8C4>. Acesso em: 1 jan. 2022.

NARVAI, P. C. Grevistas do Maracanã e dupla porta do SUS (on-line). IDISA – Instituto de Direito Sanitário Aplicado. 2011. Disponível em: <https://bit.ly/3uU-Qh4m>. Acesso em: 1 jan. 2022.

NARVAI, P. C. O controle do SUS pela sociedade. *Folha de S.Paulo*, 23 fev. 2007, A3.

NARVAI, P. C. O mito da competência. *A Terra é redonda*, 14 mar. 2021. Disponível em: <https://bit.ly/33mxZ0f>. Acesso em: 1 jan. 2022.

NARVAI, P. C. *Odontologia e saúde bucal coletiva*. São Paulo: Hucitec, 1994.

NARVAI, P. C. Queiroga, o antivacinista fake. *A Terra é redonda*, 19 set. 2021. Disponível em: <https://bit.ly/33ofdpt>. Acesso em: 1 jan. 2022.

NARVAI, P. C. Saúde bucal no PSF: SUS ou SUSF?. *Jornal Odonto*, maio 2001.

NARVAI, P. C. SUS: 30 anos de resistência e contra-hegemonia. *ABRASCO*, 17 maio 2018. Disponível em: <https://bit.ly/3HTo9Cb>. Acesso em: 1 jan. 2022.

NARVAI, P. C. Terraplanismo epidemiológico. *A Terra é redonda*, 16 mar. 2020b. Disponível em: <https://aterraeredonda.com.br/terraplanismo-epidemiologico/>. Acesso em: 1 jan. 2022.

NARVAI, P. C.; ALMEIDA, E. S. de. O sistema de saúde e as políticas de saúde na produção científica odontológica brasileira no período 1986-1993. *Cadernos de Saúde Pública*, v. 14, n. 3, p. 513-521, 1998.

NARVAI, P. C.; FRAZÃO, P. Avaliação da atenção à saúde bucal. In: TANAKA, O. Y.; RIBEIRO, E. L.; ALMEIDA, C. A. L. de (Orgs.). *Avaliação em saúde: contribuições para a incorporação no cotidiano*. Rio de Janeiro: Atheneu, 2017. p. 185-200.

NARVAI, P. C.; FRAZÃO, P. Práticas de saúde pública. In: ROCHA, A. A. *et al.* (Orgs.). *Saúde pública: bases conceituais*. 2. ed. São Paulo: Atheneu. 2012. p. 307-335.

NARVAI, P. C.; WALDMAN, E. A. FSP: vocação centenária em saúde pública. In: CUENCA, A. M. B. *et al.* (Orgs.). *Cem anos em Saúde Pública: a trajetória acadêmico-institucional da FSP/USP – 1918-2018*. 1. ed. São Paulo: Faculdade de Saúde Pública da USP, 2019. p. 11-30.

NOVA EDIÇÃO do livro *O Massacre de Manguinhos* será lançada amanhã (28/5). *Portal Fiocruz*, 27 maio 2019. Disponível em: <https://bit.ly/3JRKhO1>. Acesso em: 17 fev. 2022.

NÜRNBERGER, N. 1833: Kaspar Hauser assassinado. *UOL Notícias*, 17 dez. 2018. Disponível em: <https://bit.ly/3uQKkoK>. Acesso em: 1 jan. 2022.

O PRESIDENTE da República declara inaugurada a nova capital do país. *Folha de S.Paulo*, n. 1, 22 abr. 1960.

OLIVEIRA, F. de. Mário Magalhães: o sacerdócio obsessivo em favor da causa do serviço público. *Saúde em Debate*, v. 11, n. 19, p. 147-148, 1987.

PAIM, J. S. Sujeitos da antítese e os desafios da práxis da Reforma Sanitária Brasileira. *Saúde em Debate*, v. 41, p. 255-264, 2017.

PAIM, J. S.; ALMEIDA FILHO, N de. Saúde coletiva: uma "nova saúde pública" ou campo aberto a novos paradigmas?. *Revista de Saúde Pública*, v. 31, n. 4, p. 299-316, 1998.

PENN, D of. *Bond CJ*. London: Dawson Report, 1920.

POMPEU, L.; SHALDERS, A. Ministério da Saúde demite diretor em meio a denúncias de corrupção em compra de vacinas. *O Estado de S. Paulo*, 1 jul. 2021.

PORTER, R. *The Cambridge Illustrated History of Medicine*. Melbourne: Press Syndicate of the University of Cambridge, 1996.

PROBLEMAS DE SAÚDE no país serão estudados em reunião. *Correio da Manhã*, n. 10, 25 fev. 1962.

PROJETO INCLUI BANDEIRA do SUS entre símbolos nacionais. *Agência Câmara de Notícias*, 6 jul. 2020.

REIS, J. R. F. "Viver é influenciar". *Tempo Social*, v. 27, n. 2, p. 279-304, 1960.

RIBEIRO, D. *O povo brasileiro: a formação e o sentido do Brasil*. São Paulo: Companhia das Letras, 1995.

RIBEIRO-JR., W. A. Hipócrates de Cós. In: CAIRUS, H.F., RIBEIRO-JR., W. A (Orgs.). *Textos hipocráticos: o doente, o médico e a doença*. Rio de Janeiro: Ed. Fiocruz; 2005. p. 11–24.

RIBEIRO-JR., W. A. Juramento. In: RIBEIRO-JR, W. A. *Textos hipocráticos: o doente, o médico e a doença*. Rio de Janeiro: Editora Fiocruz, 2005. p. 151-167.

RIOS, F. Brasil confirma primeiro caso da doença. *Site Oficial*, Brasília, 2020.

ROSEN, G. Sick Individuals and Sick Populations. *International Journal of Epidemiology*, v. 14, n. 1, p. 32-38, 1985.

ROSEN, G. Strategy of Prevention: Lessons from Cardiovascular Disease. *British Medical Journal*, v. 282, p. 1.847-1.851, 1981.

ROSEN, G. *Uma história da saúde pública*. São Paulo: Hucitec/Unesp, 1994.

SACHETE, A. dos S.; BRISOLARA, V. S. Análise vigoskyana do filme *O Enigma de Kaspar Hauser*. *Signo*, v. 38, n. 65, p. 114-124, 2013.

SANITARISTA GENTILE DE MELLO morre no Rio. *Folha de S.Paulo*, n. 13, 28 out. 1982.

SANTOS, B. de S. *Democratizar a democracia: os caminhos da democracia participativa*. Rio de Janeiro: Civilização Brasileira, 2002.

SÃO PAULO FAZ o maior comício. *Folha de S.Paulo*, 17 abr. 1984.

SASSINE, V. Hospitais das Forças Armadas reservam vagas para militares e deixam até 85% de leitos ociosos sem atender civis. *Folha de S.Paulo*, 6 abr. 2021.

SAVIOLO, A. C. Religião e política: a bandeira da luta contra o infanticídio indígena e o controle de corpos de mulheres e crianças indígenas. *Tempo e Cultura*, v. 16, n. 1, p. 110-123, 2021.

SCHWARCZ, L. M. *Sobre o autoritarismo brasileiro*. São Paulo: Companhia das Letras, 2019.

SCLIAR, M. História do conceito de saúde. *Physis: Revista de Saúde Coletiva*, v. 17, n. 1, p. 29-41, 2007.

SEVCENKO, N. *A Revolta da Vacina: mentes insanas em corpos rebeldes*. Salvador: Scipione, 1993.

SHANON, B. Os conteúdos das visões da ayahuasca. *Mana*, v. 9, n. 2, p. 109-152, 2003.

SIGERIST, H. E. *Civilization and Disease*. Ithaca and London: Cornell University Press, 1943.

SILVA, B. T. da; LIMA, I. M. S. O. Análise política da composição do Conselho Nacional de Saúde (2015/2018). *Physis*, v. 29, n. 1, p. 1-15, 2019.

SILVA, C. G. da.; PRADA, C. A. Saúde no campo: caminhos percorridos pelo Movimento dos Trabalhadores Rurais Sem Terra (MST). *Saúde em Debate*, v. 43, p. 50-65, 2019.

SOUTO, L. R. F.; OLIVEIRA, M. H. B. de. Movimento da Reforma Sanitária Brasileira: um projeto civilizatório de globalização alternativa e construção de um pensamento pós-abissal. *Saúde em Debate*, v. 40, n. 108, p. 204-218, 2016.

SOUZA, E. M.; GRUNDY, E. Promoção da saúde, epidemiologia social e capital social: inter-relações e perspectivas para a saúde pública. *Cadernos de Saúde Pública*, v. 20, n. 5, p. 1.354-1.360, 2004.

SOUZA, N. P. C. de. *A 3a Conferência Nacional de Saúde (1963): antecedentes para um Sistema Nacional de Saúde Público e Descentralizado*. Fundação Oswaldo Cruz, 2014.

SPOSATI, A.; LOBO, E. Controle social e políticas de saúde. *Cadernos de Saúde Pública*, v. 8, n. 4, p. 366-378, 1992.

TARLAU, R. Activist Farmers in Brazil Feed the Hungry and Aid the Sick as President Downplays Coronavirus Crisis. *The Conversation*, 5 maio 2020.

TAVARES, J. O socialismo é uma doutrina triunfante. *Brasil de Fato*, ed. 435, 12 jul. 2011. Disponível em: <https://bit.ly/3sbLE3U>. Acesso em: 18 fev. 2022.

TERRIS, M. Tendencias actuales en la salud pública de las Américas. In: OPAS (Org.). *La crisis de la salud pública: reflexiones para el debate*. Washington, DC: Organización Panamericana de la Salud, 1992. p. 185-204.

TODOROV, T. *A conquista da América: a questão do outro*. 4. ed. São Paulo: Martins Fontes, 2010.

VALLE, M. do. Primeiro nome do Brasil derivou da fé. *Folha de S.Paulo,* p. 5-6, 14 abr. 1997.

VIACAVA, F. Avaliação de desempenho de sistemas de saúde: um modelo de análise. *Ciência Saúde Coletiva*, v. 17, n. 4, p. 921-934, 2012.

VICTORA, C. G. *et al.* Explaining Trends in Inequities: Evidence from Brazilian Child Health Studies. *The Lancet*, v 356, n. 9.235, p. 1.093-1.098, 2000.

VICTORA, C. G. *et al.* The Inverse Equity Hypothesis: Analyses of Institutional Deliveries in 286 National Surveys. *American Journal of Public Health*, v. 108, n. 4, p. 464-471, 2018.

VIEIRA, F. B. Eschema da organização sanitária do Estado de São Paulo. *Boletín de la Oficina Sanitaria Panamericana*, v. 15, n. 1, p. 5-13, 1936

VIVAS, F. Fux manda retirar bandeira do Brasil Império hasteada na sede do TJ de Mato Grosso do Sul. *G1*, 6 set. 2021. Disponível em: <https://glo.bo/3sF0nTX>. Acesso em: 1 jan. 2022.

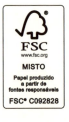 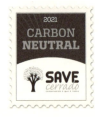

Este livro foi composto com tipografia Adobe Garamond Pro
e impresso em papel Off-White 80 g/m² na Formato Artes Gráficas.